医療に恵まれないところでの
歯科保健の手引き
改訂版

Where There Is No Dentist
Murray Dicson

村居正雄 監訳
半田祐二朗・後藤祐香 訳

一般財団法人　口腔保健協会

Where There Is No Dentist

by Murray Dickson

updated and expanded
with information about HIV and AIDS
by Richard Bebermeyer,
Martin Hobdell and Gene Stevenson

Introduction by David Werner,
author of *Where There Is No Doctor*

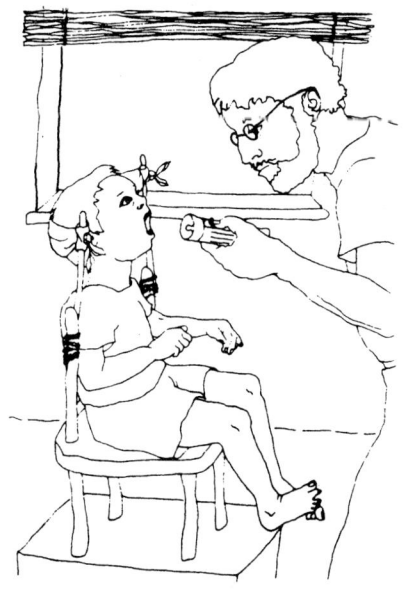

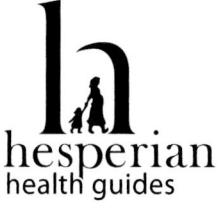

hesperian
health guides

Berkeley, California, USA
www.hesperian.org

コピーライト

　ヘスペリアン財団は、たとえ誰であれ、挿絵を含めて、この本の一部あるいは全部をコピーまたは複製し、それぞれの地域の実情に合うように修正、改変することを認める。ただしその場合、複製された書籍は、無料または必要経費のみで、利潤を求めないことが前提となる。

　団体・個人を問わず、商業目的でコピーあるいは複製する場合には、それが一部であれ、全体であれ、財団の許可を得なければならない。この本の翻訳や改訂を始める前に、その努力が無駄にならないために、ヘスペリアン財団と連絡をとって情報を得てほしい。この本から、文章の一部あるいは挿絵を使用した場合には、その書籍のコピーを一部送ってほしい。

Copyright 2015 1st Japanese ediiton（Translate to Japanese）
Where There Is No Dentist by Murray Dickson
Copyright ⓒ 2012, 2006, 1983 by Hesperian. All rights reserved.
This is a translation from the original English edition of *Where There Is No Dentist* Originally Published by Hesperian Health Guides, 1919 Addison Street, Suite 304, Berkeley, CA 94704, U.S.A. through Tuttle-Mori Agency, Inc., Tokyo

Library of Congress

Catalog card No. 82-84067
Dickson, Murray
　　Where there is no dentist.
　　Includes index.
Berkeley, CA: Hesperian Foundation
ISBN: 978-0-942364-05-7

***First English edition**, November 1983*
15th printing (updated), July 2012

Hesperian Health Guides
1919 Addison St., #304
Berkeley, California 94704
USA
tel: 1-510-845-1447
fax: 1-510-845-9141
bookorders@hesperian.org
www.hesperian.org

日本語改訂版の発刊に寄せて

　1983年にWhere There is No Dentistの初版を執筆してから，世界は驚くほどの変化を遂げてきました．もし，ある人が一眠りして目覚めた時に，32年後にタイムスリップしていたとしたら，彼は私たちが現在当たり前と思っていることを理解することは難しいでしょう．そして不幸なことに，彼は人々の間に相変わらず不平等（格差）という課題が残っていることに気付くでしょう．人々の口の中を見れば，彼らの収入，栄養状態，全身的な健康状態，幸福度などを知ることができ，人々の間の不平等が単に道徳的，倫理的な問題ではなく，歯科疾患にも関係しているのだということを理解することができます．

　この本の「はじめに」で触れられているように，口腔ケアは先進国，発展途上国を問わず地球上の多くの人々にとって，経済的に手の届かないところにあります．多くの貧しい国々に対して，WHOはプライマリ・ヘルスケア戦略を通じて最前線の歯科医療従事者のトレーニングやサポートをしていますが，ニーズにはとても追いつきません．医療保険制度を充実して，地理的・経済的に恵まれない人々にヘルスケアを拡げることを目指している政府にとっても，口腔ケアは後回しの最終的な到達点の一つなのです．

　地域では，糖尿病患者の増加といった，これまでは問題にならなかったような変化が起こっていて，決して良い方向には向かっていません．糖尿病は，非感染性疾患（NCD）に分類され，細菌感染ではなく，食べている物や食べ方の変化によって世界中で患者が増え続けています．昔は歯に悪いものと言われたコカコーラのような甘い飲み物も，今では歯だけでなく心臓や肝臓など全身の健康を脅かす存在になっています．同じことは，加工食品の多くについても言えます．健康食品が工場で生産されるようになり，ジャンクフードには過剰な砂糖が含まれ，栄養的にも問題があります．

　毎年3,600万人の人々がNCDで死亡していることや，成人に達する以前の死亡者の86%が途上国の人々であることから，2013年にトルコのイスタンブールで開催された世界歯科連盟（FDI）年次大会で，世界各国の歯科医師に向けて以下の呼びかけがなされました．「歯科医師は，単に口腔保健を訴えるだけでなく，全身の健康，QOLの推進，そして患者ならびに一般の人々の幸福のために貢献する責務を負っている」と．健康についてのこのような広い理解と社会正義のために働くことこそが，私がこの本を通じて皆さんに伝えたかったことです．

　この度，（一財）口腔保健協会から本書の翻訳改訂版が出版されることになったことを，大変嬉しく思っています．今や高齢となった私としては，読者の皆さんが意欲のある歯科医師を育て，権限を与え，新しい時代の歯科医療関係者と力を合わせて道を切り

拓いていただくことを願っています．かつて私は歯科医師として，患者の痛みを取り除き，感染を防ぐことに満足していた時代がありました．しかし，世の中には私が対応できる以上に大勢の助けを必要としている人々がいました．プライマリーケアを拡大して，そこに口腔ケアを含むことによってのみ，私たちは前進することができます．そして，それは今日では，健康的な食物を摂る権利，生きることの尊厳，そしてヘルスケアに向けての道筋を意味しています．

　皆様のこの度の日本語改訂版への挑戦に対して，心からの敬意を表します．

2015 年 3 月

マレイ・ディクソン

改訂版　日本語版への推薦の言葉

　1983 年に，マレイ・ディクソン氏が本書を著してから 30 年以上の月日が過ぎた．2012 年に改訂版が出され，今般その日本語版が出版されることとなった．残念なことに，これだけの時間を費やしても，世界には「医療に恵まれない」地域はなくなっていない．歯科医師のいない地域に住む人々も減ってはいない．現在もなお，本書が輝きを持っていることがその証明である．著者の願いは，この本が不要となる世界の到来なのであろうが，そのような世界を想像するだけでも現実との隔たりの大きさにより心が閉ざされる．まことに心痛む出来事が，世界中で頻発している．

　日本の歯科医療は，世界でも有数のレベルの高いものとなっている．諸外国で日本の歯科医療提供体制と，国民の歯科保健状況を正しく認識している国はそう多くはないと思う．しかし，日本の歯科医療を知った国やその歯科関係者の驚きは大きいようである．日本歯科医師会は，海外に向けて日本の歯科医療の周知活動を試みている．この日本の歯科医学・医療を背景に，自ら海外におもむき歯科医療提供に尽力する歯科医師，歯科衛生士が少なくない．歯科大学・歯学部や歯科衛生士養成機関の学生にも，海外協力に興味を示し経験を積んでいる人達がいる．

　本書は，法制度に基づいた歯科医師の養成と配置が間に合わない国や地域において，地域住民の中で医療に何らかの心得のある人に，歯科医療の知識と技能を学習させることを一つの方策として提案している．

　歯科医師の供給がほとんどない国や地域で，歯科医療の奉仕活動を行っている我が国の歯科医療従事者の方々に，本書の趣旨を踏まえて一読願いたい．多くのヒントが得られるものと思われる．今回の改訂は，「HIV 患者のための歯と歯肉のケア」が追加された点が刮目に価するものである．

　平成 27 年 5 月 20 日

東京歯科大学　副学長

石　井　拓　男

監訳者まえがき

　本書との最初の出会いは，1990年であった．それまで歯科保健の国際協力に関する参考図書は皆無に近く，この本に出会えたことはとても新鮮で，辞書を片手にむさぼるように読んだ時の感動を今でも鮮明に覚えている．国際保健は，それまで私が関わってきた地域保健の延長なのだ，と意を強くした．実はその前年，（財）国際厚生事業団が厚生省の委託事業として実施した開発途上国派遣専門家研修を，私は第1期生として受講した．国内外での5カ月間に亘る研修を修了した後，当時いくつかの国で活動していた歯科関係NGOや青年海外協力隊OBの歯科医師に呼びかけて，お互いの活動の情報交換と国際協力のノウハウを学び合うことを目的に，歯科保健医療国際協力協議会（JAICOH）というNGOを立ち上げた．

　1992年，JAICOHの事業の一環としてWhere There is No Dentistの初版本（1983年）をメンバーが分担して翻訳し，（財）口腔保健協会から出版することになった．著者のMurray Dicksonについては，カナダ・エスキモーやパプアニューギニア先住民，アフリカ，中南米などでの自身の経験を基に，歯科衛生の知識啓蒙の具体例を一般住民が理解し，参加できるような平易な表現で語っている．本書はまた，政治的，経済的なさまざまな理由で医療制度が整っていない国，歯科医師をはじめ歯科関係者が不足している国，あるいは病院やクリニックまでのアクセスが悪く容易に医療を受けられないような地域などで，人々が自ら歯科疾患による苦痛を取り除き，重症化を防ぎ，予防手段を獲得することについても多くの頁を割いている．

　初版本の出版から30年が経過して，本書は新たにHIVの項を設け，内容も大幅に改訂されたことから，半田祐二朗先生，後藤祐香先生の協力をいただいて，この度2012年版の日本語翻訳改訂版が出版されることとなった．国際協力を目指している歯科関係者のみならず，国際協力に関わっているさまざまな分野の方々に読んでいただき，赴任先で活用していただければ幸いである．東京歯科大学副学長の石井拓男先生には，お忙しいところ推薦の言葉をいただいた．本書の改訂版翻訳の企画が始まってから出版まで約2年を要したにも関わらず，辛抱強く対応していただいた（一財）口腔保健協会の皆川志保乃さんの努力に負うところが大きい．最後に，初版の翻訳に関わった先生方のお名前を記して，併せて感謝の気持ちを表したい．

　初版翻訳に関わった方々（敬称略）：石井拓男，市野浩司，宇野公男，上條英之，北村　豊，中田　稔，長田恵美，眞木吉信，村居正雄，山岸真弓美．

村　居　正　雄

感謝の言葉
—2012年改訂にあたって—

ヘスペリアンからの謝辞

　私たちは，住民が自らの健康を維持できるように，健康増進関係者を鼓舞し続けてきたMurray Dicksonにずっと啓発されてきた．数年前，彼は私たちにRichard Bebermeyer, Martin Hobdell, Gene Stevensonの3人を紹介してくれた．彼らがこの本の第12章「ＨＩＶ患者のための歯と歯肉のケア」の執筆を買って出てくれたことに感謝している．この部分は，もともと"Where There is No Dentist"の補遺として，2002年に出版されたものである．私たちは，Jane Maxwellにも感謝したい．彼女はDarlena David, Julie Gerk, Todd Jailerの3人とともにこの補遺を校訂してくれた．

　ヘスペリアンにとって，草の根健康（grassroots health）と関わっている沢山の人々と絆ができたことは幸運だった．私たちは，洞察力に満ちたコメントや助言をくださった以下の皆さんに心より感謝を申し上げたい．Rodrigo de Amorim, Jean Arthur, Alma Carolina Blanco Reyes, Claire Borkert, Roman Carlos, Stephen Cox, Alan Dare, Callum Duward, Belinda Forbes, Jo Frencken, Monica Grandhi, Gene Gowdey, Gerardo Gutiérrez, Martin Hobdell, Christopher Holmgren, Marie Klaipo, Patcharin Lekswat, Brian Linde, Theresa Noe, Francina Lozada Nur, Stephen Moses, Foluso Owotade, Francis Serio, Michael Terry, Garth von Hagen, P. Wanzalaである．

　この版で新しくなった挿絵は，次の方々にお願いした．Silvia Barandier, Sara Boore, Heidi Broner, José de Jesús Chan, Gil Corral, Regina Faul-Doyle, Anna Kallis, Susan Klein, Gabriela Nuñez, Kathleen Tandy, Sarah Wallis, Lihua Wang, Mary Ann Zapalacの皆さんである．

　Kathleen Vickeryを責任者に，Todd Jailer, Susan McCallisterをアシスタント，Iñaki Fernández de Retana, とLeana Rosettiが制作担当，そしてFiona Thomsonが追加執筆して，2006年版の改訂がなされた．2012年版については，Dorothy Tegelerが責任者となり，Jaccob Goolkasian, Zena Herman, Todd Jailer, Melody Segura, Kathleen Tandyがサポートしている．

Murray Dickson からの謝辞，1983

　本書は，住民のニーズを満たすことに向けられている．多くの人々にとってこれまでに出版された歯科保健に関する本は不完全であったり，複雑すぎたりしている．もしも本書がそれに応えているならば，それは多くの人々が心を一つにしてこの本の出版のために仕事をしてくださった成果が現れたことになる．私は，彼らに対してこの場を借りてお礼の言葉を述べたい．

　パプアニューギニアにおいて David Werner から手紙が届いたとき，多くのことが始まった．彼の手紙は単純であった．「誰一人としてこのような歯科のマニュアルを書いていないのに，なぜあなたは書かないのか」と．彼の激励と継続的な支援によって，私は教える内容のメモをとることができ，本書の基礎となる草稿を作ることができた．私が学習する機会を得ることができるように支援し，辛抱強く待っていてくれたことに心より感謝したい．また，ヘスペリアン財団への短期訪問の際に，宿や食事の手配をし，相談に乗ってくれた Trude Bock，Bill Bower の両氏に感謝したい．

　Michael Blake に対しても感謝の言葉を述べたい．本書の編集者として彼は，原稿を集め，完成するまで細心の注意を払ってくれた．本書が完成するまでの彼の仕事は活力に満ちており，この場で心から感謝したい．

　さらに私は，最後の原稿をタイプしてくれた Maggie Leung，本を最終的な形に仕上げるために手伝ってくれた Annaloy Nickum，Hal Lockwood，Paul Chandler，Serena Clayton，Elaine Rossi，Pat Bernier そして Howard Uno に感謝したい．

　また私は，以下の方々の傑出したデッサンに対して非常に感謝している．June Mehra，Janet Elliott de Jacqes，Michael Marzolla，Joan Thompson，Mindy Mead，Arlene Ustin-Cartagena そして Lynn Gordon．私のデッサンは，彼らと比べると，とても素人っぽくみえる．

　私は，原稿に対して批評を加え，貴重な提案をいただいた以下の方々にも深謝したい．Ken Cripwell，Bill Bower，Jeff Vore，Aaron Yaschine，Rosalie Warpeha，Norma Francisco，Mike Muller，Marcia Anderson，Phil Haskett，Bert Bali，Tom Coles，Sunil Mehra，John Rogers である．特に，パプアニューギニアで緊張の続く仕事の合間を縫って原稿に目を通してくれた Chris Lennox，そしてこの本をより良いものにするために協力してくれた David Morley に感謝したい．

　財政的支援をいただいた，Ella Lyman Cabot 信託，Muttart 財団，カナダ教育開発機関，および James C. Penney 財団に対して感謝の意を表したい．

　また「臨床小児歯科学（Handbook of Clinical Pedodontics）」からいくつかの図を改変して掲載することを許可してくださった C. V. Mosby 社と Kenneth Snawder 先生に感謝する．David Halestrap 著「簡単な歯科治療」の一部使用を許可いただいた，英国の医学伝道協会に

も感謝したい．

　本書は，何年かにわたる臨床経験に基いているが，このような機会を与えてくれたのはカナダの活動機関ＣＵＳＯである．この本に対するＣＵＳＯの積極的な関心と関与によって今回の執筆の機会が与えられたことに心から感謝申し上げたい．

　最後に私は家族の協力に対して謝意を述べたい．執筆作業の終盤，数週間にわたって妻のGerri は，本書の一部変更や書き換えに対して注意深く読み，意見を言ってくれた．彼女は，大学院の卒業論文で忙しかったにもかかわらず，楽しそうに協力してくれた．妻と２人の息子，Michael と Brennan は，予想以上に長い期間，私が執筆作業に没頭することを寛大に認めてくれた．

　私の両親は，私が人類の抱える課題の回答を求めて世界を歩き回り，探求を続けることを，愛情と広い心をもって理解し辛抱してくれた．唯一残念なことは，この本の完成を待たず両親が神に召されたことであった．

目　　次

日本語改訂版の発刊に寄せて（マレイ・ディクソン）

改訂版　日本語版への推薦の言葉（石井拓男）

監訳者まえがき（村居正雄）

感謝の言葉（ヘスペリアン，Murray Dickson）

目次

はじめに（デビット・ワーナー）

第1部　歯と歯肉に対する学習と教育
- 第1章　あなた自身の歯と歯肉 …………………………………………… 3
- 第2章　あなたの地域で家族や友人に教えよう ………………………… 11
- 第3章　学校における子どもたちへの教育 ……………………………… 21
- 第4章　歯と歯肉について学ぶ学校保健活動 …………………………… 37
- 第5章　歯と歯肉の健康管理 ……………………………………………… 63

第2部　歯科疾患の治療
- 第6章　診査と診断 ………………………………………………………… 77
- 第7章　一般的な疾患の治療 ……………………………………………… 88
- 第8章　スケーリング（歯石除去）について …………………………… 131
- 第9章　口腔内への注射 …………………………………………………… 140
- 第10章　どのようにむし歯の穴を埋めるか ……………………………… 149
- 第11章　抜　歯 ……………………………………………………………… 163
- 第12章　HIV 患者のための歯と歯肉のケア …………………………… 180

補　遺
- Ⅰ．廃棄物のリスク管理 …………………………………………………… 211
- Ⅱ．歯科診療基本セット …………………………………………………… 213
- Ⅲ．記録，報告および調査 ………………………………………………… 224
- Ⅳ．情報源 …………………………………………………………………… 227
- Ⅴ．用語 ……………………………………………………………………… 230
- Ⅵ．索引 ……………………………………………………………………… 235
- Other Books from Hesperian ……………………………………………… 238

訳者あとがき（半田祐二朗）

は　じ　め　に

デビット・ワーナー

　健康な歯は生体の一部であり，人の心臓と脳に血液と神経とを介して接続している．歯を生体から切り離し，あるいは血液や神経等の生命線をさえぎることは，歯の死を意味する．それは同時に，生体に対する痛みと損傷を意味していることになる．

　別の面からみると，健康な歯と歯肉は全身の健康に関係しており，人が健康であることは，地域全体の健全さとも関係している．

　このようなことから，歯と全身の健康管理を分けて考えることは道理にあわないばかりか，不健全なものとなっている．歯と歯肉の健康づくりに関する基本的な事柄は，予防と治療の両面から，すべてのプライマリーヘルスワーカーに知っていてほしい知識の一部である．理想的にはおそらく，本書は，*Where There Is No Doctor* の一部分となるべきものである．関連する書物としては，*Helping Health Workers Learn* の2冊がある．

　マレイ・ディクソンはこの本を書くにあたって，地域保健の展開の一部として歯科保健が読者に理解されることを願っている．本書は，いわゆる「人中心」に書かれている．

　本書は，人々が歯と歯肉について，自分自身あるいはお互いに健康管理ができるように書かれている．本書の執筆対象は，以下の人々である．

○村落や近隣のヘルスワーカー

　地域に根差した健康づくりの一環として，歯科保健をとり入れたいと考えている人々．

○学校の教師および父母

　地域において，子どもたちの歯科的健康を推進する立場にある人々．

○歯科医師ならびに歯科関係者

　自分たちの能力を，地域住民が自助自立できるように役立てたいと考えている人々．

　保健医療に関わる多くの人々から，歯科医療の非専門化について強い期待がある．すなわち，地域の人々とヘルスワーカーに対して口腔疾患の予防と治療についての技術を与えることである．結局のところ，早い時期のケアーは，歯科医師の仕事を不要なものとし，一人一人が自分の歯を長持ちさせたり，母親が自分の子どもの歯を守ることになる．

　経済的に豊かな国では，歯科疾患が減少している反面，多くの貧しい国々では，歯科疾患が増加している．このようになった理由の1つは，人々が伝統的な食べ物すなわち非精製のものを食べなくなり，すでにパッケージ化された営利目的の食品を食べるようになったためである．そのなかには，精製糖による菓子類も含まれている．

　歯科ケアーの必要性が増しているにもかかわらず，貧しい国々では，きわめてわずかの歯科医師しかいないのが現状である．これらの歯科医師のほとんどは都市部におり，高価なサービ

スを受けることができる人々に対してのみ歯科サービスが供給されている．

途上国の人々は，価格の高い専門職による歯科治療の支払いをするほどの報酬を得ていない．豊かな国々でさえも歯の保険がない場合には，必要とする治療を受けられないこともある．また治療を受けるために借金を負うこともある．

歯科治療のコストを大幅に引き下げるには，2つの方法がある．すなわち歯科保健についての啓蒙をすることと，プライマリーヘルスワーカーを歯科保健推進員として訓練することである．さらに地域で活躍する**歯科技術者（コミュニティー・デンタルテクニシャン）**を短期間の訓練で数多く養成することによって，痛みや疾患にかかっている人々の90％以上がケアーを受けることができるようになるだろう．

歯科医師の養成には，複雑な口腔外科治療，根管治療，矯正治療およびその他の複雑な技術が含まれている．しかしながら多くの歯科医師は，彼らの受けた教育のほんの一部を必要とする技術，すなわち抜歯，歯の切削，充填以上のことをほとんど行っていないのが実状である．単純で一般的な歯科疾患は，最前線（村落）で活躍する歯科技術者の仕事とし，更に困難な疾患については歯科医師の助けを求めればよい．

このことは，サービスの質の低下となるのであろうか？　私はかならずしもそうではないと考える．ある研究報告によると，歯科技術者はしばしば歯科医師と同等あるいはそれ以上のことができる．ボストンでのある研究によれば，通常歯科医師によってなされている多くの基本的な歯科治療を，短期間の訓練ののち歯科衛生士に行わせたところ，治療は同等か，場合によってはそれ以上の好結果を示した．

幸いいくつかの国では，訓練された歯科技術者が，必要とされる歯科サービスの大部分を提供できるようにシステムが組まれている。インドでは，いまだに街角の歯科技術者が足踏エンジンを使って安いコストで歯を削り充填をしている．

ホンジュラスでは，歯科技術者（歯科助手として始まり，努力して学んだ人々）が組合を作った．そして彼らの政治力が，最近になって次のようなできごとで試されることになった．トゥルジロの町の歯科医師が歯科技術者の仕事を奪おうとした．その歯科技術者は，歯科医師のミスにより放置されていた感染歯根を抜歯した．彼が歯科医師の不注意について意見を述べたことが，先の歯科医師の耳に入った．歯科医師は警察に通報し，警察官が歯科技術者のオフィスを閉鎖し，器具を持ち去った．しかし，組合はこのことを裁判所に訴えた．かれらは歯科治療を行う権利について闘争した．というのは，彼らは，歯科医師の料金が人々にとってあまりにも高すぎる周辺の地域で働いている唯一の歯科従事者であった．裁判所は，歯科技術者の訴えを聞くことを決め，歯科医師に対して技術者の器具を返却し，歯科技術者に対する仕事の損失補填をするように命令した．

その他の国々では，歯科医師と地域の歯科関係者が良い関係の下に協力して仕事をしている．グァテマラ，エクアドル，パプアニューギニアおよびモザンビークでは，歯科技術者が政

府保健省によって認知されている．パプアニューギニアとエクアドルでは，学校の生徒に対する歯科ケアーを彼らが供給できるように歯科医師が訓練し，監督している．エクアドルでは，彼らはたいていの場合，歯科医師の補助者として従事しており，コストを下げる一方でより多くの人々に対して高品質のサービスを与えている．パプアニューギニアの歯科治療士（デンタルセラピスト）は，学童の歯科疾患の予防のほか，抜歯，切削および充填についても訓練されている．

グァテマラとモザンビークでは，歯科大学出身の歯科医師が，村のヘルスワーカーをすべての年齢の人々に対応できる歯科従事者として訓練してきた．訓練の中には，地域での歯科保健教育，歯口清掃，抜歯，切削および充填が含まれている．彼らは歯科サービスを提供するのに必要ないくつかの基本的な器具を支給される．

メキシコのピアクストラ・プロジェクト（これは，私とヘスペリアン財団が長年にわたってすすめてきたものだが）では，訪問歯科医師が村のデンタルワーカーを訓練することを支援してきた．彼らは現在では逆に，地域のパートタイムのヘルスワーカーに基礎的な歯科技術を教えている．彼らのうちのある者は3〜6年の小学校教育を受けているにすぎないが，現在では平均的な歯科医師よりも広い範囲の歯科技術を行ったり教えたりしている．彼らの活動には，学童に対する歯科保健キャンペーン，歯のセルフケアーに関する人形劇，歯口清掃，抜歯，歯の切削，充填，そして義歯製作に関することなどが含まれている．デンタルワーカーの多くが現在，根管治療（感染した歯を守るために神経を取り除いたりする治療）を行っている．ある村のデンタルワーカーは歯科医師のやっていることを思い出して，彼が抜歯をしたくなかったガールフレンドの感染した前歯を根管治療で助けることを自ら学んだ．彼はまた，この治療が成功したかどうかを確認するために，その後定期的に歯のチェックをすることを学んだ．

私たちは歯科保健について，まだ多くを学ばなければならない．人々が歯科医師から学ぶのと同様に歯科医師は地域の人々から学ぶことが必要である．

ほとんど正規の教育を受けていない村の住民が，抜歯や歯髄処置，外科治療などの技術を，鉛筆を握る以外に手を使ったことのない大学生よりもずっと早く修得できることをわれわれは経験している．また歯科医学を学ぶ最も有効な手段は，学校を通じてではなく，経験をつみ，それを伝えたいと考えている熟練者を通して，実践の中から学ぶのである．

本書は2つの部分からなっている．第1部（第1章から第5章まで）は歯科予防ケアーに関して教え方と学び方について論じている．ヘルスワーカーがまず自分自身および自分の家族から始めることを勧めている。良きお手本であることは最も説得力がある．

第2部（第6章から第11章まで）では，一般的な歯科疾患の診断と治療法について示されている．特に地理的，経済的理由で歯科医師にみてもらうことが困難な人々のために書かれている．町の貧乏な隣人は，遠くの村の住民と同様に歯科治療とは無縁で，疎外されている．第2部ではまた，ヘルスワーカーが地域住民の持つニーズに対して人々を組織化することを支援

している．

　本書の著者であるマレイ・ディクソン（Murray Dickson）は北カナダ，ナイジェリア，パプア・ニューギニアおよびモザンビークでプライマリーケアーの経験がある．本書は，明解で平易な言葉で書かれている．彼は，あまりなじみのない科学用語を用いるかわりに一般的な用語を用いるように配慮している．例えば歯垢のかわりに歯のまわりに付いたばい菌といっているが，そのような簡単な言葉はけっしてメッセージを弱めているわけではない．本書のメッセージはむしろ強くなっている．というのは，すべての人が理解できるからである．

　著者は，あるとき私に言ったことがある．「本書の一部について，ある歯科医師は同意しないことを私はわかっている．同意できない理由として，歯科用語の使い方の誤りといったことは，ささいなことである．しかし素人の人を訓練していろいろな治療をさせるという考え方は，一部の歯科医師を怒らせることになるであろう．本書はあくまでも議論のための材料を提供している．このような方法で人々を刺激することによって，それぞれの国で本当に必要とされるマニュアルが書かれることになるであろう」と．

　人は人のニーズに対して応えて行かなければならない．歯および歯肉の健康は，全身の健康と同様に人々が自らの健康を自分自身で導こうとするときに向上する．歯科医師やその他の医療専門家の挑戦は，人々の健康に対する意識の向上が起こったときに評価され，そして勇気づけられる．

—1983年記—

第1部
歯と歯肉に対する学習と教育

第1章　あなた自身の歯と歯肉 ……………………………3
第2章　あなたの地域で家族や友人に教えよう ……… 11
第3章　学校における子どもたちへの教育 ………… 21
第4章　歯と歯肉について学ぶ学校保健活動 ……… 37
第5章　歯と歯肉の健康管理 ………………………… 63

第1章
国立競技場における安全と変貌

第1章 あなた自身の歯と歯肉

　もし鏡を見る機会があったら，歯とその周りの肉の部分（歯肉）をよく見てほしい．子どもたちの口の中も同じように見てみよう．歯と歯肉の両方を一緒に見なさい．なぜならば，片方が健康であるかどうかは，しばしばもう一方の状態と深くかかわっているからである．歯が丈夫であるためには健康な歯肉が必要である．また健康な歯肉のためには，歯が清潔でなければならない．

歯が健康ならば，どんな良いことがあるだろうか？
　・身体が健康になる．
　・容貌が良くなる．
　・発音が良くなる．
　・咀嚼が十分行える．
　・息がきれいになる．

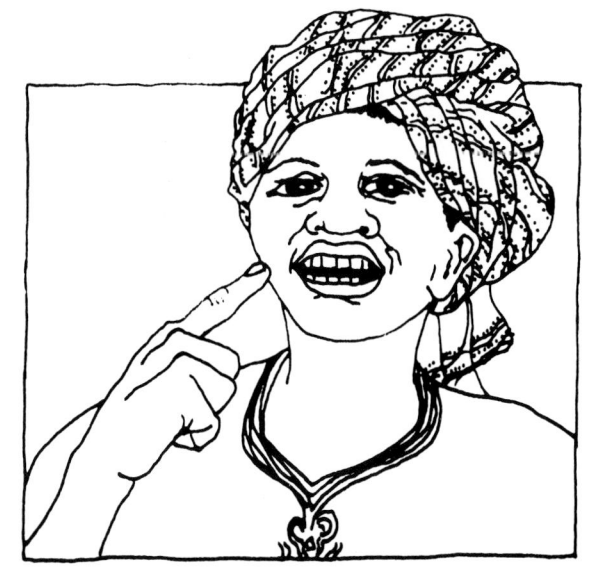

　歯のことを考えるとき，歯肉のことも忘れないでほしい．歯肉は歯をそれぞれの場所に保持する大切な役割をしている．

　いろいろな種類の食べ物を食べるために，丈夫な歯が必要である．また健康を維持するためには，いろいろな食べ物を摂ることが大切である．木の実やトウモロコシ，果物，肉などは身体に良い食べ物である．

　もし歯がグラグラしていたり，痛んでいたら，食べ物を噛み切ったり，咀嚼することができ

ない.

あなたの歯や歯肉が健康かどうかを，あなた自身で知ることができる．77〜78頁の図を見て，あなたの口の中と比べてみよう．何か問題点を発見したら，第6章で病名を探しなさい．そして第7章で治療法を探してみよう．

> 最も大切なこと；もしあなたが確信をもてなかったり，どうしていいかわからなかったら，経験豊かなデンタルワーカーに尋ねなさい．

もし問題点に早く気付くことができれば，それ以上悪化させないですむ．最初から予防できれば，さらに良いはずだ．あなたが歯や歯肉を健康に保つ方法を知っていれば，それは可能なことである．

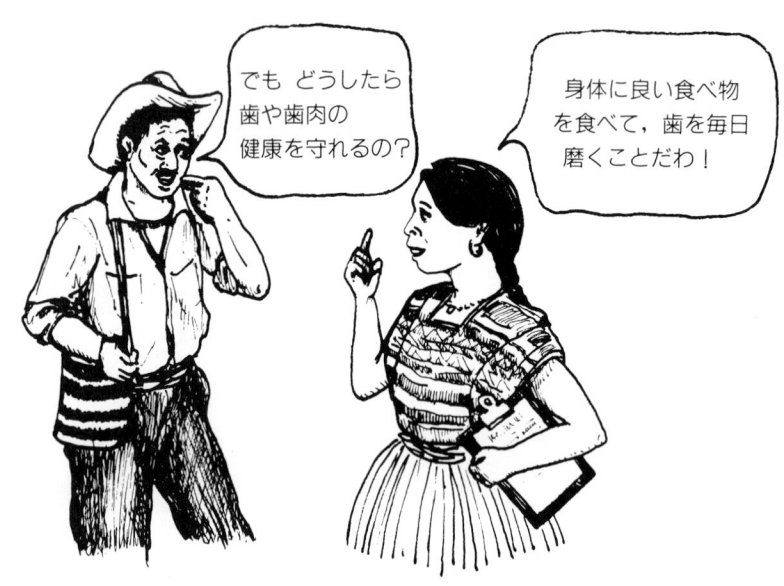

他の人に教えてあげる前に，まず自分自身の歯や歯肉を守る方法を勉強しなさい．具体的な事例があれば，それが最も説得力を持つ．あなたの健康な状態を見たとき，人々はなぜなのかを知りたがるだろう．あなたが彼らに歯を守る術を話したとき，あなた自身がそれを実行していることを知ったならば，皆はあなたを信じるだろう．まずあなたが自分の歯と歯肉の手入れをしてみよう．そして学んだことをあなたの家族に教えなさい．あなたの家族もまた，他の人々にとって良い手本となるだろう．

Ⅰ．健康に良い食べ物だけを食べること

あなた自身を育ててくれた食べ物が良い食べ物である．異なった数種類の食べ物を混ぜ合わせて，1日数回に分けて食べなさい．そのことによって，歯や歯肉ばかりでなく身体全体が強く，健康的になる．伝統的な食べ物は通常は良い食べ物である．

甘い物，特に店で売られている甘い物は，細菌と一緒になってむし歯の原因となる．軟らかい食べ物は，容易に歯に付着して細菌の膜を作る．また歯についた食べ物は，歯肉の感染（歯肉炎）の原因ともなる．

軟らかく甘い食べ物や砂糖をたっぷり溶かし込んだ飲み物は，歯，歯肉どちらにも良くない．

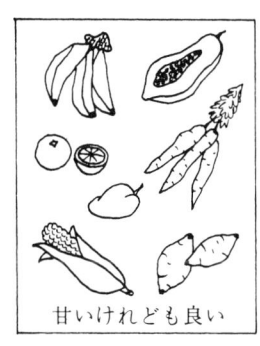
甘いけれども良い

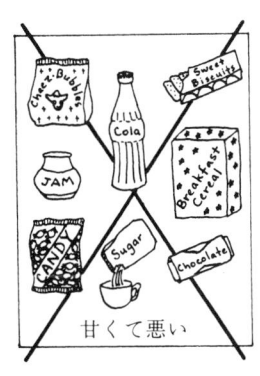
甘くて悪い

母乳保育は，子どもの歯を育て，丈夫にする．大きくなった子どもはコップから飲むことができる．

赤ちゃんに哺乳びんから飲ませないようにしよう．甘い茶，砂糖水，果汁等は容易に子どもの歯をむし歯にする．

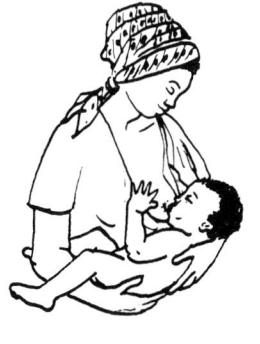
歯に良い

母乳が最高であることを忘れないで！

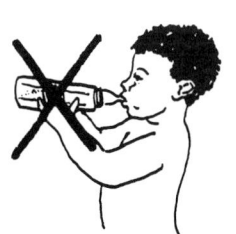
歯に悪い

ミルクでさえ砂糖が含まれているので，哺乳びんで与えていると乳歯はそれに侵されてむし歯ができる．

Ⅱ．あなたの歯を毎日きれいに磨こう

きちんと磨いていないと，歯は付着した食べ物によって傷められ，周囲の歯肉も悪くなっていく．

隠れた場所

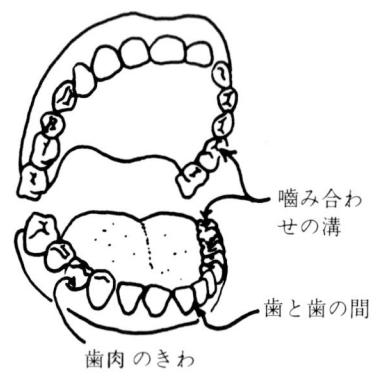

食べ物は溝や隠れた場所に残る．こういった場所は，歯や歯肉の病気が始まる場所でもある．

病気を予防するために，特にこのような場所を念入りに磨く必要がある．

1日に何回も不十分に磨くよりも，毎日1回念入りに磨くことのほうが良い．

噛み合わせの溝

歯と歯の間

歯肉のきわ

病気の始まる3つの場所

歯磨きには，柔らかめの歯ブラシを使おう．商店で柔らかめ（**Soft**）と書かれた物を買うか，自分で歯ブラシを作ってみよう．作り方は，

1. 小枝や若竹，強い草，サトウキビやビートル・ナッツの皮などを使う．

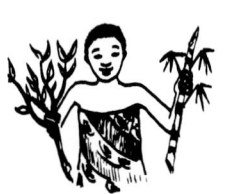

2. まだ緑色で柔らかい部分を切り取る．

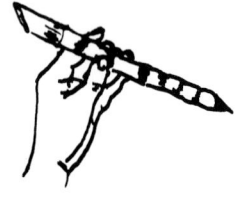

3. 一方の端を噛んで，ブラシのように繊維状にする．

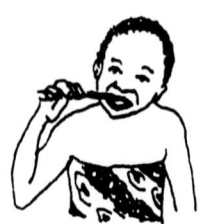

4. もう一方の端は尖らせ，歯間の掃除に用いる（73～74頁）．

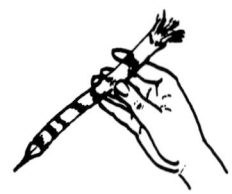

ココナツの固い殻の内側から線維を引き出して一種のブラシを作ることができる．まずよくもんで，ゆるんだ線維は振り落とす．そして一方の端を使って歯を磨く．

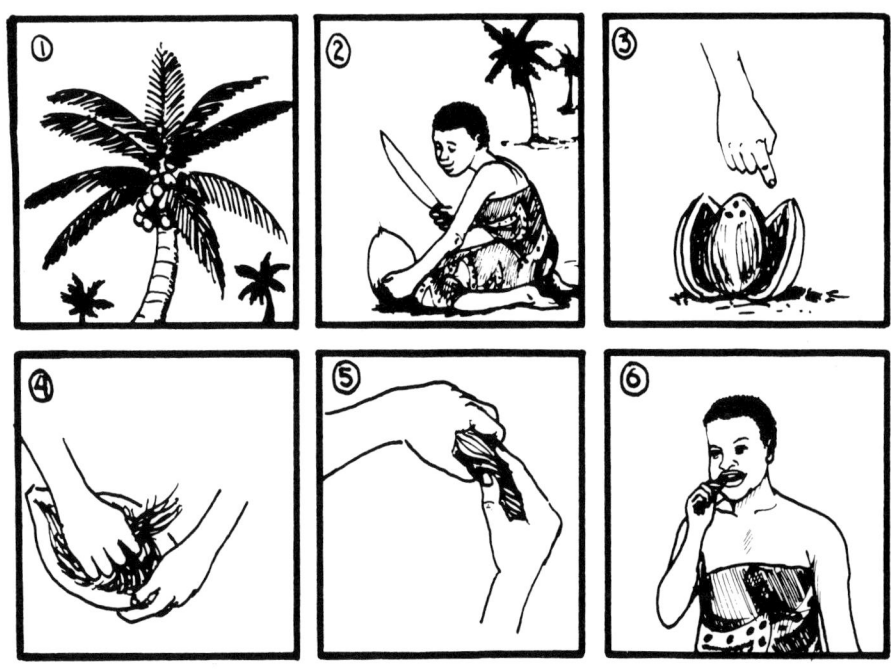

どんな種類のブラシを使ったとしても，前歯と同じように奥歯もしっかり磨くことが大切である．咬み合わせの面と横の面には溝があるが，その様な場所をよく磨く．さらに歯と歯の間にも毛先をつっこんで磨こう（71頁）．

歯磨剤は不要である．
木炭か，あるいは水で十分である．磨き終ったら，口をゆすいで食べ物のかすを洗い流そう．

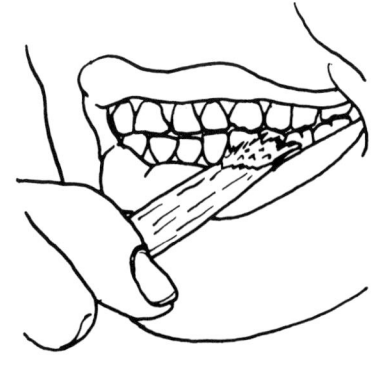

Ⅲ. むし歯，歯痛そして膿瘍

　むし歯は，歯にあいた穴である．むし歯は口の中の細菌によって作られる．もしあなたの歯に黒い点があったら，それはむし歯かも知れない．そういった歯が時々痛むならば，例えば物を食べたり，水を飲んだり，冷たい空気をすった時などに痛むならば，それはきっとむし歯に違いない．

　甘い物を食べて，そのあと歯を磨かないでいると歯に穴があいてくる．口の中にむし歯を発見した時，あるいは歯が痛いような感じがした時には，すぐに診療してもらおう．デンタルワーカーは，むし歯の処置についてよくわかっているので，あなたは歯を失わないですむ．痛みがひどくなる前に処置を受けよう．

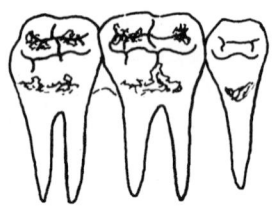

それぞれの歯は，顎骨に固定するために根（歯根）を持っている．根の中には神経がある（43, 44, 48頁）．

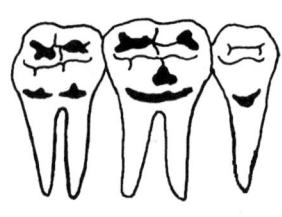

むし歯が神経にまで達すると，寝ている間も歯の内部の方で痛むようになる．

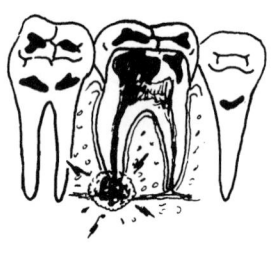

感染が歯の内部に至ると，**歯性膿瘍**と呼ばれる状態になる．

　膿瘍を作った歯は，感染が骨に及ぶ前に直ちに処置することが必要である（96頁）．多くの場合，歯は抜かれることになるであろう．直ちに処置することが不可能な場合には，以下のステップを行うことによって，それ以上悪くなることを防ぐことができる．

1. 口の中を温かい湯で洗う．むし歯の穴に溜った食べ物を取り除くことができる．
2. 痛みのあるときは，アスピリンまたはアセトアミノフェンをのみなさい．量については98頁参照．
3. 腫れをひかせること．
   ・口の中，原因歯の周りに湯をふくむ．
   ・顔を温湿布する．**やけどする程熱い湯を使わないこと**！

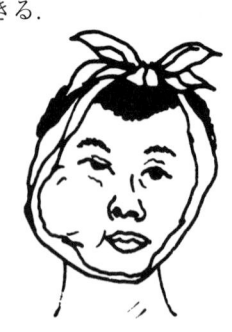

歯性膿瘍は図のような腫脹をひき起こす．

Ⅳ．ただれて出血する歯肉

　ふつう健康な歯肉は歯の周囲にぴったりついている．歯肉がゆるんでただれ，発赤したり，あるいは歯を磨いたとき出血するようならば，歯肉は**感染**している証拠である．歯肉の感染は**歯肉炎**と呼ばれている．

　歯肉炎は，むし歯と同じように酸が歯や歯肉に作用して生じるものである．この酸は，甘く軟らかい食べ物と細菌とが作用しあって作り出すものである（52頁）．

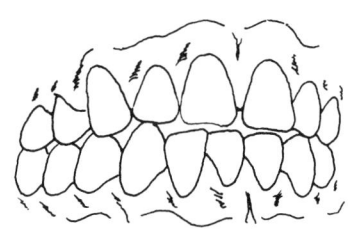

健康な歯と歯肉

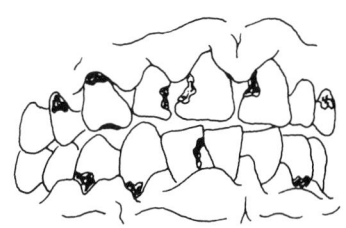

むし歯と歯肉炎

　歯肉炎からの感染は歯根膜や歯槽骨へと広がる（44頁）．しかし**歯肉炎を抑え，再発を予防する**ことは可能である．そのためにすべきことは2つある．上手に歯を磨くことと，歯肉を強化することである．

1．たとえ歯肉がただれ，出血していたとしても，歯肉に接した歯は磨かなければならない．歯に食べ物が付着していると，歯肉の感染はさらに悪化する．**柔らかめの歯ブラシを手に入れ**，それをそっと使う．この方法で，歯肉を傷つけることなく磨くことができる．

2．歯肉を強化し，感染への抵抗力をつけること．
　・新鮮な果物と緑色の葉野菜を沢山食べる．店で売っている，軟らかく歯につきやすい食べ物を減らす．
　・温かい塩水で口をゆすぐ．もう良くなったと思っても，しばらくは毎日続ける．

① 1カップのお湯に適当量の塩を混ぜる．
② ひと口含み洗口する．
③ はき出す．塩水がなくなるまでくり返す．

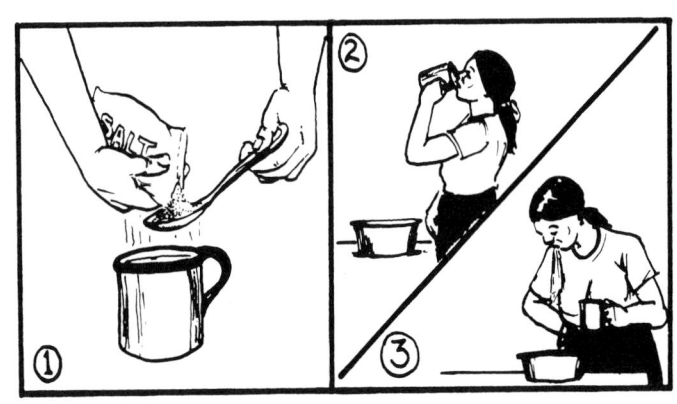

V．より重度の歯周疾患

ほんのちょっと触れただけで出血するような痛々しい歯肉は，特別な治療が必要である．もしあなたがこのような問題を抱えていたら，助けを求めなさい．デンタルワーカーならば，何が起こっているのか，どうすべきなのか，説明できる．デンタルワーカーは歯をきれいにこすって，歯石を取ることができる．歯石は，歯肉を傷つけて痛みの原因となる．

家庭で，あなたにもできる治療法

1．柔らかいブラシで歯の歯肉に近い部分をきれいにする．毛先をそっと歯と歯肉の境に入れる．最初は出血するかもしれないが，歯肉が丈夫になるに従って，出血はおさまる．
2．食べ物を軟らかくすることによって，噛みやすくなる．つぶしたヤムイモやスープは良い例である．
3．新鮮な果物と野菜を沢山食べなさい．果物を噛むことが困難ならば，しぼってジュースにして飲むとよい．
4．最初は**過酸化水素**と水の混合液でうがいをしなさい．過酸化水素は診療所か薬店（薬剤師）で手に入れることができる．**過酸化水素の濃度が重要である．3％溶液を求めなさい．**そして水と等量で混ぜる――つまり1/2カップの過酸化水素と1/2カップの水を混ぜて用いる．

注意：溶液が3％であることを，ラベルを読んで確認すること．
3％以上の過酸化水素を混ぜると口の中がただれる．

適当量を口に含み，2分間そのまま保つ．それをはき出してくり返す．
　起きている間，1時間に1回うがいする．
　過酸化水素は3日間だけ用い，その後は塩水でうがいをする（9頁）．

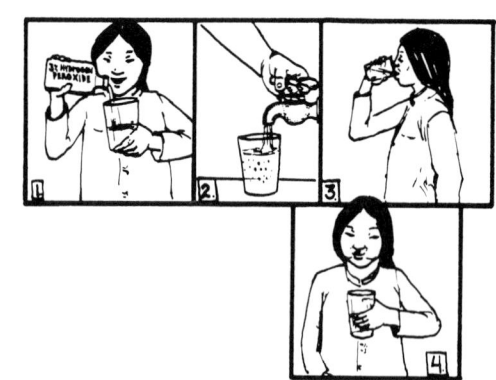

あなたが手入れをすることで，自分の歯を一生保つことができる．

第2章　あなたの地域で家族や友人に教えよう

　年輩の人々は，以前歯や歯肉が健康で当たり前だった頃のことを覚えている．子どもたちの歯は丈夫で，大人たちも健康な歯を長持ちさせた．

　時が移り，今ではかつて経験したことがないほど歯や歯肉の問題が起こっている．多くの国で，むし歯と歯周疾患は最も急速に増加している健康問題である．

　この不健康な状況は，以下の2つの理由で次第に悪い方向へと向かう．その1つは人々が現在食べている食べ物の種類が変化してきていることであり，もう1つは食べた後しっかり磨かない，ということである．

以前人々は，自分が食べる食べ物は自分たちで育て，調理した．

現在では，多くの人々は商店で軟らかく甘い食べ物を買っている．こういった食べ物は，容易に歯に付着し，歯や歯肉を侵す．

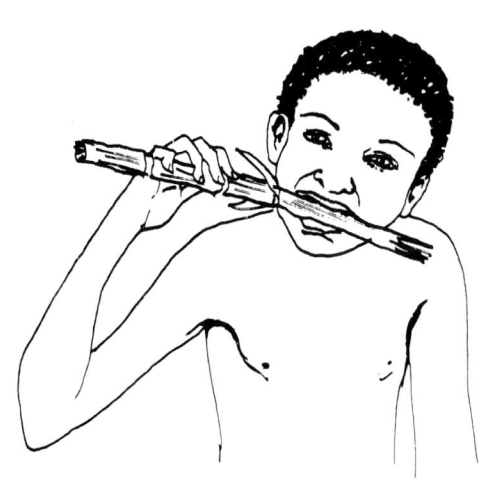

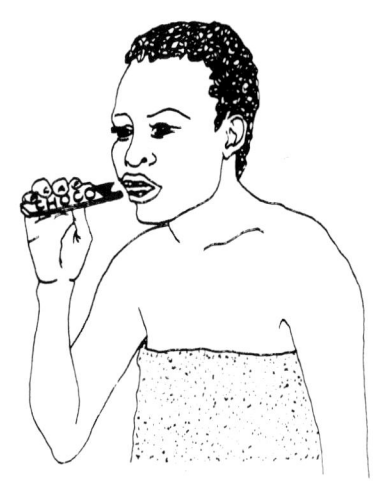

砂糖キビであっても，近年子どもたちの食べているネバネバしたキャンディほどは害がない．砂糖は歯に悪いが，砂糖キビの繊維は歯をこすってきれいにしてくれる．

軟らかく甘い食べ物を取り除くために一人ひとりがもっと気をつかわなければならない．しかし多くの人々はどのようにしたらよいかを知らない．ある人々，特に子どもたちは磨こうとさえしない．

多くの人々は，歯や歯肉の病気が，ある種の食べ物や歯をしっかり磨かないことに起因していることを理解していない．実際，ある人々は全く異なった信念を持っている．

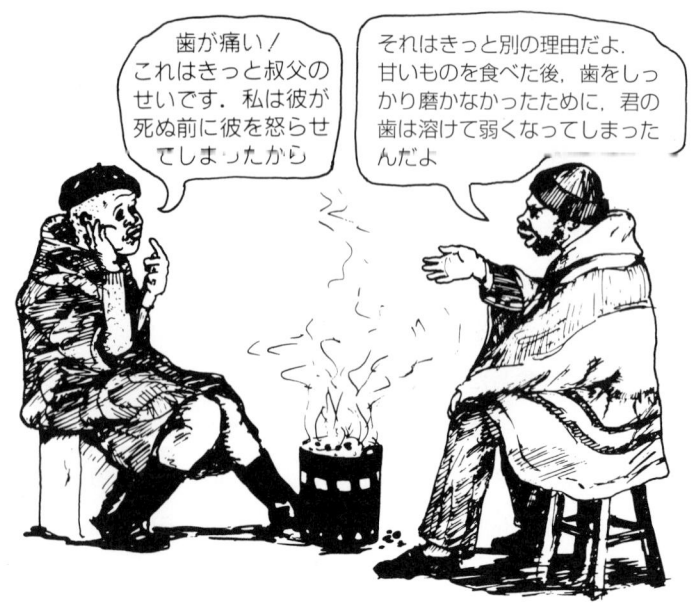

それが伝統的なことだからといって，信じることを非難すべきではない．多くの伝統は近代的なものよりも健康的なことがある．彼らが信じていることを間違っていると指摘するのではなく，ときには何か別の健康的な言い伝えを思い出させることも可能である．

あなたの家族や友人たちが健康的な伝統を認めるように仕向けなさい．そして彼らがさらに健康になるために，このような伝統的な方法を用いることに彼ら自身が気付くようにしなさい．

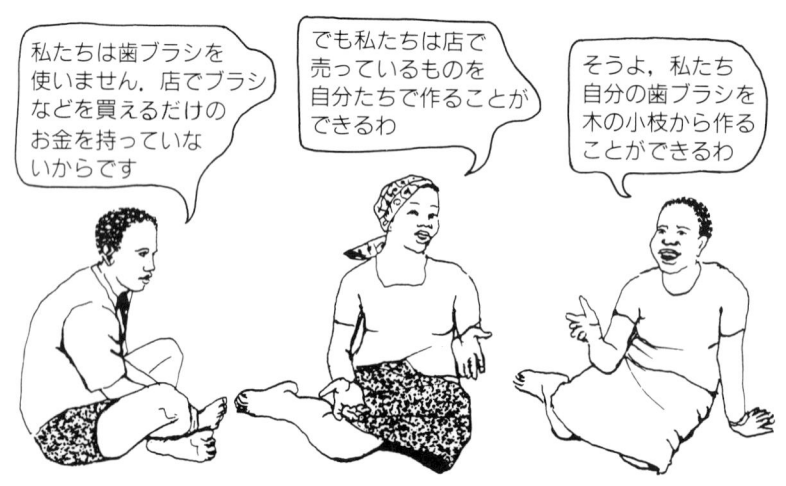

Ⅰ．良い手本を示しなさい

人々は，今までと違ったことを試みる前に，あなたがどのようにするかを見たがるだろう．まず，あなたの家族にやってみせなさい．そうすればあなたの家族が村の人たちへのお手本になるだろう．例えば，

1. 町の商店からすべての食べ物を買うのではなく，露天の市場で新鮮な果物や野菜を買おう．自分の庭で食べ物を栽培できれば，もっと良い．毎食，数種類の異なった食べ物をとり混ぜて使うことを学ぼう．食べ物を組み合わせることは健康的なアイデアである．友人を招いて一緒に食事をし，あなたが毎食異なった多種類の食べ物を摂っていることを見せよう．

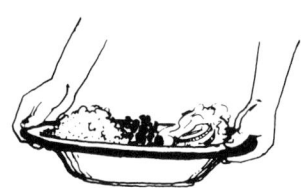

2. コカ・コーラやファンタのような清涼飲料を買わないようにしよう．そういった飲料には沢山の砂糖が添加されており，子どもたちの歯をたちまち破壊する．同じように，子どもたちに飲ませるミルクや紅茶を甘くしてはいけない．子どもが幼いうちだったら，甘くない飲み物をおいしいと思って飲めるようになる．清潔で冷たい水，砂糖が少し入った紅茶やミルク，あるいは若いヤシの実のジュースなどが飲み物として最高である．新鮮な果物は，のどが渇いた時にはとてもおいしい．

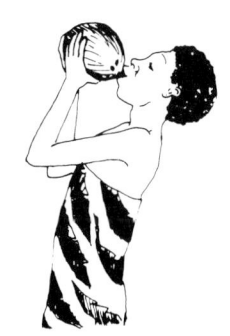

> 最も大切なこと：あなたの子どもに哺乳びんで飲み物を与えてはいけない．特に甘い飲料を入れたものはいけない（5頁参照）．

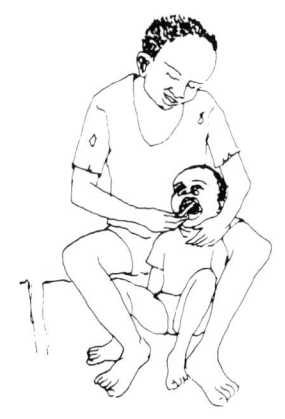

3. あなたの子どもの歯を清潔に保とう．あなたの友人たちは，子どもの歯がきれいか，汚れているか，むし歯だらけかに注目するだろう．**清潔な歯が健康な歯であることを忘れないで！**

　大きい子どもは，やり方を示せば自分で磨ける．しかし，小さな子どもは，自分ではできないので補助が必要である．毎日誰かが彼の歯を磨いてやらなければならない（20頁）．

> あなたが教えると，学んだ人がまた先生になる．一人ひとりが別の人に教えることができる，ということを忘れないでほしい．

あなたが教えたことが次々伝達されるように，人々を勇気づけてほしい．母親は家族と友人に教えることができる．学校に行っている子どもは，家で兄弟，姉妹や他の年長の家族に話をすることができる．

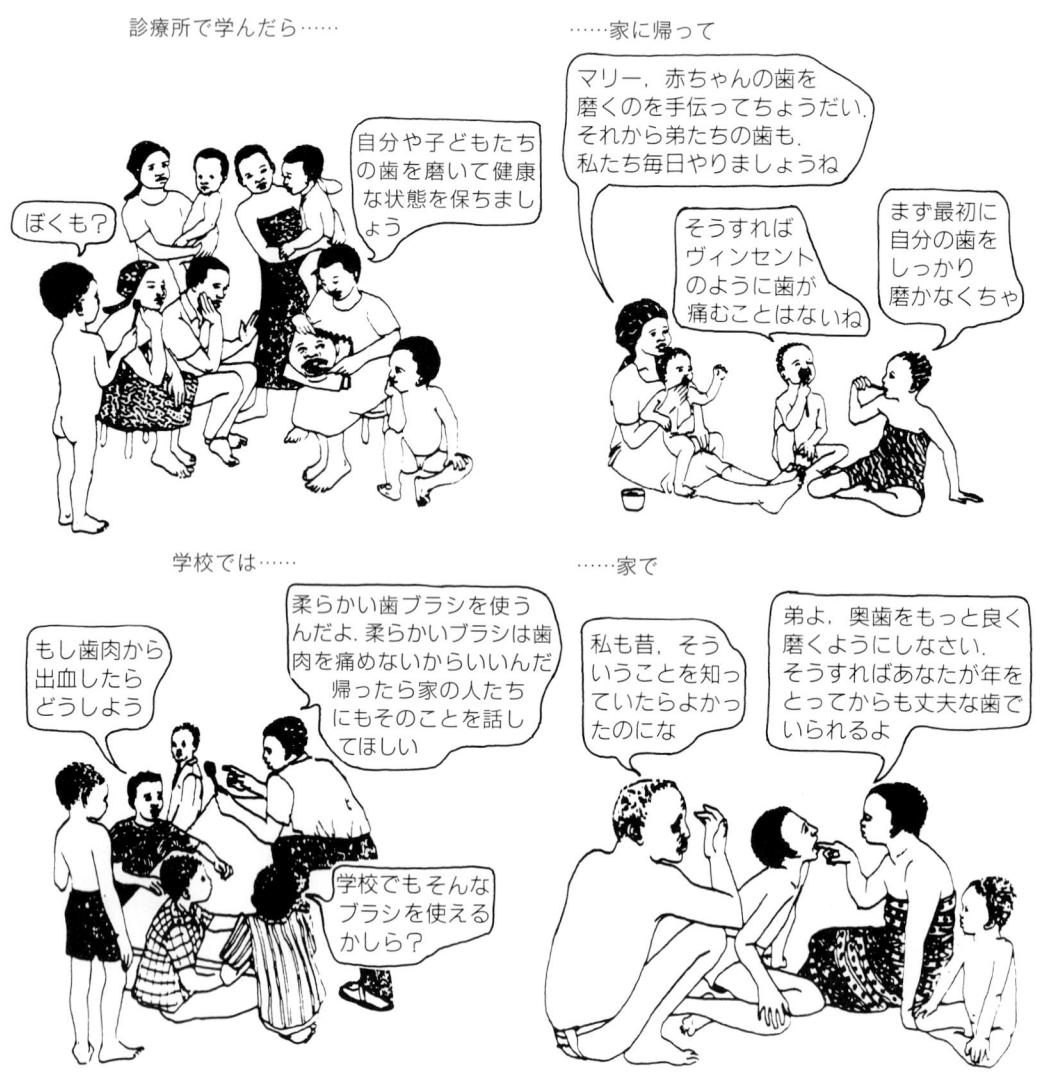

もし学んだ人々がすべて教師の役割を果たすならば，診療所や学校で語られた簡単なメッセージが，家庭に持ち帰って沢山の人々に伝えられることになる．

Ⅱ. 最良の教え方を見つけなさい

何を教えるかを決めることは大切である．でも，どのように教えるかということも同じくらい重要なことである．

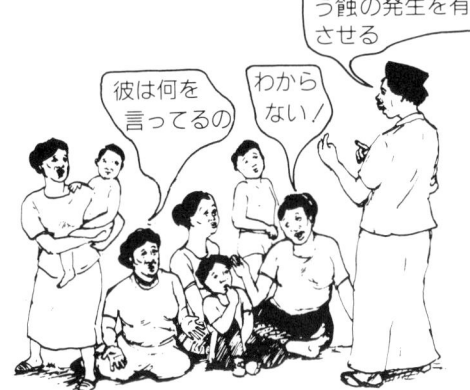

話し手が聞いている人に理解されない言葉を使ったら，聞いている人にとっては勉強にならない．自分の生活にかかわりがあるということがわかった時，初めて彼らは何かを学びとるだろう．

良い食べ物と歯を清潔にすることを伝えようとするとき，次のことを忘れないでほしい．まず自分自身の健康のことで話を組み立てなさい．しかし，人々があなたの話を理解しなかったり，受け入れようとしない場合には，話題を変えなさい．

ここに上手に教えるための5つの提言がある．

1．まず人々から学びなさい

地域社会の活動に参加して，人々が問題としていることを学びなさい．そして問題解決のための手助けを申し出なさい．人々は，あなたが心配し，手助けをしたい気持をもっていることを知ったとき，あなたのいうことを聞くようになるだろう．

坐って人々と話しなさい．そして彼らの習慣や伝統，信じていることを学びなさい．**そういったものを尊重しなさい．**

また彼らの健康の習慣について知りなさい．健康増進のために習慣を変えたり，他のことを強化することが必要になるかもしれない．

あなたの村の人々のむし歯や歯肉の病気についても調べなさい．

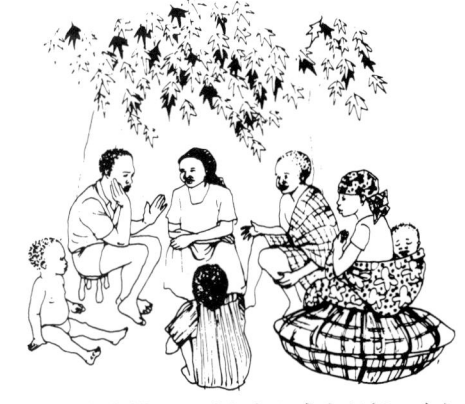

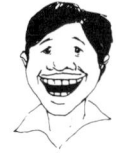

人々に笑顔を作らせ，それから口の中を見る．子どもや成人がどのくらい歯や歯肉に問題を持っているか調査をしなさい．226頁に調査の事例を示した．

2. 昔からある考え方に新しいアイデアを加える

　人々は健康維持のために自分なりのやり方を発見する．伝統的なものの多くは良いもので役に立つので，残す価値がある．しかし，そうでないものもある．

　人々に教えるとき，まず彼らがすでに理解し，自分自身で行っているものから始めよう．その上で新しいアイデアを加えよう．この教育方法は，**アイデアの結合**（Association of Ideas）と呼ばれている．この方法は，人々がもうすでに行っていることと比較することができるので，新しい考え方を理解しやすいという利点がある．

　この方法を取り入れることによって，人々はあなたの提言を一層容易に受け入れることができ，覚えて実行するだろう．

健康的な慣習	→ そして →	新しいアイデアと方法

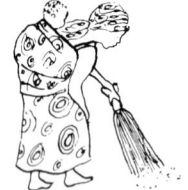 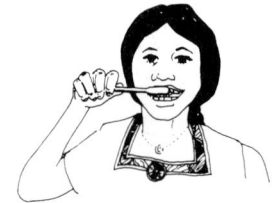

建物を掃除することは，生活の場を清潔で健康的にする． → 同じように → 歯や歯肉をブラッシングすることは，それらを清潔で健康的にする．

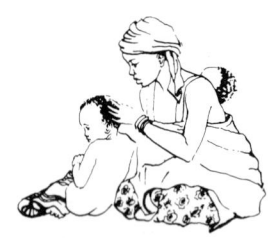 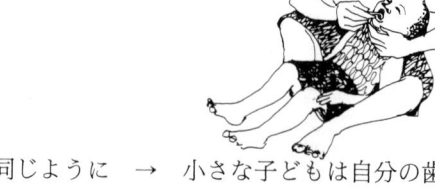

小さな子どもはシラミを自分で見つけることができない．母親は自分が手伝わなければならないことを知っている． → 同じように → 小さな子どもは自分の歯に付いた食べ物を見ることができない．そこで彼は誰かの助けが必要だ．

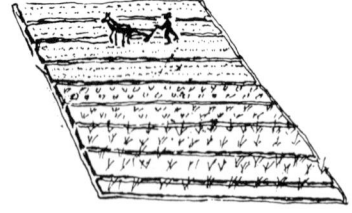 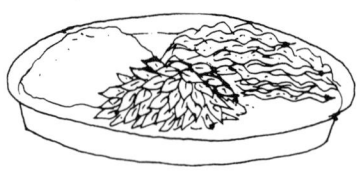

異なった種類の野菜が一緒に植えられているとき，例えばトウモロコシとヤムいもは，互いの生長を助ける． → 同じように → 異なった種類の食べ物を食べることは，人々の成長を助ける．1日に数回異なった食べ物を食べることは，身体全体と同じように歯と歯肉を丈夫にする．

物語—1例

多くの民族は，それぞれ物語に伝統を伝えてきた．実に多くのことを，われわれは両親や友人および教師たちから聞いた話を通じて学び，信じているものである．間違ったことを物語が伝えるのでなければ，これは良い方法である．例えば女性が妊娠した時，こうした多くの話を聞いて，これらの話から学べることは何でも学びたいと思うものである．時には，**妊娠について信じられていることの中には一部間違っているものもある**．例えば妊娠中には必ず歯が悪くなるものだ，といったことはこの類である．

妊娠と歯の病気に関して，正しいことを人々にわかりやすく伝えるのに役立つ1つの話がある．

ベルチンの歯

ベルチンは自分の村で，デンタルワーカーの仕事をしていた．彼女は若かったが，とても注意深く，人々を痛がらせずにむし歯を治したり抜歯をするので，村人たちは尊敬していた．彼女はまたどうやれば歯の病気を予防できるかを教えることに多くの時間を費やした．「歯を毎日磨きなさい」彼女は，診療所，学校や村の集会の時にしばしばいった．「食べ物はいろいろとり混ぜて摂りなさい．特に野菜と果物を多く摂ること．キャンディや甘い物，粘着性の食べ物は避けなさい」

ベルチンは23歳で結婚し，妊娠した．彼女は自分の歯を磨く時に歯肉から出血していること，2本の歯に小さなむし歯の穴があることを知った．歯科保健の従事者として，自分が歯の病気に罹ったことに当惑した．しかし，1人の年上の女性が彼女にいった．「赤ちゃんができれば，歯を失うのは自然なことなの，ベルチン．1人子どもができれば，歯を1本失うと昔から言われているのよ．」

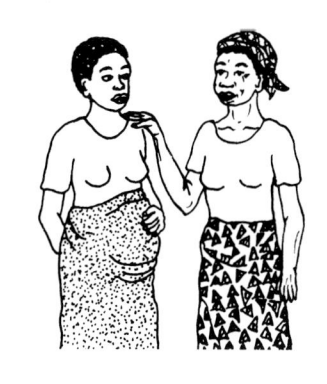

ある日，近くの村のデンタルワーカーのルーシーが，ベルチンのところにやってきた．ルーシーには幼い子どもがいるので，ベルチンは彼女に赤ちゃんと妊娠について多くの質問をした．ベルチンは，「もちろん，私は歯のことでいろいろ悩んでいるわ．」といった．「どうしてあなたはもちろんというの？」ルーシーは尋ねた．「そうね」ベルチンは答えた．「1人の子どもを産めば，1本の歯を失うって言うじゃない」

「それは違うわ！」ルーシーは叫んだ．「あなたは自分が妊娠しているから歯と歯肉の病気になっていると思っているみたいだけど，私はあなたが悩んでいることは，ごく普通の原因によるものだと思う．賭けてもいいわ．」

「普通の原因って？」ベルチンは尋ねた．

「妊娠してから，どのくらいの頻度で物を食べているの？」「そうね．前よりもっと回数は多いかしら．養わなければならないのが2人だから！」「そして，まだ甘い物をよく食べているの？」ルーシーは尋ねた．「多分，そうだと思うわ」ベルチンは答えた．「そしてもっと頻繁に食べているから，前よりたくさん甘い物を食べているわね」

「歯磨きについてはどうなの？」ルーシーは尋ねた．「妊娠する前と同じくらいの回数で磨いてるの？」「いいえ」とベルチンは認めた．「妊娠すると歯の病気に罹りやすくなるとは聞いていたわ．それにとにかく近ごろとても疲れるの．ああ，あなたは私の歯の問題は単純な理由だと思うわけね．どうしてそのことが良くわかるの，ルーシー？」

「だって，私も同じ問題を抱えていたからよ，ベルチン．私は，本当のことを苦い経験から学んだの．私には感染した歯があって，その感染が腎臓に拡がったのよ．診療所で，妊娠中だからといって必ず歯の病気になるようなことはないといわれたの．そして歯の病気は，時には危険なことだってあるということも．私は幸い赤ちゃんを失わずにすんだの．歯の病気を治さないでいたら，そんなことも起こるのよ．あなたのむし歯を今すぐ治療しなくちゃ」

「妊娠中に治療しても大丈夫なの？」

「もちろん．治療すべきだわ！」ルーシーはいった．「それから，自分の歯をもっと良く手入れした方がいいわよ．妊娠のせいで歯肉が弱くなって感染を受けやすくなるってことは本当よ．でもこのことは，いつもよりもっと良く手入れをすべきだってことなの．つまり，1. 規則的に歯磨きして，2. 妊娠中はしっかり食べて身体を丈夫にしなければならないのに，口の中に炎症があるとそれが駄目なの．3. 歯肉が弱っているとき，毎日温かい塩水でうがいをすることは良いことだわ（9頁参照）．4. そしてもし新鮮な野菜と果物が摂れないなら，毎日ビタミンCの錠剤を飲みなさい」

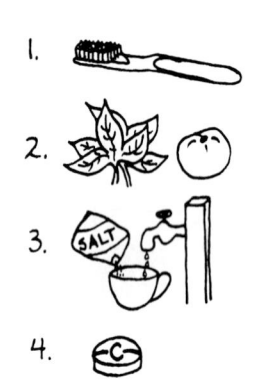

それから，ルーシーはベルチンの歯を磨いてむし歯の治療をすることにした．彼女がベルチンの歯肉に触れたとき，出血があった．ルーシーはいった．

「歯肉は最初は出血するけれど，しばらく規則的に磨けばもっと丈夫になるわ．出血している歯肉は妊婦にとって危険なの．出血は貧血を増悪させるし，それは重大な問題なのよ」

「もし，妊婦の歯が膿を持ったら，出産前に歯を抜くことは安全なの？」ベルチンは尋ねた．「ええ」ルーシーはいった．「ただ，気分を楽にしていることが大切よ．妊婦が長い間歯科の診療台に座っていると疲れてしまうものなの．そして痛みを感じないように，いくらか余分に麻酔を追加しなければならない時もあるのよ」

3．短く単純にメッセージを伝えなさい

沢山のことをこまぎれに教えるかわりに，少しのことを十分ディスカッションした方がよい．人々がどのような健康問題をかかえているかを学ぶことが最も大事で，どんな情報が彼らの問題解決に役立つか決めることができる．そして，どのように情報を共有するか考えよう．以下を試みること．

- 単純な言葉を使う（15頁参照）．難しい言葉をどうしても使わなければならないときには，それを説明するための時間をたっぷり取る．
- 人々が学ぶ準備ができたのを確認してから教える．例えば，病気の人は再発を防ぐ手だてを知りたがっている．彼はあなたが話すことをしっかり記憶するだろう．
- 最も重要なメッセージは何度もくり返す．健康な状態の維持について話す時はいつでも，良い食べ物と，歯を磨くことを強調することを忘れないでほしい．くり返し話すことで，人々は記憶する．
- 伝えたいことを視覚に訴える．絵やあやつり人形を使ったり，寸劇をするといった方法については，28～36頁を参考にしてほしい．

4．人々が集まる場所ならどこでも教えることはできる

どこで教えるかということは，どう教えるかということと同じくらい重要である．人々に，あなたが組織したクラスに参加するように勧めるかわりに，あなたが彼らのところに出かけなさい．彼らの生活様式に溶け込む方法を探しなさい．人々は多くの質問をし，そしてあなたは問題解決のために彼らとどのような作業をしたらよいか，経験の中から学ぶことができるだろう．

家の近くの人々が集まる場所で，彼らと話しなさい．

女性たちと，クリニックやマーケットで話しなさい．
男性たちと，職場や農業の集会で話しなさい．

男性や女性と，教会の集まりや子どもの学校の父母会，コミュニティーの会合などで話しなさい．

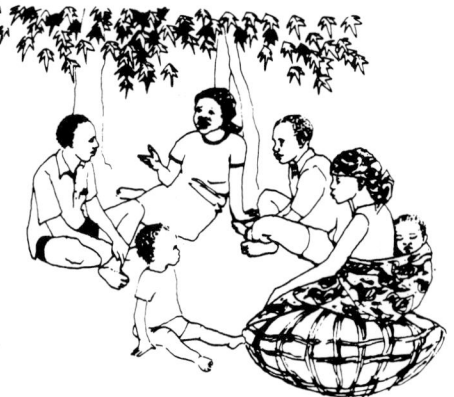

読書会で，男性や女性に教えてあげなさい．

5．人々がすぐに実行できるようなことを教えなさい

母親に自分の子どもの歯を仕上げ磨きをするように話すことは良いことである．しかし，どのようにやるか，やってみせることはもっと良い方法である．もしあなたが彼女の子どもの歯を磨くのを実際にやってみせたら，彼女はどうやるのかをしっかり記憶にとどめるだろう．

さらに良い方法は，あなたが見ている傍らで母親に自分の子どもの歯を磨かせることである．**人々は，自分自身で行動することによって何かをつかんでいく．**

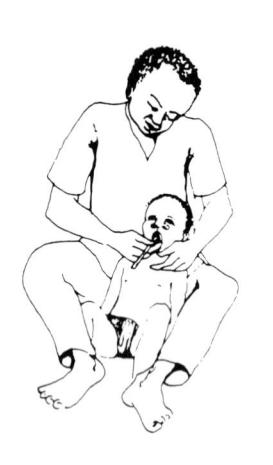

子どもを1人選んで，あなたが彼の歯を磨きなさい．それを母親にしっかり見せなさい．柔らかいブラシを使うこと（赤ん坊ならば清潔な布で拭く）．優しく，しかもすばやく歯を磨く．もし子どもが泣いてあばれたら，できる範囲で磨こう．母親がこれを習慣化してしまえば，子どもは歯を磨かれることを期待し，すぐに協力的になるだろう．髪の毛からシラミを取ってもらう時と同じように．

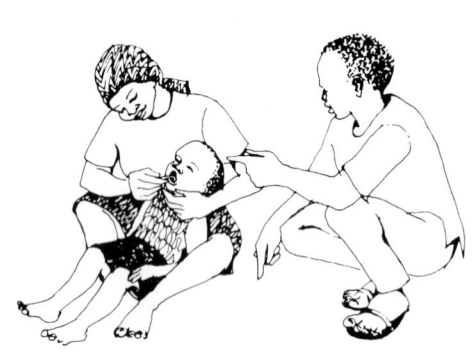

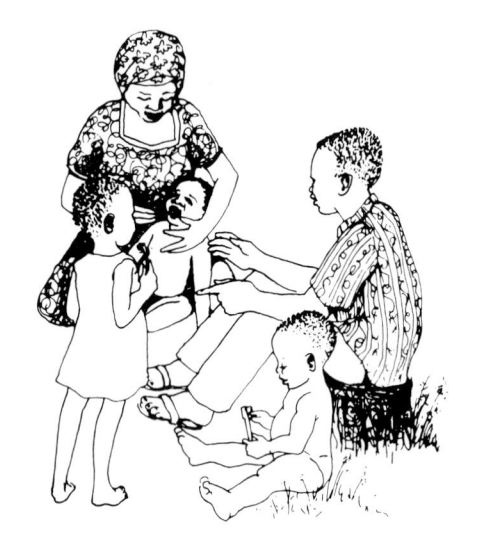

次に，母親それぞれに自分の子どもの歯を磨かせる．個々の歯の咬み合わせと，外側，内側の両面を磨くように教えなさい．

毎日家で同じようにすることを母親に伝えなさい．次回には子どもの歯を見て，母親が上手にできたかどうかチェックする．必要ならばさらに指導する．よくできていたらほめ，励ますことを忘れないでほしい．

第3章　学校における子どもたちへの教育

　子どもたちは学ぶ意欲を無限に持っている．そして自分の身近なことについて，もっともっと知りたいと思っている．彼らにとって家族，友だちそして先生は新しい知識の大切な源である．

　したがって，彼らの学習に対する意欲を活かし，それを保つことが重要である．そうすることによって子どもは次々と疑問を投げかけ，新しい発見をし，自分自身のためにさらに学習するのである．

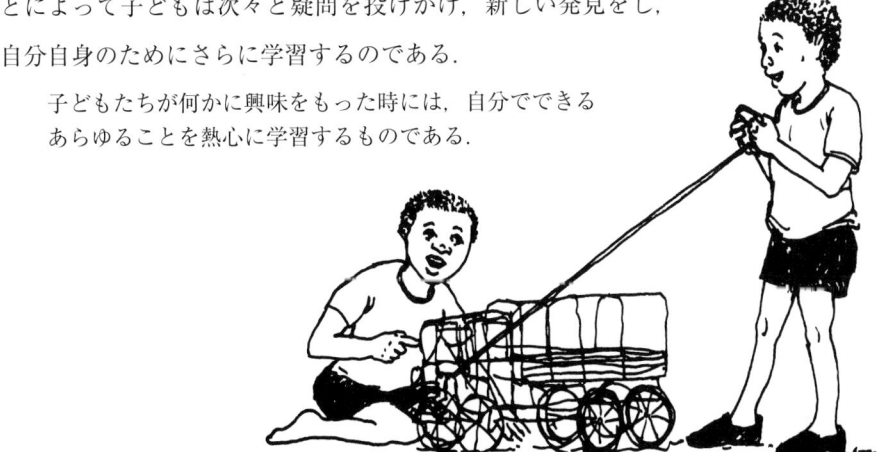

　　子どもたちが何かに興味をもった時には，自分でできる
　　あらゆることを熱心に学習するものである．

　もし，子どもたちの興味とニーズに一致した教育をしたならば，子どもたちはもっと容易に学べるだろう．すでに彼らが知っていることの追加となる新しい情報は，子どもたちがあなたの授業を理解するのを助けることになる．その結果，それらの情報は面白くて学びがいがあるものなので，子どもたちはもっと学びたいと思うようになる．

　歯や歯肉について教えることは重要である．子どもたちがそれらに注目し，学び，そして最終的には自分自身の歯や歯肉を管理できるようになることをあなたが望むならば，上手に教えることが求められる．

　子どもたちが学校で学習を続けるならば，彼らは学んだ新しいアイデアと情報を家庭において兄弟姉妹，父母および祖父母と分ち合うものである．14頁に述べた教育と学習の循環は，このように家庭に還元されながら完成する．

　この章は2つの部分から成っている．Part 1では学習意欲をわかせる自信をもつための7つのガイドラインが示されている．Part 2には物語，ゲームおよび絵を用いて楽しく学習する方法が示されている．さらに，第4章では，歯と歯肉に関する9つの質問にどのように答えるかを学ぶための特別な実習が用意されている．

Part 1：学習意欲がわいてくるような教育を目指そう

多くの子どもたちは以前から歯と歯肉に問題を感じている．歯の痛みや歯肉に炎症を持っていると，彼らの学習への集中力に影響する．治療すると，子どもの気分は良くなる．これはとても重要なことである．また同じ疾患の再発を防ぐことは，病気の治療と同じくらい大切なことである．

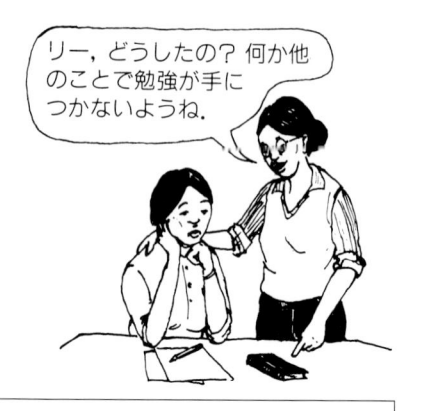

> 先生と生徒が一緒に努力するならば，むし歯と歯周疾患を予防することは可能である．

口腔内を健康に保つことは，良い食品を摂取するための学習にもなるし，歯を清潔に保つことにも役立つ．しかし，そのことについての情報を与えるだけでは不十分である．子どもたちが本当に学ぶためには，自分たちで問題を見つけ出す機会が必要となる．

あなたの話を理解させようとして，ただ人に理解を強いることは良くない．

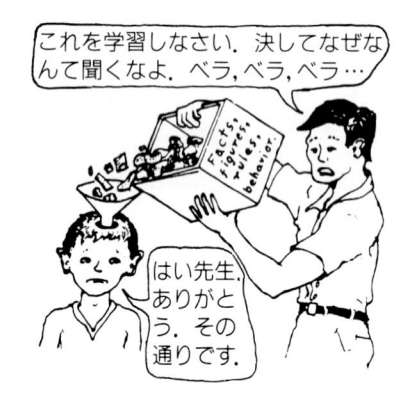

理解の強制では，生徒は何の疑問も持たないで学習するだけである．そしてあなたの教えたことは，彼自身の経験ともニーズとも結びつかないだろう．

結果として，生徒はあなたの教えたことを実行せずに，顔をそむけてしまうので，良い食品を摂取することも，歯を磨き清潔に保つこともなおざりにされる．

生徒が自分で疑問やアイデアを発見することができるならば，その時に真の学習が始まる．

生徒自身とその家族がより良いケアの必要性に気付いた時にも学習は始まる．

子どもは行動によって学ぶ．良い食品を食べて，歯を清潔にするための機会を**学校**で与えることが大切である．

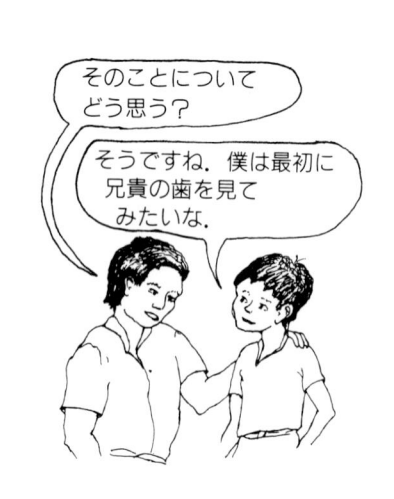

歯と歯肉に関する学習は次第に面白くなるものである．教育がリアルで実用的ならば，生徒の学習意欲は自然にわいてくるだろう．ここにいくつかアイデアがある．

学習意欲がわくような教育

1. 生徒たちとともに学び，そして教えなさい．
2. 生徒たちの知っていることから始めなさい．
3. 生徒にまず見せて，それからやらせなさい．
4. 生徒たちが互いに助けあうように指導しなさい．
5. 健康についての他のテーマと一緒に歯と歯肉のことを教えなさい．
6. あなた自身が良いお手本になりなさい．
7. 授業の中で地域社会のことを学習する機会を作りなさい．

---

1. 生徒たちと一緒に教え学びなさい

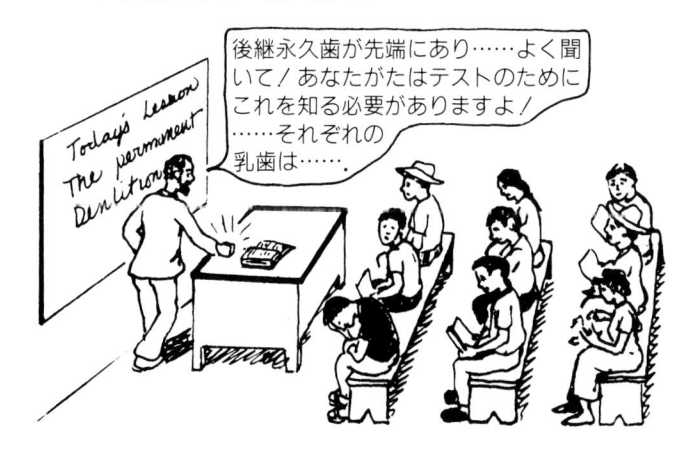

いつも情報を与えるだけでなく，問題解決のアイデアを分ち合いなさい．子どもたちがテーマや学習環境からの疎外感を感じないように工夫すればより学習効果があがるはずである．そうすることによって彼らはあなたが伝えたいことを単にノートに書き写すのではなく，心にしっかり焼き付けることになる．

議論は情報と意見をひきだす．その様な機会を通じて，あなたは生徒たちがすでに知っていること，本当だと信じて疑わないことの本質が何であるのかを知る手がかりを与えることができる．

そのことはまた，議論のテーマに関連する重要な情報をあなたにフィードバックすることにもなる．

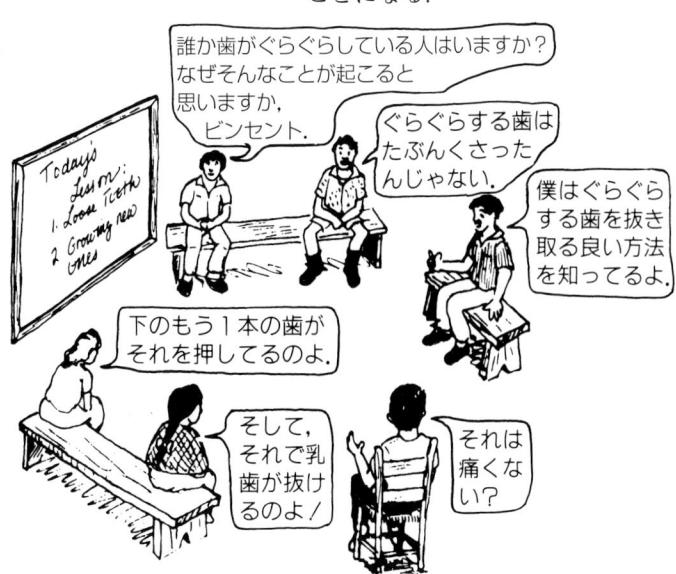

2. 生徒たちの知っていることから始めなさい

健康情報の意味付けや学習は日常生活の一部として行われるべきである．生徒たちと話し合って，彼らが歯と歯肉について知っていること，疑問に思っていることなどを見つけ出しなさい．

> 生徒がすでに知っている事実を積み上げたうえで，新しい情報を付け加えなさい．

説明にはあまり難しい言葉は使わないほうが良い．科学的な名称や専門教科書の説明は，複雑で，生徒たちにとって常に必要なわけではない．学校の子どもたちが理解でき，彼らが家庭でも使えるような言葉を使って，歯と歯肉について話をしなさい．

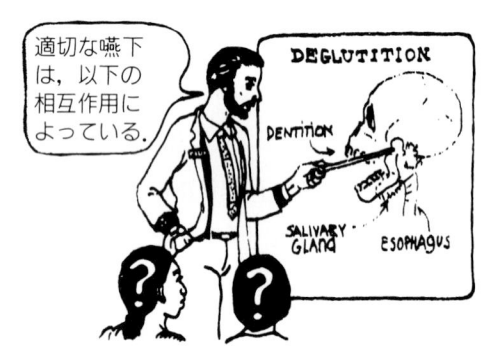

こんな教え方では生徒が退屈する．

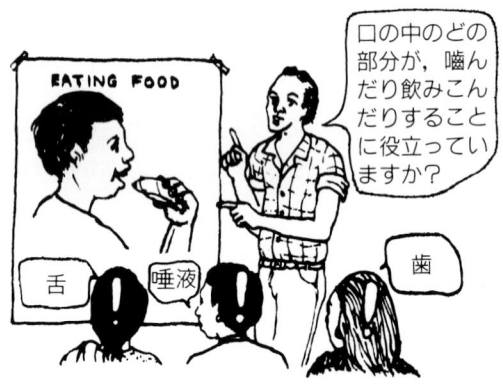

この教え方は生徒に好感をもたれる．なぜならば，この方法は生徒に考えさせ，彼らはそのことについて何か得ることがあるからである．

新しい情報を理解できた時に，人は自信を深め，さらに学習の意欲をいだくことになる．

3. 生徒にまず見せて，それからやらせなさい

生徒は何か新しいことを自分で見つけ出し，それらを具体的な関わり合いをもつ時に，最も効果的な学習をすることになる．

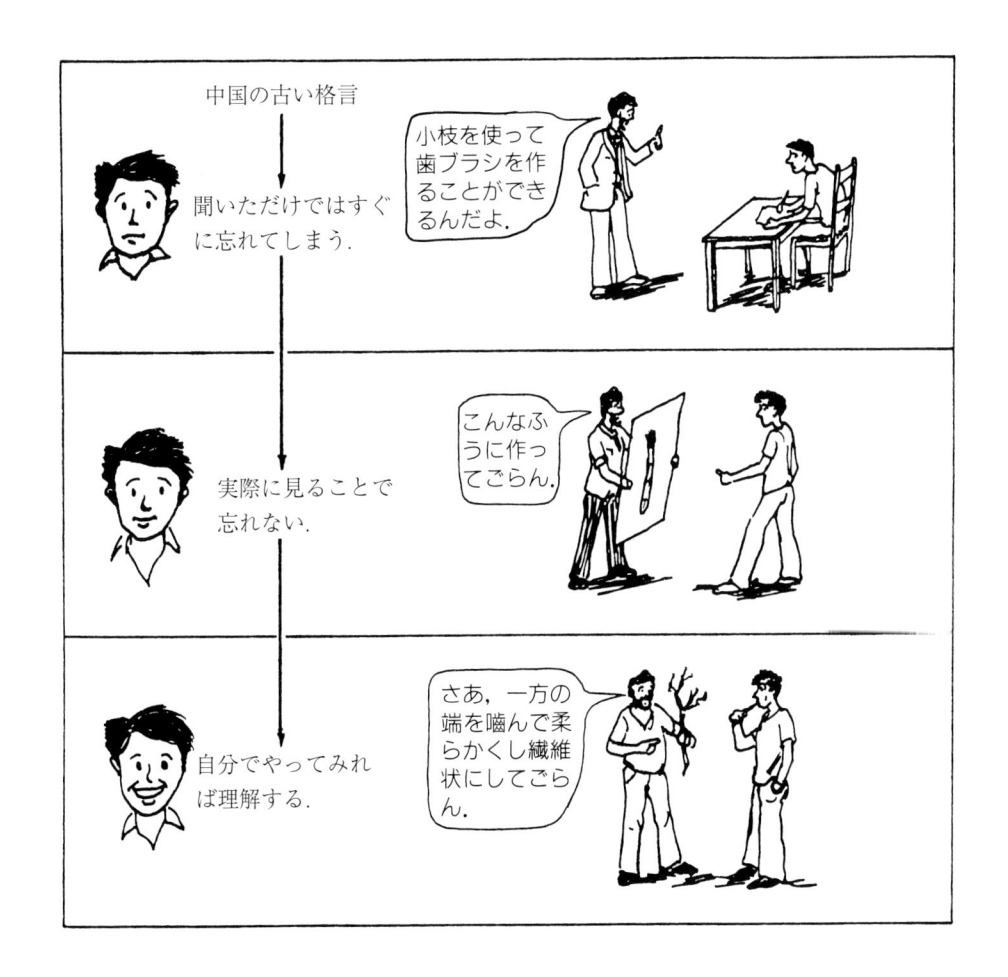

中国の古い格言

聞いただけではすぐに忘れてしまう．
「小枝を使って歯ブラシを作ることができるんだよ．」

実際に見ることで忘れない．
「こんなふうに作ってごらん．」

自分でやってみれば理解する．
「さあ，一方の端を噛んで柔らかくし繊維状にしてごらん．」

歯磨きについての授業は，通常は面白くないものである．

しかし，生徒が，どのように歯ブラシを作るのか，そしてどのように歯を磨くのかわかったときには，学習はもっと興味深いものになる．そしてさらに生徒が実際に自分の歯ブラシを作ったり，自分で歯を磨いたりすれば興味を持つだけでなく一層楽しいものになる．

参加している生徒は経験したことを決して忘れないだろうし，行動による学びは彼らの生活の一部になるだろう．

4．子どもたちが互いに助け合うように導きなさい

多くの家庭において，年長の子どもたちは年下の兄弟姉妹の世話をするという重要な役割を果たしている．これら年長の子どもたちは，年下の子どもたちに対して歯と歯肉の健康管理についてうまく教えることができる．例えば：

- 年長の子どもたちが，年下の兄弟姉妹に食べ物を与える時に，キャンディーのかわりにフルーツのような良い食品を食べるようにさせることができる．
- 彼らは歯と歯肉の健康管理について，演劇や人形劇をすることができる．
- 彼らは年下の子どもたちの健康状態を知るために，歯と歯肉をチェックし，スコアリングをすることができる（62頁）．
- 最も好ましい方法は，彼らが年下の子どもたちの歯を実際に磨いて，もしその子どもたちが自分で歯磨きができるようになったらどのように磨くのかを教えることである．

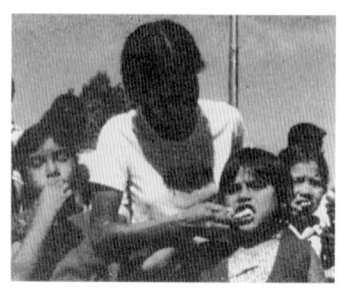

これはメキシコのアジョヤの学校の子どもたちのグループで，年下の子どもたちの歯に，フッ化物を塗布しているところである（217頁）．

5．他のテーマと一緒に歯と歯肉について教えなさい

歯と歯肉は大きな健康目標の一部である．教室でそれらのことを他の健康トピックと一緒に教えなさい．

良い食べ物を摂取するというテーマは，栄養，歯，さらには農業，そして土地利用についてのディスカッションを可能にする．そして**歯を磨く**ということは，衛生，清潔な水，伝統および習慣についてのディスカッションを可能にする．

数字を使う学習で，学校の子どもたちに効果的な方法は，地域で何らかの調査に関わらせることである．

その結果は，子どもたちに地域における健康問題について考える機会を作る．健康問題の調査の例は *Helping Health Workers Learn* の第3章14頁を参照するとよい．

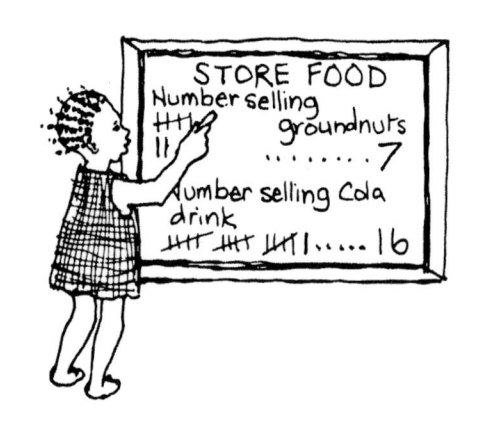

6．良いお手本になりなさい

子どもたちは周りの人々をよく見ている．彼らはあなたの言うことや，していることに注意を払っている．

良いお手本になりなさい．あなたが生徒に教えていることを自分で実行するようにしなさい．またあなたの家族が他の人にとって良いお手本になることもできる．

- 毎日注意深くあなたの歯を磨きなさい．また，あなたの子どもたちが歯磨きを継続できるように手助けしよう．
- あなたの家の近くに庭を作り，いろいろな野菜と果物を植えよう．
- 店から買う食品は，体と健康に良いものを選ぼう．あなたも子どもたちに甘い食べ物や飲み物は極力買わないようにしよう．

7．授業で地域社会を学習する機会を作りなさい

子どもにとって，自分の家庭と地域は，学校よりも大切である．家庭や地域における日々の課題が学校での議論の一部となるならば，子どもたちは学ぶことにもっと興味を示すだろう．

生徒に家庭と地域における問題点をもっと見つけさせなさい．

例えば：

- 子どもたちの何人がむし歯や，歯肉炎を持っているか．
- 甘いスナック菓子を売っている店が何軒あるか．
- なぜ人々は，もっと地域に合った食べ物を栽培し，食べないのか．

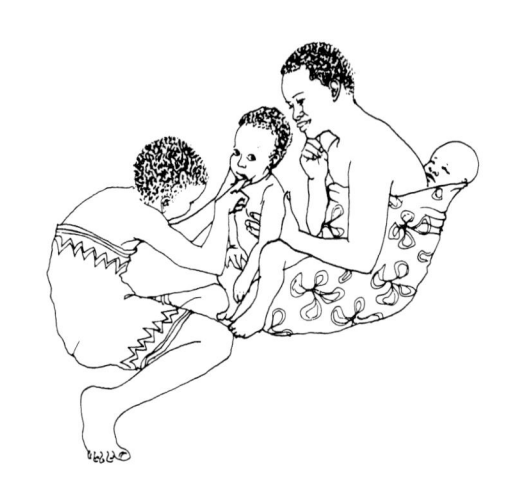

生徒には地域で発見したことを教室にもどって，記録させよう．彼らが発見した問題点の解決方法を考えるように指導しよう．もし彼らが健康問題を解くカギとなるプログラムを考えついたら，彼らを地域にもどしてそれを試みさせなさい．

Part 2：わくわくするような視覚的で楽しい学習を目指そう

あなたが教えようとしていることを生徒に**理解させる**手助けとなり，学習を**楽しくする**ことができる，いくつかのアイデアがある．生徒は，これらのことを他の人に見せることもできる．他人に教えることは，それ自体が優れた学習法になるのである．

食べ物と歯について**話をしよう**．例えば，なぜ野性の猫の歯の形はやぎの歯と違うのかについて話をする（42頁）．このような具体的な話は，話し手と聞き手の両者にとって，優れた学習の機会になる．最後に話の内容についてのディスカッションと情報交換の時間をとりなさい．17, 18頁の話し方の例を参考にしよう．

良い食べ物と歯磨きについて**劇を作ろう**．そして，地域の人々にそれを見せよう．

劇によっては，生徒たちは問題に対する具体的な答えを見つけることができるかもしれない．子どもたちによる劇製作のプロセスで彼らは考え，計画を立て，問題解決の答を見出し表現しなければならない．劇はまた，どのように話し，他の人に教えるかということについても良い学習機会になる．

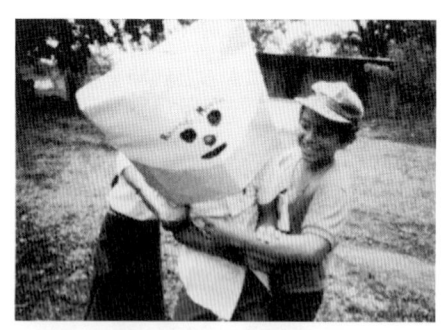

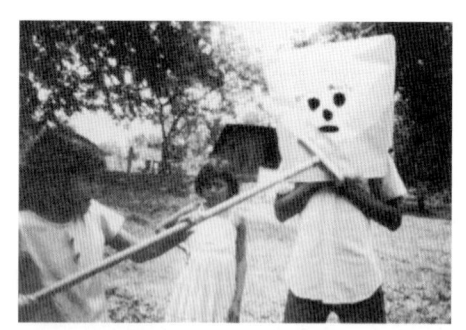

ニカラグアの学校の子どもたちが，むし歯についての劇をしている．左の写真は細菌と甘い食品が歯を囲み，穴を作ろうとしている．しかし大きな歯ブラシが彼らを追い出している（右）．

地域で手に入る材料を使って**デモンストレーション**をしよう．

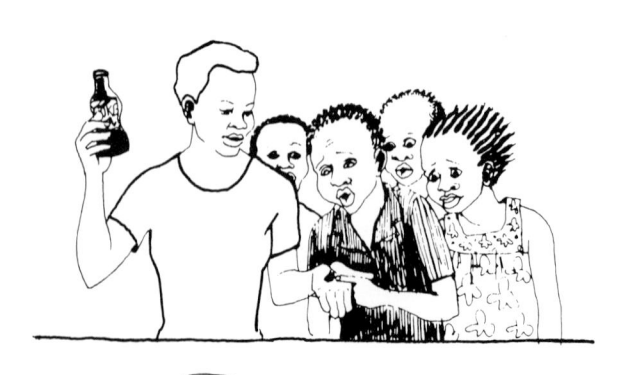

例えば，50頁にあるようなコカコーラのなかに歯を入れるテストをしてみよう．

パズルは生徒が自分たちで答えを見つける手助けとなる．この様なパズルは自分で作ることができる．最も使いやすいパズルについては生徒がよく知っている．それは，彼らが容易に使いこなせる言葉を使った物である．

例（ようやく文字が読めるようになった子どもたちのために）
これらの言葉を見つけよう．

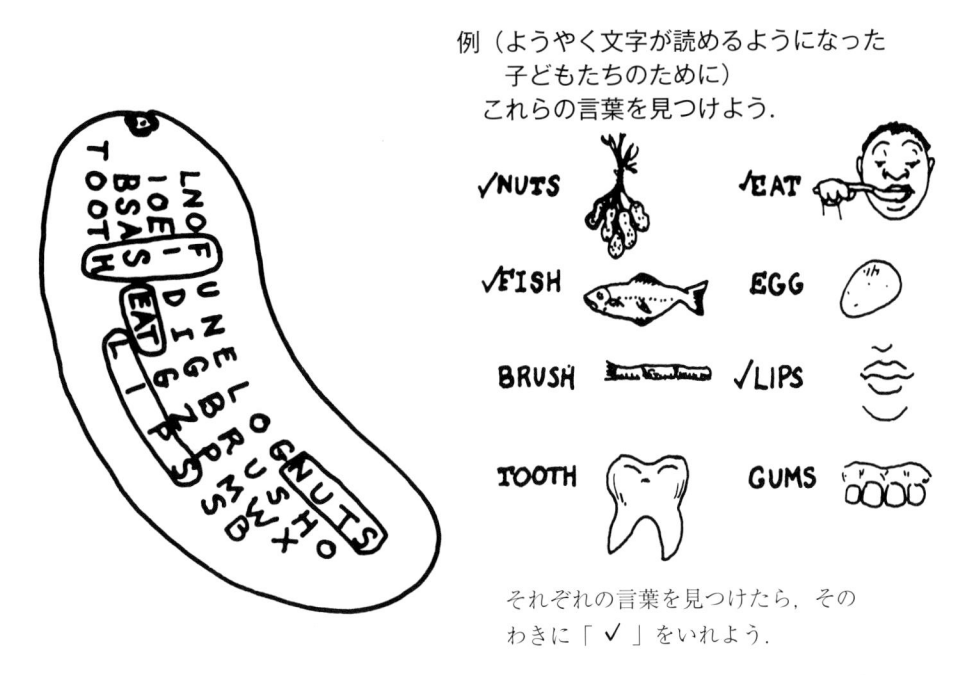

√NUTS　　√EAT
√FISH　　EGG
BRUSH　　√LIPS
TOOTH　　GUMS

それぞれの言葉を見つけたら，そのわきに「√」をいれよう．

年齢の高い子どもはもっと難しい重要な言葉を見つけることに挑戦するとよい．

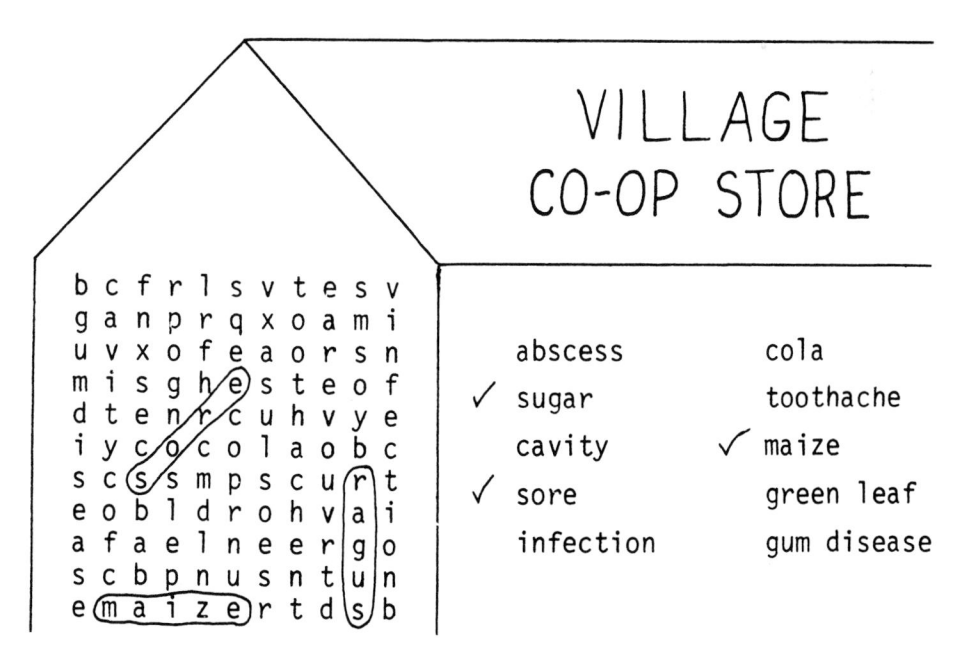

VILLAGE CO-OP STORE

abscess　　cola
√ sugar　　toothache
cavity　　√ maize
√ sore　　green leaf
infection　　gum disease

いくつかの言葉については対角線的に（斜めに）つながるようにつづりなさい．それによってパズルはさらに難しいものになるだろう．

ポスター，フリップチャートそしてフランネル板の絵を使うことができる．

用いる絵は子どもたちが自分で描いたものが最も良い．彼らは描くことによっても学習するからである．また，子どもたちは身近な経験を描くだろうし，見る人も遠くの中央省庁から送られてきたものよりも子どもによって描かれた絵の方が理解しやすいだろう．

身近な人々や出来事の写真もまた効果的である．もし地元の中学に写真クラブがあれば，あなたのためにいくつかの写真をとってもらえる．彼らは写真を引伸ばしてプリントし，それをあなたはポスターとして使うことができる．

子どもたちに大きな絵を描くようにはげまそう．これをポスターに使えば，誰でも遠くから簡単に見ることができる．

それぞれの子どもが自分のポスターを家に持ち帰り，家族や友達に見せる機会を作ろう．

他のポスターは，店や教会など沢山の人々が見ることのできる場所に貼ってもらおう．

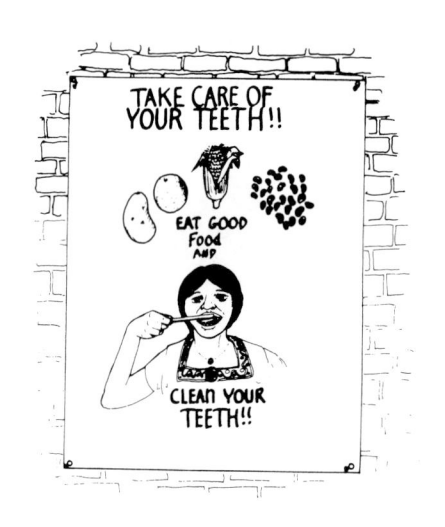

絵を布の上にはりつけて，物語をする時に使うようにしよう（パネルシアター）．**フランネル板***は板をフランネルまたは柔らかい毛布で覆って作る．

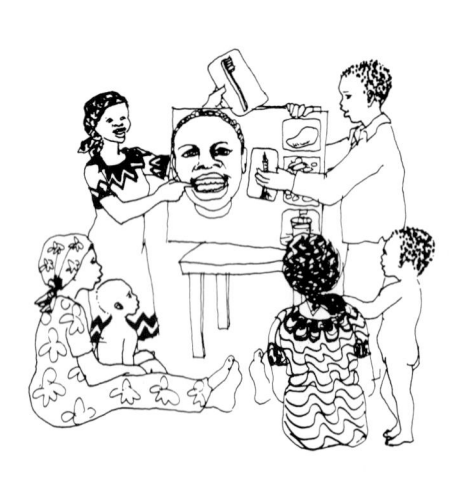

小麦粉と水を混ぜて糊を作る．その糊でそれぞれの絵の裏に帯状にサンドペーパーを張り付けなさい．サンドペーパーは布に付き，好きな場所に絵を配置することができる．

子どもに学校の外で絵と布を使って，家族や友だちのために物語りをさせよう．

*フランネル板については，*Helping Health Workers Learn* の11章15～19頁を参照してほしい．

フリップチャートは絵を使った物語の話をするのに適している．聴衆は絵からどんな話がでてくるのか想像するものである．語り手は，フリップチャートの絵を見せながらいろいろな質問をして，人々があなたに話しかけるようにしむけよう．

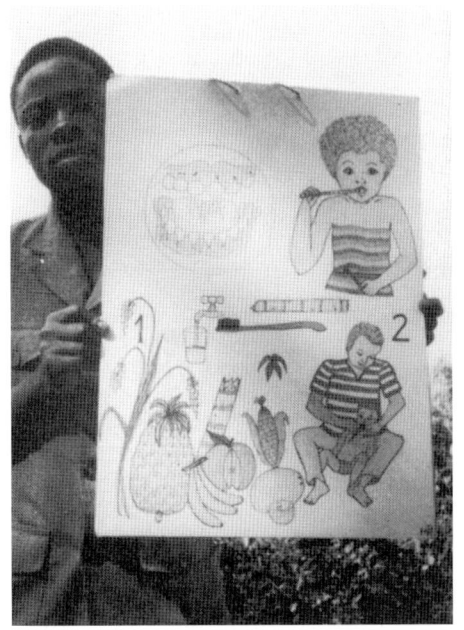

これはモザンビークのヘルスワーカーが，歯と歯肉の健康管理に関するフリップチャートを持っているところである．絵の中には言葉がない．

しかし彼は前ページの裏に書いてある短い文章を読んでいる．そこにはまた質問の例も書かれている．このように，文字を読める人は誰でも他の人に「フリップチャートによる物語」をすることができる．

前頁の裏には大きな絵の縮小コピーもある．

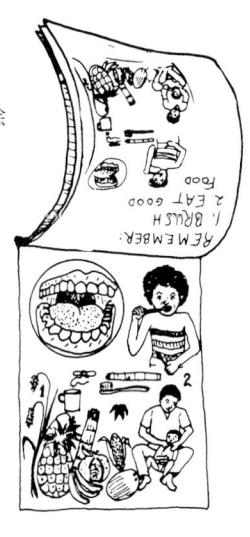

これは母と子の健康に関するフリップチャートの一部である．フリップチャートを一緒にとじてある上のリングに注目してほしい．これは古い電線でできている．

重い紙の束を綴じる方法を考えよう．ここでは2つの方法を示した．

2枚の薄い木で留める．

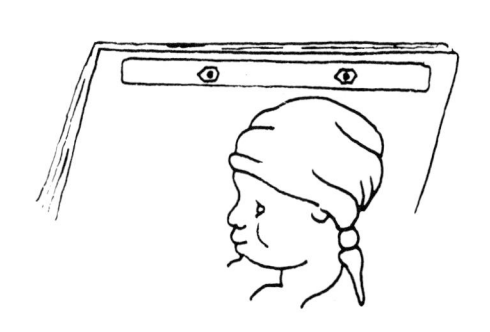

金属のワイヤーかリングで留める．

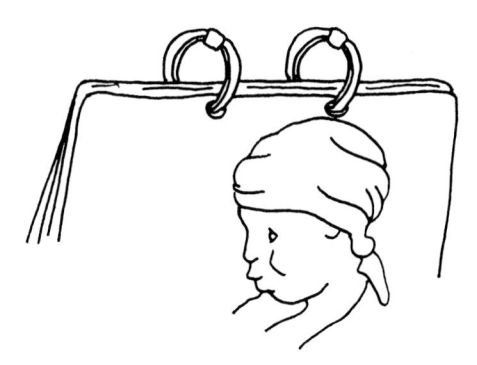

フリップチャートの1例

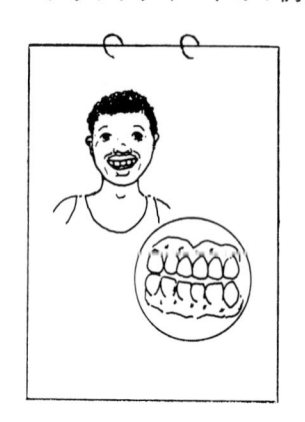

モザンビークのデンタルワーカーが，学校で教えるためにこのフリップチャートを作った．

1) ここに健康で幸せな1人の生徒がいます．円の中は彼の口の中の様子です．彼の歯は白くてきれいです．彼の歯肉を見てください．どんな色をしていますか？ ひきしまっていますか？ それともぶよぶよと腫れていますか？ 歯の間の歯肉はとがっていますか？ それとも平らですか？

2) これは，口の中に問題を抱えた少年です．彼の歯はどんな色をしていますか？ 黄色いだけでなく，黒い斑点が見えます．それはむし歯です．

歯肉の色はどうでしょう？ ひきしまっていますか？ ぶよぶよして赤く腫れた歯肉は歯周病の症状です．

むし歯も歯肉の病気も両方とも治せます．

3) もし，むし歯や歯肉の病気を治さなかったらどんなことが起きますか？

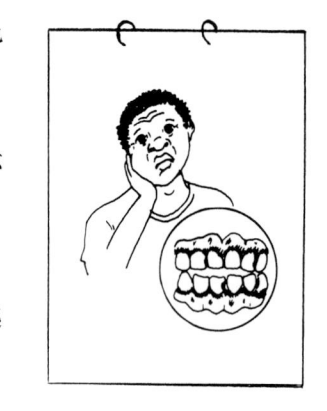

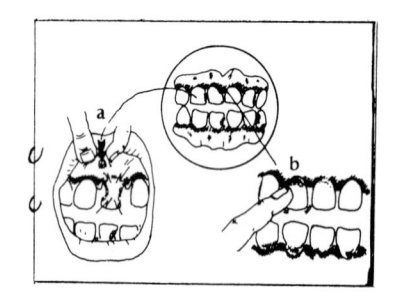

a．歯の黒い穴は大きくなり，根の近くの歯肉に腫れ物ができます．ちょっと触っただけでひどく痛みます．

b．赤くぶよぶよした歯肉は，歯から引き離されていきます．感染は骨にまで達し，骨を溶かしていきます．歯はその周りの骨と歯肉を失います．

aは歯にできた膿瘍，bは進行した歯肉の病気である．このどちらかが発症した場合，歯を抜かなければならなくなる．

4) なぜむし歯と歯肉の病気が起こるのでしょう？ 2つの理由があります．

a．たくさんの甘い食品を食べるからです．この絵の中にはどんな食べ物がありますか？ 歯に悪い食べ物は，他にどんなものがありますか？

b．いつもきちんと歯を磨かないからです．口の中の細菌は食物の砂糖から酸を作ります．この酸がむし歯と歯肉の病気の両方の原因になるのです．

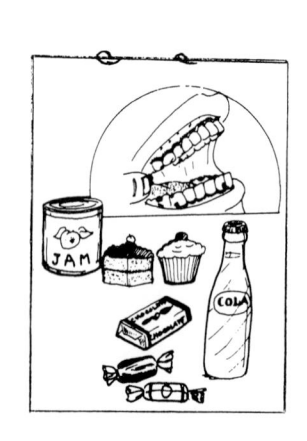

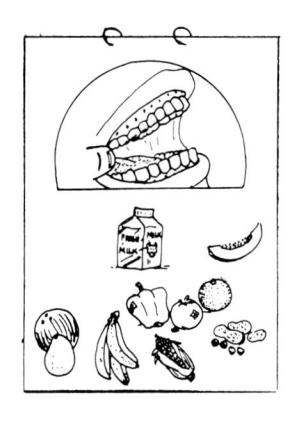

5) 歯と歯肉の健康を保つにはどんな食べ物を食べれば良いでしょう？　この絵にはどんなものが書かれていますか？

　砂糖が含まれていない自然の食べ物が最適です．あなた自身で育てた食べ物や，市場で手に入る地方の食べ物の方が商店で売られている甘い食品より良いのです．

6) どのようにしたら歯をきれいにできるのでしょうか？

　注意深く磨くことが大切です．少なくとも1日に1回，すべての歯の面を磨きなさい—外側，内側そして咬み合わせの面など．また歯と歯の間にブラシの毛先を注意深く入れなさい．その場所は，細菌と食べ物によって酸が作られるところです．

　もし，あなたが歯ブラシを持っていなければ，1本の小枝から作ることができます．歯磨剤は必要ありません．きれいな水で十分です．

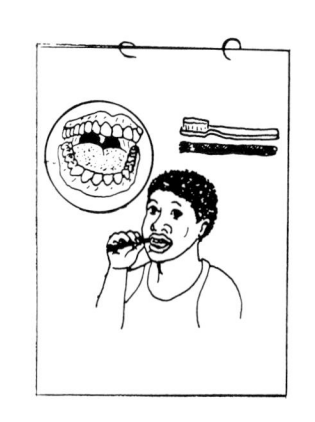

　Helping Health Workers Learn の第12章には，絵の作り方と効果的な使い方についてのアイデアがたくさん載っている．一度自分のオリジナルを作ってみよう．画家のようにきれいな作品を作る必要はない．生徒たちでも簡単に作れるような方法を紹介しよう．

　もとの絵の上に透明な薄い紙を置く．注意深くトレースしてコピーを作る．そして，厚い新しい紙の上にコピーを置いて鉛筆でしっかりと線をなぞり，薄いコピー用紙上のすべての線を写し取る．

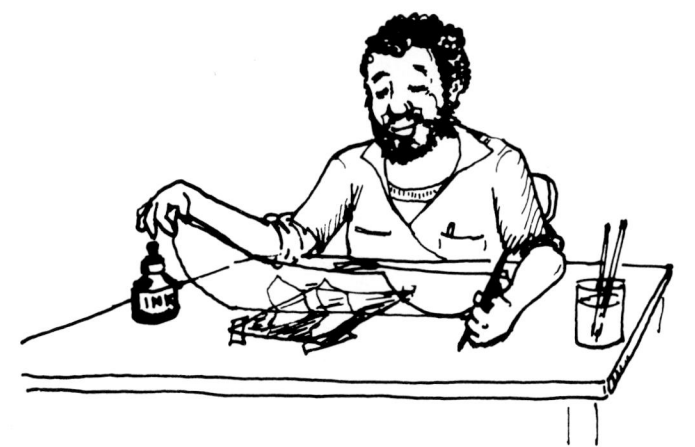

　コピー用紙を剥がすと鉛筆の跡がポスター用紙の上に残る．鉛筆でそれをもう一度なぞれば，きれいにコピーができ上がる．

　そして，でき上がった下絵のコピーに色を塗ればよい．さらにこのトレースを使って何枚でも同じものが作れる．

良い食べ物を食べることと，歯をきれいに保つことを印象深く伝えるために**人形劇を使おう**．

　生徒たちは人や動物に似せた自分の人形を作ることができる．

　人形を使うことによって，人が言えないことでもしばしば容易に語ることができる．例えば，人形を通じて村の商店で売っている悪い食べ物についてもおおっぴらに話すことができる．

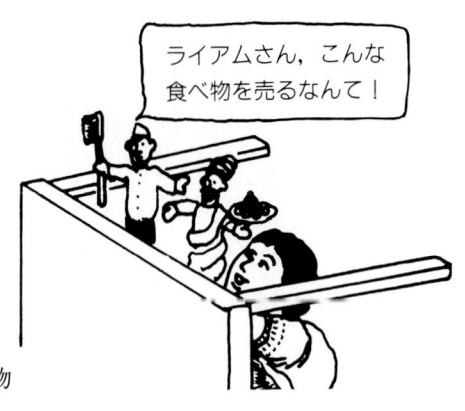

　人形は紙袋から簡単に作ることができる．大きく口を開けた状態を作れば，歯の様子を見せるのに役立つ．

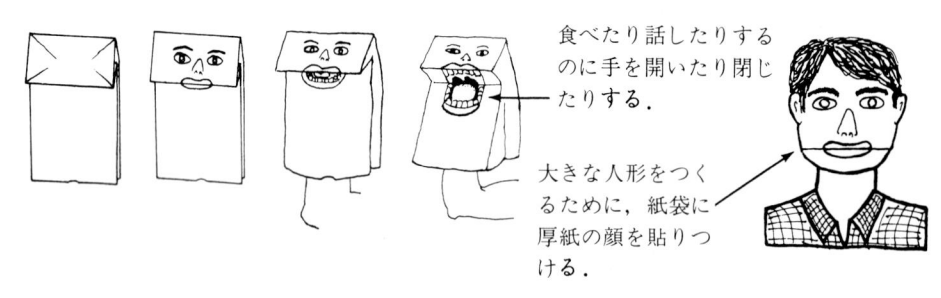

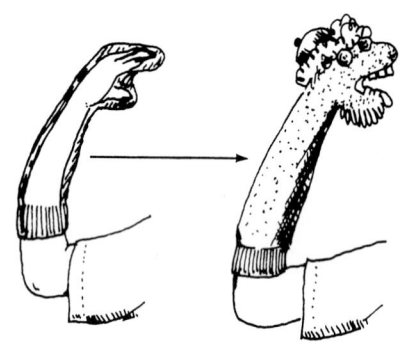

「ライアムさん，こんな食べ物を売るなんて！」

食べたり話したりするのに手を開いたり閉じたりする．

大きな人形をつくるために，紙袋に厚紙の顔を貼りつける．

　靴下で作った人形は生きているように見える．

1. 靴下に手を入れる．
2. 親指と他の指の間に布を押込んで口を作る．
3. 靴下そのものまたは取り付けたちょうど良い大きさの箱に目，鼻，髪の毛を付ける．

　人形の顔を作るにはまず，古い綿か紙を布の袋に軽くつめる．棒の一方をその袋の中に入れて，そしてテープか紐で袋をとじる．物語に合わせて哀しい顔や幸せな顔を作ると良い．人形を古い布切れで着飾る．

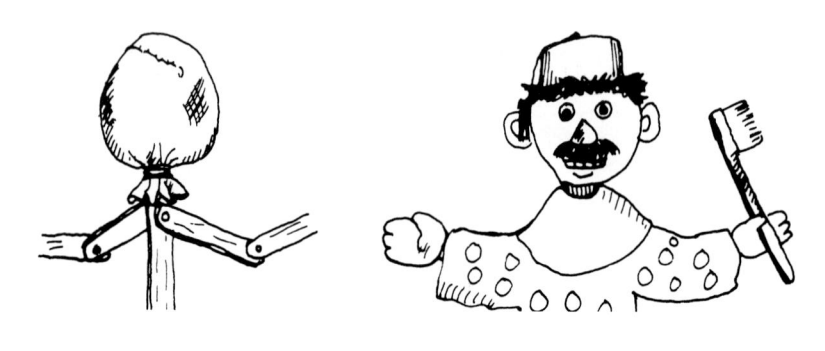

人形劇—1例*

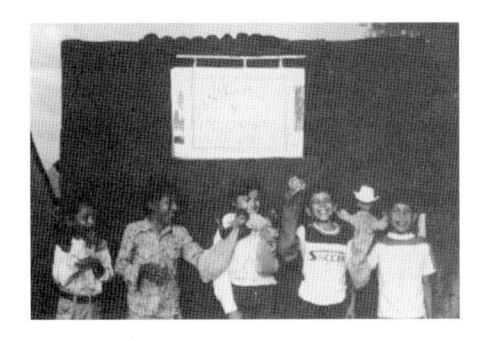

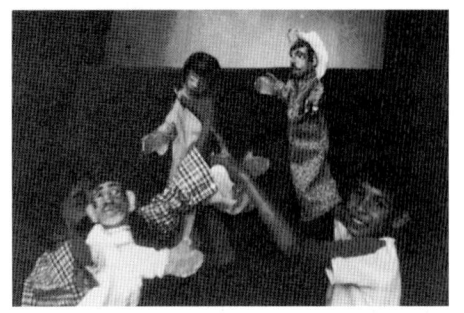

上の写真は，メキシコのアジョヤの学校の子どもたちが自分たちで作った人形を持っているところである．左は，ステージに立つ子どもたちで，右は，ステージ裏で彼らがどのように人形を持っているかを見せている．

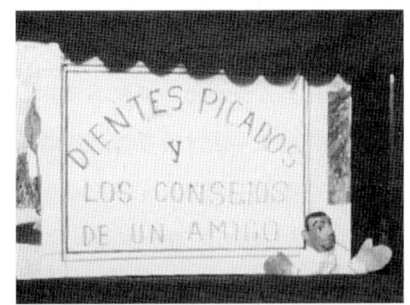

1）人形劇のタイトルは"腐った歯—そして友だちのアドバイス"である．

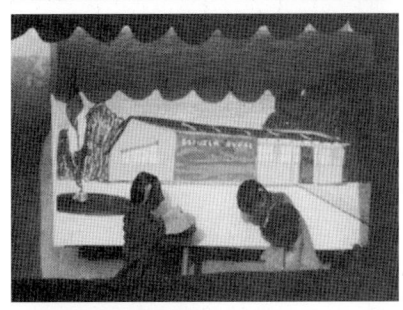

2）ペドロ少年は悲しかった．彼の友だちが彼の口の中を見て，2本の大きなむし歯を見つけてからかったのだ．彼は弟にひとりで家まで歩きたいと言った．

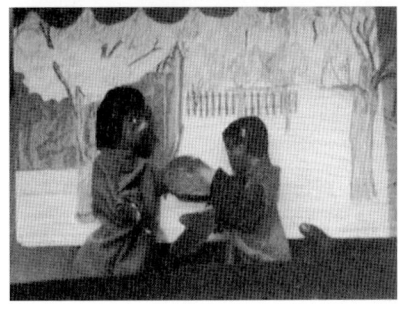

3）帰宅の途中，ペドロはデンタルワーカーの友達マリアに会った．「僕は人に笑われても寂しくないよ」とペドロが言った．
「僕は何が問題なのかを知っている．僕の歯の穴はどんどん大きくなってその歯は腐って抜け落ち，次に出てくる大人の歯も多分腐るだろう」
マリアはどうすべきか理解した．「あなたのお父さんに話そう」彼女は言った．

*人形劇の別の例や人形の作り方を知りたければ，*Helping Health Workers Learn* の27章35〜39頁を参考にしなさい．

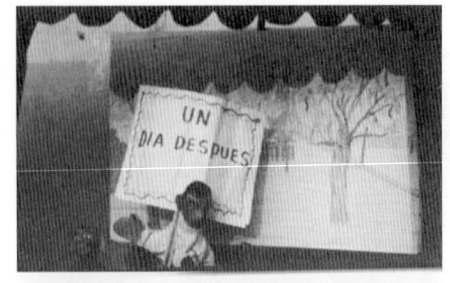

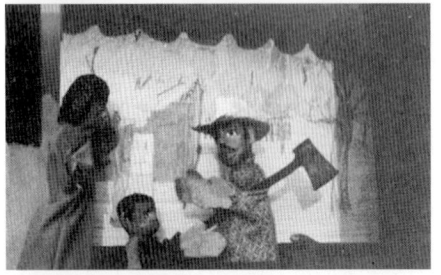

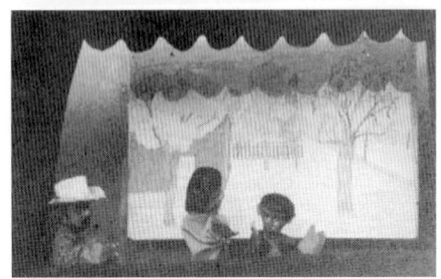

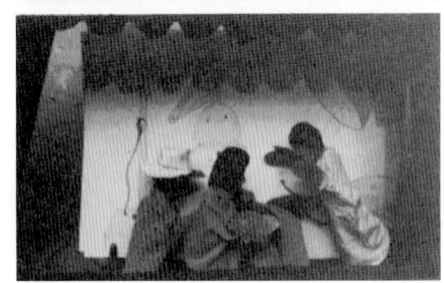

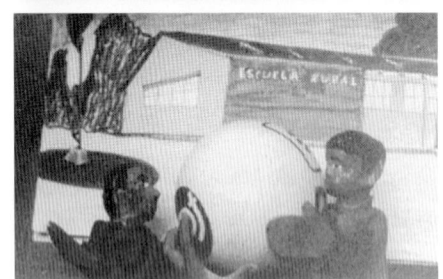

4) 1日後
（人形の背景が変わったことがわかるようにしよう．背景は人形がこれから行く別の場所を示すフリップチャートである）

5)「私は貧乏な百姓です」ペドロのお父さんがマリアに語った．「私は年に2回だけ農作物を売りに町にでかけます．私には子どもを町に連れて行って歯を治療するお金がありません」マリアは答えた．「でも，私たちは仮のつめ物*でペドロの歯を救うことができます」

6)「後で時間とお金ができた時に，町に行って下さい．私は長く使えるつめ物のできるデンタルワーカーを知っています．私は彼を信頼しています．私は彼に手紙を書きます．お金はそんなにかからないと思います」「それは良い」お父さんは言った．「ペドロ，来なさい」マリアは言った．「私がむし歯の穴にセメントをつめます」

7) 4カ月後，ペドロは町のデンタルワーカーを訪ねた．「マリアの上手なつめ物があなたの歯を救いました．私の治療したつめ物も長持ちするでしょう」と彼は言った．「素晴らしい」とペドロは言った．

8) 劇の後，人形はゲームをしました．劇の出演者は人形を使って聴衆にボールを投げながら質問をしました．「あなたがたはむし歯ができたらどうしますか？」ボールを受取った子は質問に答え，ボールを投げ返します．次に子どもたちは，人形に対して質問をし始めます．「なぜあなたの歯は腐っちゃったの？」と1人の子どもが聞きました．人形は下を向いて答えました．「キャンデーをたくさん食べたの」

*仮のつめ物について知りたければ第10章を参照のこと．

第4章　歯と歯肉について学ぶ学校保健活動

　私たちは学校の子どもたちを2つの方法でサポートすることができる．1つ目は子どもたちが現在すでにかかっている病気の治療をするということであり，2つ目には将来彼らとその家族を苦しめる可能性のある疾患の予防方法を学ばせるということである．

　治療と予防は一体のものである．予防のみを強調し，治療を忘れることは間違いである．実際のところ初期の治療は予防の第一歩である．というのはそれが一般に人々が最も強く期待していることだからである．

　地域のデンタルワーカーとして，あなたは学校へ行き，現場のニーズを知ることができる．インタビューは教師から始めよう．そして先生方の口腔検診をして，むし歯や歯肉からの出血，その他の疾病があるかどうかを調べる．その後子どもたちを診ると良い．

　第6章で診査の方法を示した．口腔診査はどのような治療を誰が行うべきかを決定するのに役立つだろう．

　次にどうやって歯科疾患を予防するかを示す．生徒がなぜそのような歯科疾患にかかったか，またどうやってそれらの再発を防ぐかを学ぶための方法について教師に伝えるようにしよう．最も良い学習方法は単なる授業だけではなく「行動」を通して学ぶことである．この章では実際の「行動」についての多くのアイデアが提示されている．

　健康管理士の最良の実践は，むし歯と歯肉疾患に最初からかからないようにすることである．そのためにとるべき行動について学んで，子どもたちは彼ら自身の歯を守るために何をなすべきかを学んでいく．

　　どうやって君の歯を守るか？

　　それには，
　　1．健康によい食べ物だけ食べる．
　　2．毎日ていねいに歯を磨く．

　教師は，毎日学校で生徒たちに健全な食べ物を食べることを教える．そして，生徒たちに歯を磨く時間を与える．

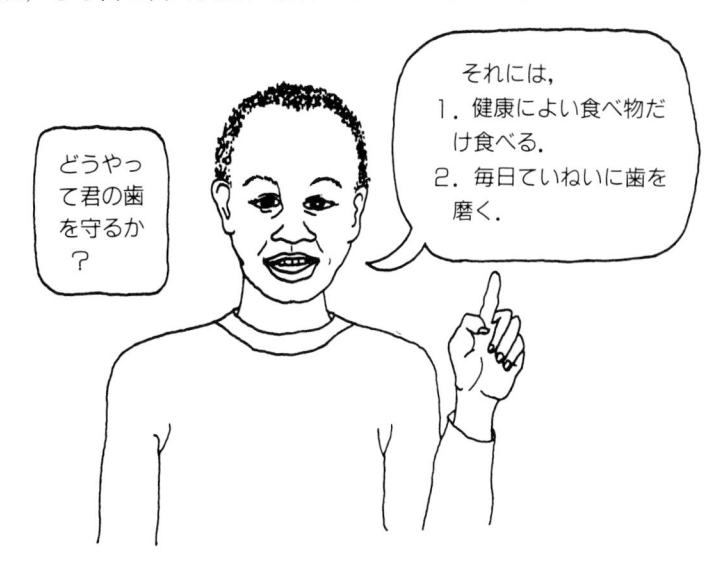

教師の皆さんへ

　デンタルワーカーを待っていてはいけない．この本，そして特にこの章はあなた自身が学んで行動するために書かれたものである．そして，デンタルワーカーに一緒に活動してもらおう．彼らはおそらくあなたに適切な助言を与えてくれるだろう．子どもたちの口腔診査とともに，彼らはあなたが子どもたちの向上を見守る際の助けにもなる．そしてあなたはそれらの活動によっていかに子どもたちが学び，いかに健康になるかを知ることになる．

　まずあなたの生徒と話し，彼らが何を考えどんなことを知っているか理解しよう．彼らが伝統的に信じていることは何か？　彼らの信念のうちあるものは役に立つものであり，そしてあるものは変えなければならないかもしれない．最初は単に話し合うのが一番よいだろう．その時には子どもたちの話を引き出すような質問をする．そうすれば彼らはスムーズに討論に入れるだろう．

　最初は彼らが知っていることをベースに，そこに新しい情報を加え，彼らの知識を変化させていこう．

　この章では次のような9つの質問に答えている．
　Ⅰ．なぜ私たちには歯や歯肉が必要なのだろう．
　Ⅱ．なぜ歯にはいろいろな形があるのだろう？
　Ⅲ．歯を支えているのは何だろう？
　Ⅳ．歯は何回生え代わるのだろう？
　Ⅴ．何が歯を悪くするのだろう？
　Ⅵ．細菌はどうやって歯に穴を開けるのだろう？
　Ⅶ．何が歯肉を傷めるのだろう？
　Ⅷ．歯がゆるんでくるということはどういうことだろう？
　Ⅸ．むし歯と歯周疾患をどうやって防ぐか？

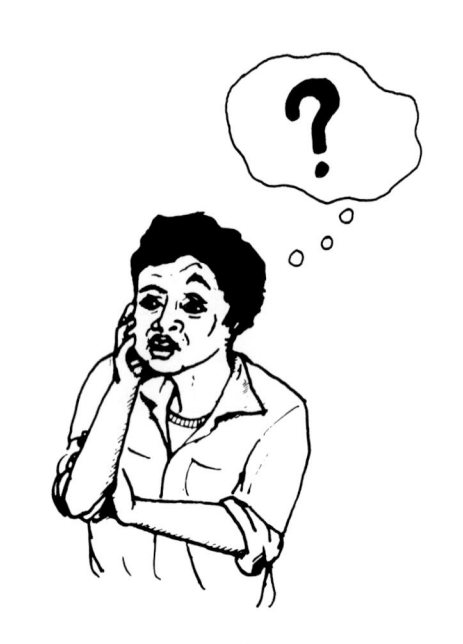

　それぞれの質問についてまず生徒自身に答えを発見させる．このプロセスを質問事項には特別な順番とか重要性についての優位差があるわけではない．あなた自身で授業計画をたて，そこにアイデアを盛り込もう．授業時間を短くし，低学年にも理解しやすいようにしよう．高学年の生徒たちにはより多く情報を与え，活発な行動を促すようにしよう．

I. なぜ私たちには歯や歯肉が必要なのだろう？

考え方

歯や歯の周りの歯肉はいろいろなことに役立っている．

歯は次のことに役立っている

健康的な身体—悪い歯から全身に病気が広がることがある．

美しい容貌—健康できれいな歯であれば，気分が良い．

正しい発音—歯に舌や唇が接することでいろいろな発音ができる．

健全な食生活—歯は食物を嚙み砕き，飲み込みやすくし，消化を助ける．

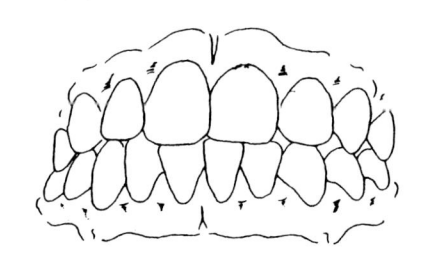

きれいな息—歯に食べ物がついたままだと口が臭くなる．

歯肉も大切である．

歯肉は歯にしっかりとくっつき，歯を強固に支えている．

強い歯肉なしには歯は正常に機能しない．お年寄りは歯が原因でなく，歯肉が悪くなって歯を失っていく．

実習

1. 雑誌から人の写真を書き写すかその写真を切り抜こう．健康な歯は人の表情を明るくし，悪い歯は逆に暗くしてしまうことがわかるポスターを作り，そのポスターを使って討論しよう．

子どもたちのよく知っている人，または人気のある人の写真を貼って前歯を1本黒く塗ろう．そして話し合おう．

あるいは数日間，ある人の写真を貼ったままにし，ある日子どもたちが登校する前にその写真の前歯を黒く塗ろう．誰が最初に気がつくだろうか．誰かが違いに気がついたとき，写真の人がどのように見えたか，歯はどうして失われるか，どうやってそれを予防できるか，そしてその人は今どうしたらよいのか等について話し合おう．

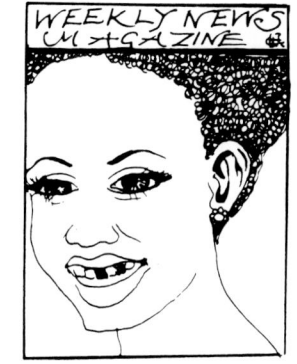

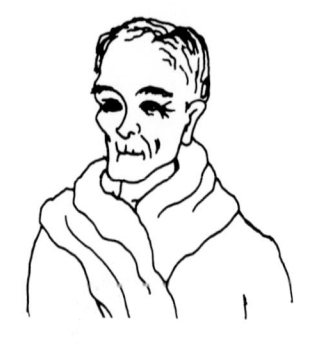

生徒たちに歯を全て失った人の絵を描かせよう．その人は年をとって見える．その人が食べたり話したりするのがいかに不自由かについて話し合おう．

2．歯を使って発音する言葉を子どもたちに言わせよう．

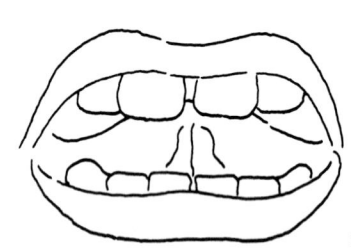

"v"と"f"—friend, fever—下唇は上の前歯の先端に当る．
"th"—the, teeth—舌は上の前歯の先端に当る．
"s"—sun—息は歯の間を抜ける．
さあ，もう一度発音してみよう．しかし今度は舌や唇を歯に当てないで．

3．歯を使って食べる食べ物の絵を子どもたちに描かせよう．
次に歯がなくても食べられる食べ物を描かせよう．

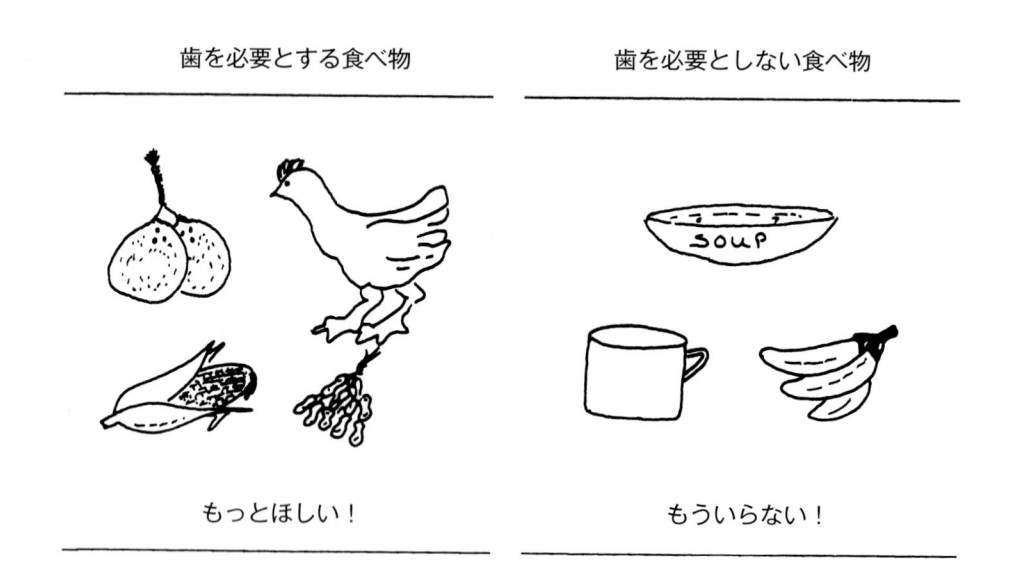

歯を必要とする食べ物	歯を必要としない食べ物
もっとほしい！	もういらない！

上の種類の食べ物について話し合ってみよう．そして実際にマンゴーやトウモロコシを歯を使わないで，あるいは前歯だけで食べてみよう．

Ⅱ．なぜ歯にはいろいろな形があるのだろう？

考え方
物を食べるのに2つの種類の歯が必要である．

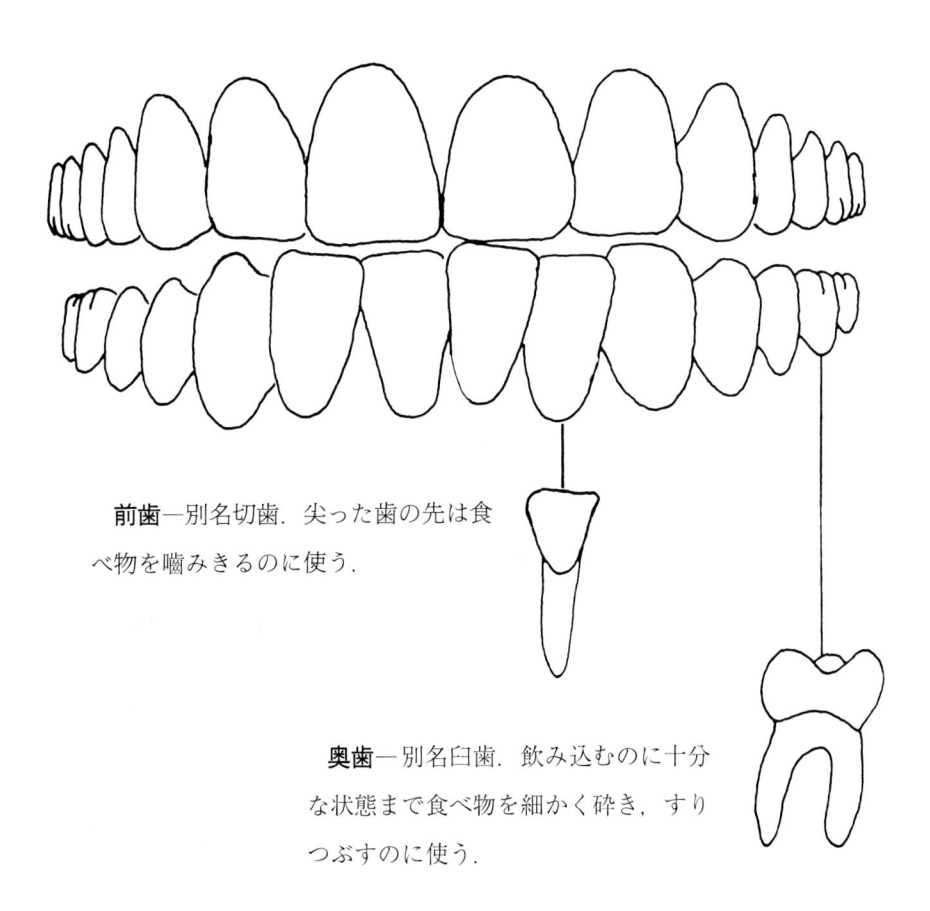

前歯―別名切歯．尖った歯の先は食べ物を噛みきるのに使う．

奥歯―別名臼歯．飲み込むのに十分な状態まで食べ物を細かく砕き，すりつぶすのに使う．

歯の表面は人の身体の中でも最も硬く強い部分である．歯が丈夫なら骨のような硬い食べ物でも噛むことができる．食べ物は細かくされ，歯のつるつるした面を滑り落ち，飲み込めるようになっている．

食べ物の細かい粒子は，歯の溝や小さな窪みにつまってしまう．奥歯の咬み合せや横の部分で溝や窪みを探してみよう．

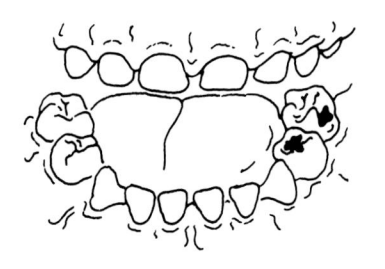

いつまでも食べ物が歯の溝に残っていると，そこに穴を作ってしまう．穴のあいた歯は弱くなり，痛んでくる．

> 実習

1. 生徒にいろいろな食べ物を教室に持ってきてもらおう．先生も何か持ってこよう．

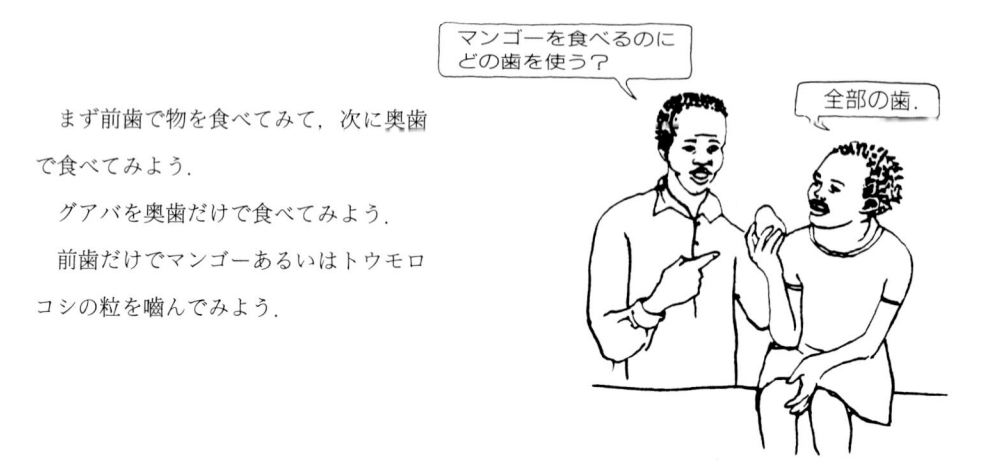

まず前歯で物を食べてみて，次に奥歯で食べてみよう．
グアバを奥歯だけで食べてみよう．
前歯だけでマンゴーあるいはトウモロコシの粒を嚙んでみよう．

「マンゴーを食べるのにどの歯を使う？」
「全部の歯．」

2. いろいろな動物の歯を集めてみよう．子どもたちに動物たちの主食の違いによって，それぞれの動物の歯の形が異なることを気付かせよう．例えば野生のネコは肉を引きちぎるために先の尖った形の歯が必要だが，ヤギは草を咬むために平べったい歯が必要なのである．

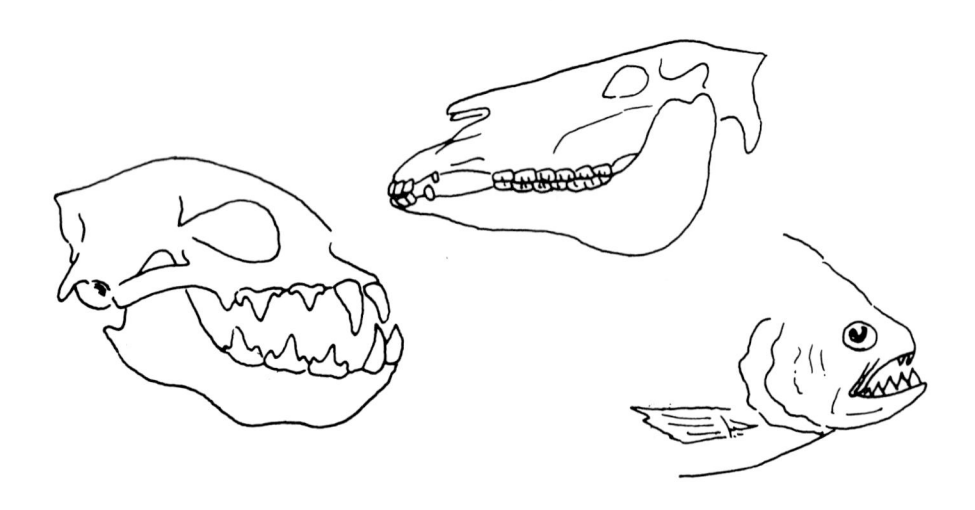

動物と歯，そしてその動物が好きな食べ物のポスターを作ろう．

3. 子どもたちでペアを作り，おたがいに相手の前歯と奥歯の形を観察させよう．
健康を保つのに必要なさまざまな種類の食べ物について話し合おう．肉や魚，マンゴー，その他のあなたの地域でとれる健康に良い食べ物を食べる時，どの歯を使うか話し合おう（ほとんどの場合は前と奥の両方の歯を使っている）．

Ⅲ. 歯を支えているのは何だろう？

考え方

口の中をのぞいて見ると，歯の上の部分しか見えない．根の部分は歯肉の下の骨の中にある．

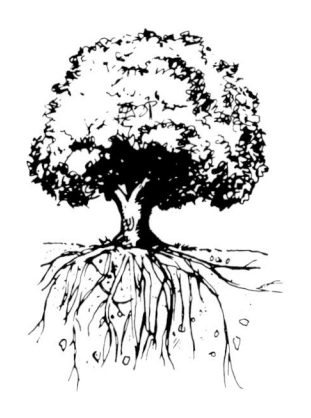

歯の根は，木の根が土の中で木を支えているように骨の中で歯を支えている．

歯の根は，骨に直接接しているわけではない．歯根膜が根と骨をつなぎ，歯を支えている．

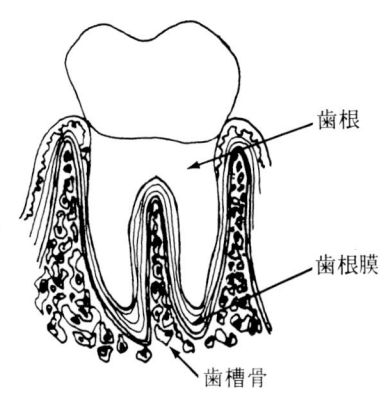

歯肉は歯を支えていない．しかし健康な歯肉は有害な細菌が骨や歯根膜にくっつくことを防いでいる．歯肉が不健康になると深い「ポケット」が作られ，そこに細菌をため込んでしまう．そうなると，たちまち細菌は歯根膜や骨に達してしまう．細菌によって骨はますます歯から引き離されることになる．支える骨がなくなったとき歯は抜けてしまう．歯を失う最も多くの原因がこれである．

実習

1. 犬や他の動物の顎の骨を子どもたちに捜させよう．骨はすべての歯根の周りにあり，歯をしっかり支えていることに注目しよう．骨を割って歯の根を見よう．

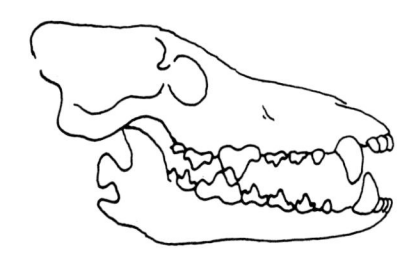

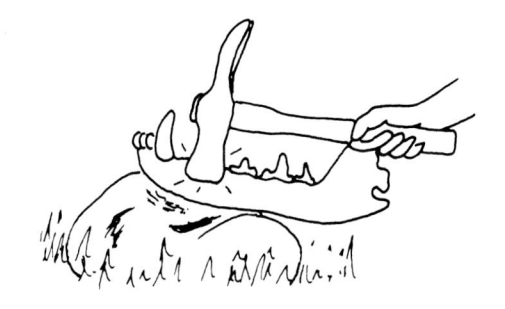

前歯は咬むだけだから根は1本でいい．奥歯は2, 3本あるいは4本の根を持っている．これは肉や固い骨さえも噛み砕く強い力を出すためである．

2．子どもたちに歯肉炎になるとどのようにして歯が失なわれていくのか説明しよう．

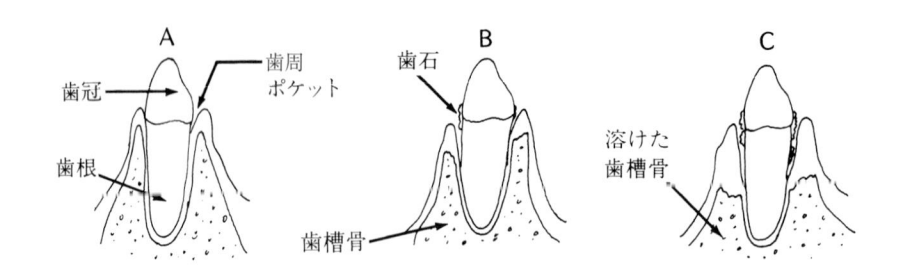

A．歯肉炎が始まると，歯と歯肉の境目に小さな赤いポケットが作られる．細菌と食べ物がポケットの中にたまり，酸が作られる．これは歯肉を傷める原因となる．
B．その結果歯肉は，歯から剥がされ，ポケットはどんどん深くなる．
C．骨は感染した部分から溶け出し，とうとう歯を支えられなくなる．

　他の方法で歯肉炎が骨の吸収を招くことを教えてみよう．ジャマイカでは，デンタルワーカーが「マッチェ（長いナイフ）で誰かがあなたを襲ったらあなたはどうしますか？」と聞くと，ほとんどの人が「逃げます」と答える．「そうですね」デンタルワーカーは続ける．「多くの細菌があなたの歯の根に襲いかかったら骨は逃げるのです．そして支えるものがなくなって歯だけがとり残されるのです」

　いつどのようにして歯肉が歯から離れ，歯根や歯槽骨が襲われやすくなるかをわかりやすく説明しよう．例えば：

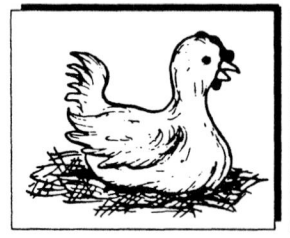

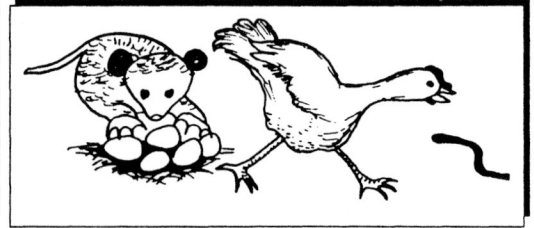

　ある日，雌鶏が巣の中で卵を温めていた．腹を減らしていた雌鶏がミミズを見つけて巣を離れたその隙にイタチがやってきて，温めていた新鮮な卵を全部食べてしまった．

　子どもたちに，雌鶏が卵を守っていたのと同じように，歯肉は歯を守っているのだということを説明しよう．雌鶏が巣を離れた途端，卵は無防備となり危険に曝される．そして，動物に襲われて卵は食べられてしまう．歯の周りの歯肉が赤くただれているならば，それは細菌によって歯が襲われて，単に歯の上の部分だけでなく根や骨まで攻撃されているということである．

Ⅳ. 歯は何回生え代わるのだろう？

考え方

子どもは2組の歯を持っている．最初の1組は乳歯で，赤ちゃんの時に生えてくる．2組目は学童期に生えてくる永久歯である．永久歯は一生口の中で仕事をする．

赤ちゃんには生後7カ月頃最初の乳歯が生えてくる．最初に生えるのは前歯である．

しかし，栄養状態が悪いと最初の歯が生えるのが遅くなる．離乳食は，成長したり健康を保つために必要なものである．最初の歯が生えるのを待つことなく与えよう．

残りの乳歯はその後24カ月以上かかって生えてくる．生後30カ月頃までに全部で20本の乳歯が，上顎に10本，下顎に10本という具合に生えてくる．

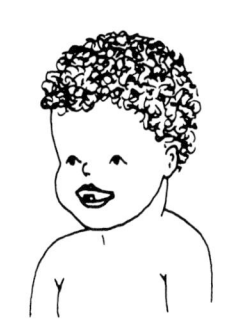

ほとんどの永久歯は乳歯の下に作られる．子どもが6歳から12歳の間に永久歯は乳歯の根を押して脱落させてしまう．全部の乳歯が一度に抜けてしまうわけではない．ある時1本の歯がグラグラになり抜けてしまい，永久歯が生えてくる．新しい歯はすぐには生えてこない．時には乳歯がぬけた後2，3カ月かかって出てくるものもある．

6歳から12歳の6年間に20本の乳歯に代わって永久歯が生えてくる．更に加えて8本の永久歯が乳歯の奥に生えてくる．

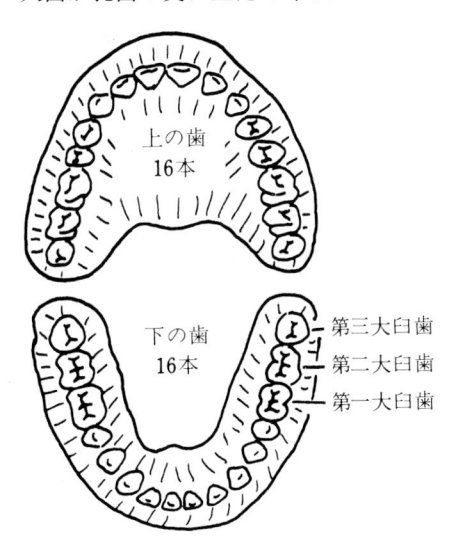

6歳の時，4本の第一大臼歯が口の奥の方に生えてくる．ということは8歳の子どもは24本の歯を持ち，あるいはそれらの歯が並ぶためのスペースを持っているということである．

12歳の頃に，4本の第二大臼歯が第一大臼歯の奥に生えてくる．このことは14歳になると子どもは28本の歯，またはそれらの歯が並ぶためのスペースがあるということを意味する．

16歳から22歳の間に4本の第三大臼歯が生えてくる．つまり成人は通常合計32本の歯を持つことになる．上顎に16本，下顎に16本である*．

*注：第三大臼歯はしばしば正しく生えてこない．このことが痛みの原因になることが多い（68頁）．

実習

生徒同士互いに口の中の検査をさせよう*．彼らに永久歯と乳歯の区別を教えよう．そして奥の方に生えている大切な第一大臼歯を探させよう．

新しく生えてくる永久歯のために用意されている隙間や，現在ある歯の数え方を教えよう．

そして友だちの歯を数え，年齢の違ったグループでどれだけの歯が生えているか，また歯が生えつつあるかということについて気付かせよう．そうすれば彼らは同じことについて家で弟や妹で調べることができる．

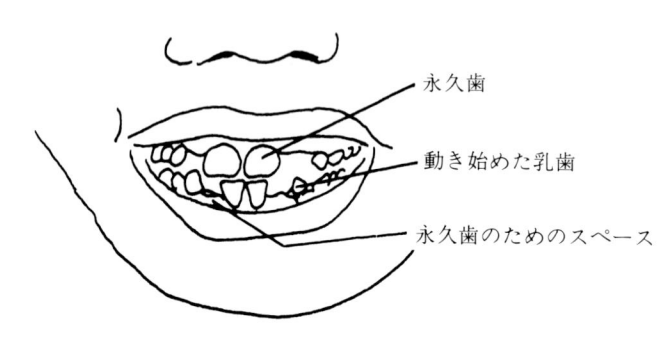

まず手を洗おう．そして歯を数えよう．さらにまだ生えていない新しい歯のための隙間を数えよう．

　　　　合計＝歯の数＋隙間の数

最後にその子の歳を当てよう．

まず黒板に子どもたち一人ひとりの調査結果を書かせ，チャートを作らせたうえで，結果を話し合おう．

LESSON: Number of Teeth We Should Have						
TOTAL = teeth now present (T) + spaces (S)				
	under 6 years	6-8 years	9-11 years	12-16 years	over 16 years
Mita (girl)	20 T / 0 S / 20 Total				
Joseph (boy)			18 T / 6 S / 24 Total		
Saa (father)					27 T / 5 S / 32 Total
Amoun (girl)				26 T / 2 S / 28 Total	
Michael (boy)		22 T / 2 S / 24 Total			

*注：ここでは子どもたちは歯の数を数えているだけである．彼らはさらに，むし歯や歯肉の病気の診査について学ぶことも可能である（51頁）．

年齢の違いによって歯の数が異なることを議論させよう．例えば6～12歳の低年齢群は24本，高年齢群は28本，そして成人は32本というように．

　家庭で生徒は弟や妹の歯を数えることで，小さな子どもがどれくらいの歯を持っているかを知ることができる．このような場合歯だけを数え，隙間は数えない．

LESSON: Number of Teeth in a Small Child	under 1 year	1-2 years old	2-3 years old
Deboi (brother)	/// /3		
Ngosi (sister)		///// ///// / /16	
Chenia (sister)	O (6 months old) /0		
Michael (cousin)			///// ///// ///// ///// /20

　生徒に口の中で他に何を見つけたかを聞いてみよう．これは健康を保つために必要なものを生徒に発見させる良い機会である．彼らが見たものからできるだけ多くのことを学べるよう手助けし，彼ら自身の疑問に答えるために本書を活用することを教えよう．子どもたちがむし歯や歯肉出血を発見したら，そこで歯や歯肉の病気についての討論を始めることができる．その時に57～62頁の実習の幾つかが使える．

　また，もし生徒がほとんど歯の生えていない赤ちゃんを見たとしたら，彼らはいろいろと疑問を持つだろう．彼らにこの本の64～67頁を読ませて，以下の質問に答えさせよう．

・生後6カ月でまだ歯のないチェニアは，軟らかい食べ物を食べられるだろうか？　それとも彼女は母乳をまだ飲み続けるべきだろうか？
・チェニアの歯が生えてきたとき，下痢をしたり，熱を出したりするだろうか？
・2歳の女の子にさらにまた乳歯が生えてくるか？
・ほんの数年しか使わない乳歯になぜわれわれは気を配り，手入れをしなくてはならないのだろうか？

V．何が歯を悪くするのだろう？

考え方

歯は折れたりぐらぐらしたり，むし歯になった時に痛む．むし歯は歯痛の代表的な原因である．

健康な歯は生きている．

2本の細い線がおのおのの歯につながっている．1つは**神経**で，脳からつながっており，痛みを伝える．他の1本は**血管**である．心臓につながっており，血液を歯へ運ぶ．

もし歯肉をはがして，骨の中を見ることができたら神経や血管がそれぞれ歯の根につながっていることがわかる．それらは歯に命と感覚を与えている．

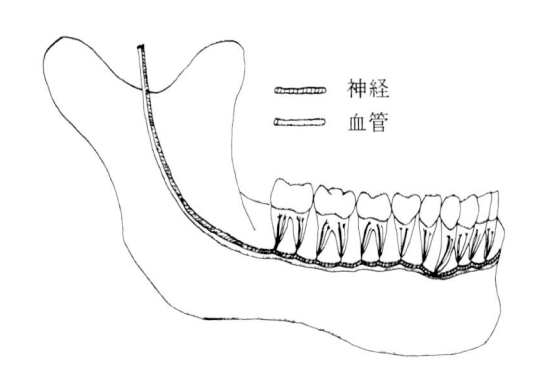

歯の硬い外壁によって神経と血管は守られている．しかしむし歯になって外壁が破壊されると，神経や血管は無防備になってしまう．むし歯の穴が深くなると食べ物や水・空気などの刺激によって痛みを感じるようになる．

食物中の砂糖はむし歯の原因となる．粘着性の甘い食べ物は，歯に粘りつくことから，最も悪い食べ物である．細菌は口の中で砂糖を分解しながら増えていき，むし歯の穴を広げるよう作用する．

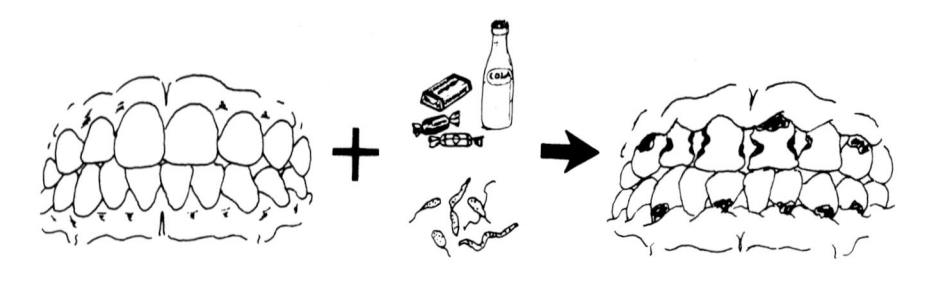

細菌と砂糖が結びついて，どのようにむし歯をつくっていくか，ということは以下の項で触れる．

むし歯の穴は外側からは小さく見えるが，内側はずっと大きくなっている．むし歯は歯の硬い殻（エナメル質）の内側の軟らかい部分で容易に広がる．

そうなるとむし歯になった歯は痛みだすだろう．しかし1日中痛むわけではない．この状態はむし歯が，神経までは達してはいないが神経の非常に近い所まで進行していることを示している．

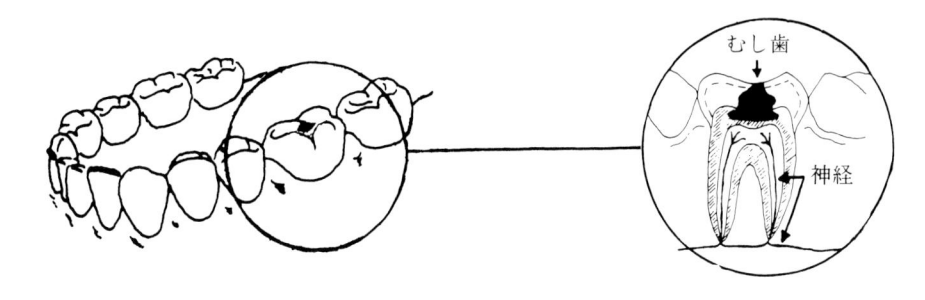

むし歯が小さいうちに治療して歯を救おう．

治療されていない小さなむし歯はさらに進行して大きく，深くなる．むし歯の穴が神経に達すると歯はその内腔に膿を持つことになる．そして，感染はむし歯の穴から次第に歯の中へ進み，1日中，夜寝るときでさえ痛むようになる．

感染はさらに歯から骨へと進む．そして，それが皮膚の下にまで広がったとき，顔が腫れることになる．

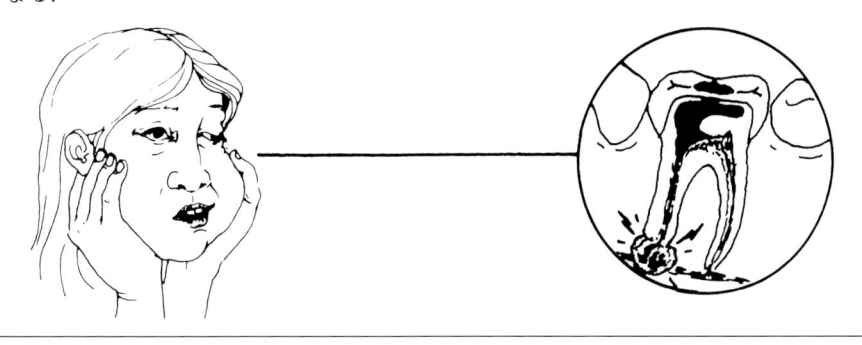

膿を持った歯は抜くか，神経の治療をするかどちらかである．

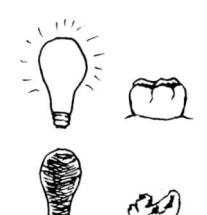

膿を持った歯は死んでいく．歯が死ぬと歯の色は白から暗い黄色，灰色あるいは黒くなる．根の先の膿は歯肉へと広がり，**歯肉に膿の袋をつくり痛みの原因となる**．

歯は電球のような物である．

電球が内部のパワーによって活かされているときには，輝いて役に立つ．

電球の中の細い線（フィラメント）は歯の神経のようなものである．フィラメントが切れてしまうと，発光しなくなり，電球はもはや何の役にも立たなくなってしまう．

|実習|

1. 生徒を2人1組にして，お互いに相手の口の中を観察させよう．むし歯の可能性のある黒い穴，死んだ黒ずんだ歯，むし歯の近くの歯肉のただれを見つけさせよう．

2. 甘い食べ物がいかに歯にくっつきやすいかという事を気付かせよう．

・いろいろな種類の食べ物をナイフで切ってみよう．
・野菜や肉はナイフにくっつかない．
・甘い食べ物，チョコレートやジャムパンはナイフにつく．これらは歯にもくっつく．

コーラやジュースを皿にあけ，一晩そのまま外に出しておく．

水分がなくなり，乾燥したジュースは皿に粘りついて残っている．それはその接着性のためハエをとらえてしまう．

歯の表面についたコーラは自分の息で乾き，歯の周りに粘っこい膜を作る．そこに細菌がくっついてしまう．

古い抜けた歯を探そう．生徒に乳歯が抜けたら，とっておくよう頼んでおく（注：これを実施出来ない国もある）．デンタルワーカーは診療所で抜いた歯を提供してくれる場合もある．

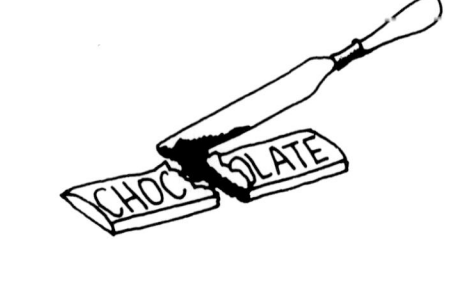

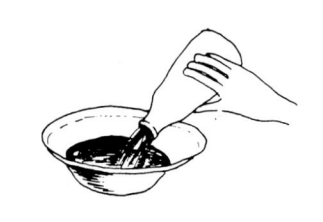

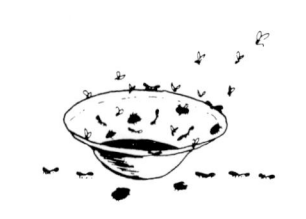

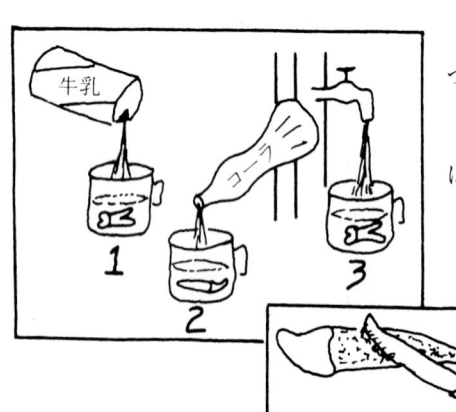

歯の根の表面をナイフでこすって，いかに硬くつるつるしているか，生徒にその感覚を確認させよう．

コーラやミルク，そして普通の水の中に歯を入れっぱなしにして，どうなるか生徒に観察させよう．

3日後ナイフでもう一度それぞれの歯の表面をこすってみよう．生徒は甘いコーラが歯を軟らかくし，歯の色を変えることに気付くだろう．

3．神経や血管が入っていた歯の中の空間（歯髄腔）を見せてあげよう．それがどれくらい歯の硬い表面に近いものか観察させよう．根の先の小さな穴を探そう．それは神経や血管が歯の中に入って行く入口である．デンタルワーカーにむし歯のある古い歯を提供してもらい，削ってもらおう．あるいは，

・金槌を使い，

・気をつけて歯を壊し，開いてみよう．

・歯の中を見よう．

むし歯が歯の内側ではどれくらい大きくなっているか見てみよう．それは硬い部分（エナメル質）の内側で広く広がっている．

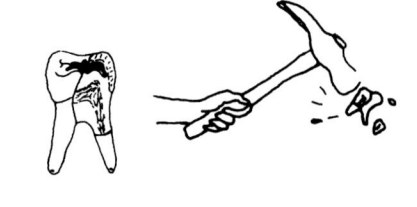

腐ったヤム芋を切ってみよう．歯の場合と同じように皮の内側で腐った部分がどのように広がっているかを観察しよう．

4．クラスで企画する．

・むし歯のある子どもの数を数えよう．

・むし歯を数えよう．歯の咬み合わせ，歯の横，そして歯と歯の間でむし歯を見つける方法を生徒に教えよう．

・生徒の年齢を調べよう．黒板に生徒が調べたむし歯の数を書かせたら，次に表かグラフを書かせよう．

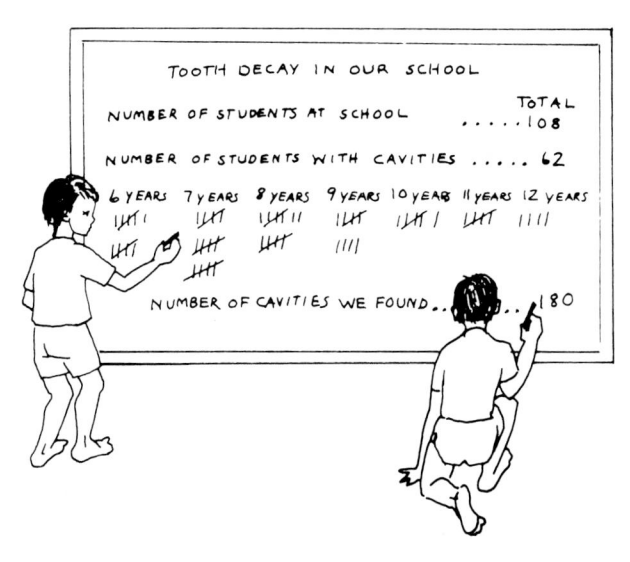

・学校で，むし歯が重要な問題と認識されたなら，デンタルワーカーに結果を見せ，学校に来てもらって，子どもたちの治療をしてもらおう．そして再発予防に手を貸してもらおう．

・家で弟や妹に同じことをやってみよう．これらの幼い子にむし歯の問題がないか調べよう．そしてデンタルワーカーに気付いたことを知らせよう．

VI. 細菌はどうやって歯に穴を開けるのだろう？

> 考え方

酸は歯に穴を開ける．その酸は口の中で甘い食べ物と細菌とが混ざりあって作られる．

口の中の細菌を全て殺すという方法で，むし歯や歯周病を予防することは不可能である．細菌の数はとても多く，また菌によっては身体にとって必要なものもある．大切なことは細菌を溜めないこと，そして歯の表面に細菌の膜を作らせないことである．

歯の表面にできる細菌の膜を**歯垢（デンタル・プラーク）**という．でもこの言葉を使う必要はない．私たちは毎朝歯の表面についた柔らかい膜を感じることができる．この膜を歯の表面に残しておいてはいけない．それは砂糖と反応して酸を作ることになるからである．さらに悪いことには，もし24時間以上その膜が残っていると（コロニー形成），唾液と混ざりあって固くなり歯石となる（54頁）．

歯を磨く一番の理由は，これらの塊（コロニー）を壊して，酸を作れなくすることにある．またもし歯磨きを忘れると歯石がつきやすくなり，デンタルワーカーに取ってもらわなくてはいけなくなる．以上が少なくとも24時間に1回は歯を磨かなくてはいけない理由である．そうすれば歯石は容易につかなくなる．

> 実習

「追い散らし（*Scatter*）」という子どもたちが屋外で遊ぶゲームがある．

用意するもの：

- 12m幅の半円の中の5つのベース（樹木，石あるいは家の角でもよい）がある．それぞれのベースには「見張り」役の子どもがつく．（注：走れない子どもは見張り役に適している）
- 箒を持った子どもが「コロニー除去役」となる．

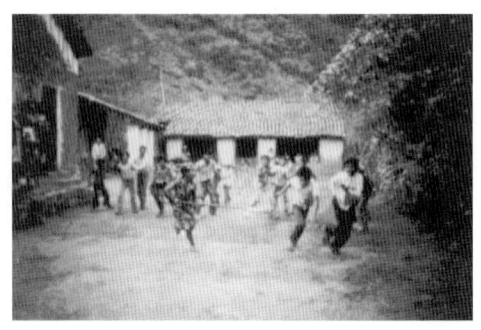

メキシコのJocuixtitaの子どもたちが「追い散らし」ゲームを始めている．コロニー除去役は箒を持った真ん中の女の子である．

ゲーム：

「コロニー作り」チームの20人の子どもが，コロニー除去役の方を向いて立つ．コロニー除去役が「ゴー」といったら，彼らはコロニー除去役が箒で彼らにさわる前にベースの回りにコロニーを作るようにする．

第4章 歯と歯肉について学ぶ学校保健活動　53

「コロニー作り」チームがコロニーを作れば勝ちである．2種類のコロニーの作り方がある．(1) 15人の子どもたちがベースのところで1人の見張り役にタッチした時，あるいは，(2) 12人の子どもたちが手をつないで2人の見張り役にタッチした時である．

このゲームは2回行う．最初は(1)のコロニーを作り，2回目は(2)のコロニーを作る．左の写真は第2のゲームである．

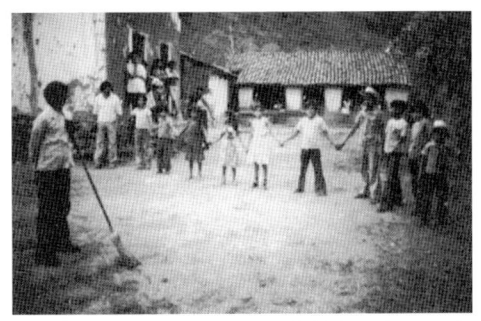

箒を持った「コロニー除去役」は負けである．なぜなら彼の後で子どもたちがコロニーを作ってしまったから．

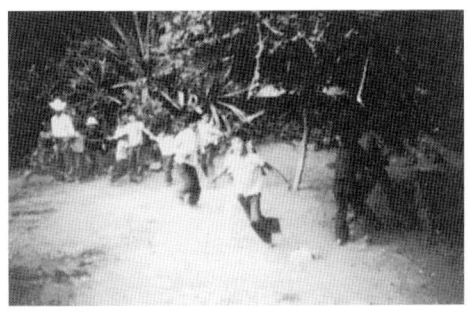

「コロニー除去」チームは箒でさわりながら，他の子どもをとまらせまいとする．箒でさわられた「コロニー作り」チームは1分間その場から離れなければならない（校舎を一周するか，寝た状態から30回反復起き上がりをする）．

「コロニー除去」チームは5分間コロニーを作らせなければ勝ちである．

ここではコロニー除去役がコロニーの輪を作ろうとした男の子を邪魔している．

ゲームの後で：

子どもたちに口の中の細菌について話し，それがどんなに小さいものであるか伝えよう．細菌は見えますか？　いいえ，しかしそれを感じることはできます．朝起きた時口の中がどんなふうに感じられるか子どもたちに聞いてみよう．次のような答えが返って来るだろう．

・苔が生えたような感じがする．
・口が臭い．
・歯に膜がかかった感じがする．けれど歯を磨けばなくなってしまう．

子どもたちにこの膜が細菌のコロニーであることを教えよう．

「コロニー作り」のゲームでやったように，細菌は歯の表面や歯と歯の間に集まって塊を作ろうとしている．

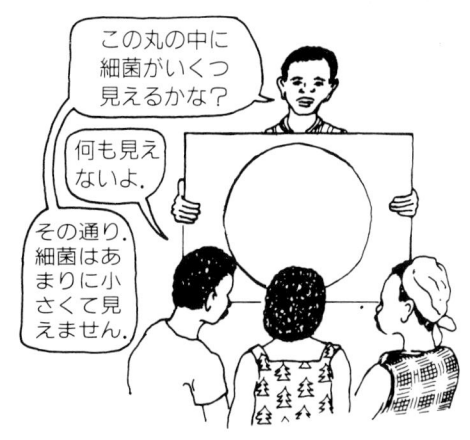

あまりに小さくて見えないもののことを教える時に，*Helping Health Workers Learn* の11章29頁を参照しなさい．

Ⅶ. 何が歯肉を傷めるのだろう？

> 考え方

　健康な歯肉は歯と歯の周囲にしっかりとつき，歯を支える働きをする．健康な歯肉はまた歯肉の下にある骨を保護する働きもしている．

　健康な歯肉はピンク色をしている．人によっては青みがかっていたり，暗い黄色だったりする．しかし健康な歯肉は決して赤くはならない．

　健康な歯肉は歯と歯の間で尖った状態になっている．こうなっていることで食べ物をすべらせ，飲み込みやすくしている．

　健康な歯肉は歯の周囲を包み込むようにして浅いポケットを作る．

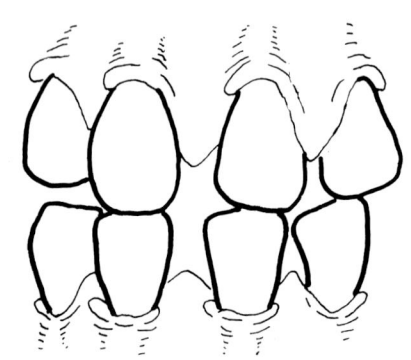

　52頁の実習で学んだように，歯の上に細菌のコロニーができると，酸を作り歯に穴をあける．細菌の膜は一方で違う種類の酸を作り，歯肉をいためる．この酸は歯の表面の膜と食べ物が混ざった時にも生じる．軟らかい食べ物は最も悪いものである．それが唾液と混ざるとよりくっつきやすくなって，長時間歯の表面に留まることになる．また，お茶やビートルナッツは，歯の色を汚くする．

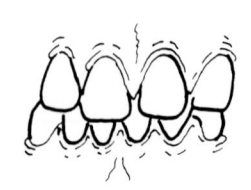

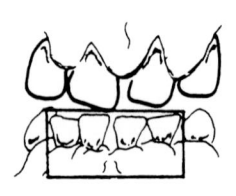

　健康な歯肉は酸によってただれてくる．また歯の表面の膜（52頁）が硬くなって**歯石**と呼ばれる物となる．歯石は尖っていて歯肉を傷つける．細菌のコロニーは清潔な歯より容易に歯石の表面に膜を作る．コロニーが新しいうちは，歯や歯肉に害のある酸をより多くつくり，24時間後には硬くなって，さらに新しい歯石の層を作る．この様にして歯石はどんどん大きくなる．

　ただれた歯肉は感染している．感染した歯肉は赤くなり，出血しやすくなる．

　感染した歯肉は歯と歯の間で丸くなり，腫れてくる．ひきしまっていたはずの歯肉は歯からはがれてくる．

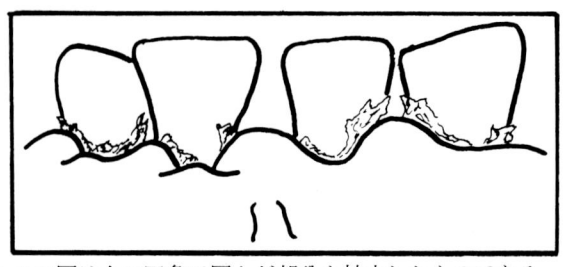

この図は上の四角で囲んだ部分を拡大したものである．

感染した歯肉は深い歯周ポケットを作る．そこにより多くの食べかすが溜ることになる．歯肉に限局した感染を**歯肉炎**という．歯根膜や骨に広がる前に早く治療しなければならない．ただれて出血する歯肉であっても，自分の力で治すことができる．

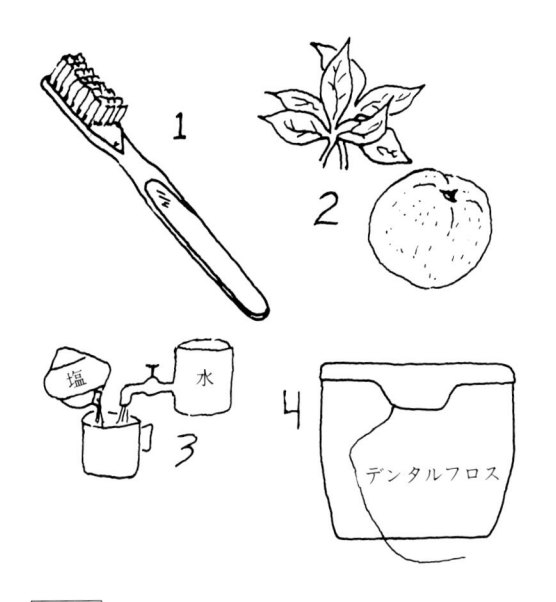

1．柔らかいブラシを使い，丁寧に何回も歯を磨こう（71〜74頁）．
2．新鮮な果物と野菜を沢山食べよう．
3．温かい塩水で口をすすごう．
4．歯と歯の間をデンタルフロスや糸できれいにしよう．最初は出血するが，歯肉が強くなれば出血は止まる（73〜74頁）．

実習
1．生徒にお互いに口の中を観察をさせよう．歯の表面の膜が見えるだろうか．たいていは見ることはできない．食片や白い食べかすを見つけるかも知れないが，これは酸を作る膜ではない．しかし，ビートルナッツを嚙んだりベリーのような木の実を食べると，歯は着色し，細菌のコロニーのある所は特に濃く染まる．

2．細菌のコロニーを染め出すようなものを歯につけよう．食紅やビートルナッツ，あるいはベリー・ジュースで染めてみよう．まず手を洗うことを忘れないようにしよう．年長の生徒は年少の子の歯にベリーをぬりつけてやると良い．少量の水でうがいして吐き出す．色のついた部分は細菌のコロニーが形成された場所である．その場所はどこか探してみよう．通常は以下のような場所が濃く染まる．

・歯と歯の間
・歯の小さなくぼみ
・歯の咬み合わせの面
などである．

年長の生徒は年少の子に適した歯磨き法を教えることができる（71〜74頁参照）．ミラーを使って歯の着色した場所を年少者に見せなさい．彼らは歯と歯の間の着色を取り除くことがいかに難しいかを学ぶだろう．彼らに，糸，デンタルフロスあるいはシュロの若葉から取った柔らかい線維を与えて，歯と歯の間の掃除の仕方を教えよう．それらの"道具"を丁寧に使うよう注意しよう．さもなければ歯肉を傷つけてしまう．**歯と歯の間は毎日磨かなければならない**．

VIII. 歯が動揺してくるということはどういうことだろう？

>[考え方]

　乳歯は子どもが6歳から12歳にかけて動揺してくる．それが正常なのである．もし抜けた乳歯にむし歯がなく，その歯の周囲の歯肉が健全ならば，その歯の下に永久歯が育ってきていると考えて良い．

　しかし，歯は破折したり，膿瘍や歯周疾患が進行した場合にも動揺してくる．病気の場合はいずれの場合にも歯根周囲の骨が破壊されていく．

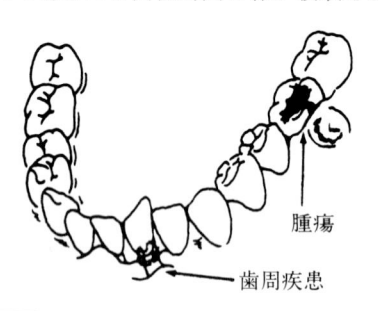

　骨がなくなったときに歯は動揺してくる．ぐらぐらになった歯は痛み，たいていは抜かなければならなくなる．**動揺する歯の周りの骨をもとに戻す薬はない**．感染によってその状態がさらに悪くなることを防ぐしかない．

>[実習]

　1．子どもたちにお互いの口の中をのぞいて，ぐらぐらする乳歯を見つけさせよう．なぜ動くようになったのか，注意深く観察しよう．

　動いている歯の周囲の歯肉と骨にさわってみよう．硬く盛り上がったところを触れるだろう．それが成長してきた新しい永久歯である．

　乳歯が抜けたら捨てずにとっておこう．永久歯が生えるとき，どの様にして乳歯の根を溶かしたのか考えながらよく観察しよう．

　2．むし歯や，歯周疾患のある歯を見つけよう．

　生徒は学校でお互いの口の中を観察し，また帰宅後は，同じ事をすると良い（そのときに手を洗うことを忘れない）．

　根が露出してしまった歯も動きだすだろう．

　手指か2本のスプーンの柄を使って，歯をそっと前後に揺すってみよう．どれくらいそれが動くかをよく見よう．そして痛むかどうか本人に聞いてみよう．

　他の歯がぐらぐらにならないように予防するにはどうしたらよいか，人々に伝えよう（次の節を参考にする）．

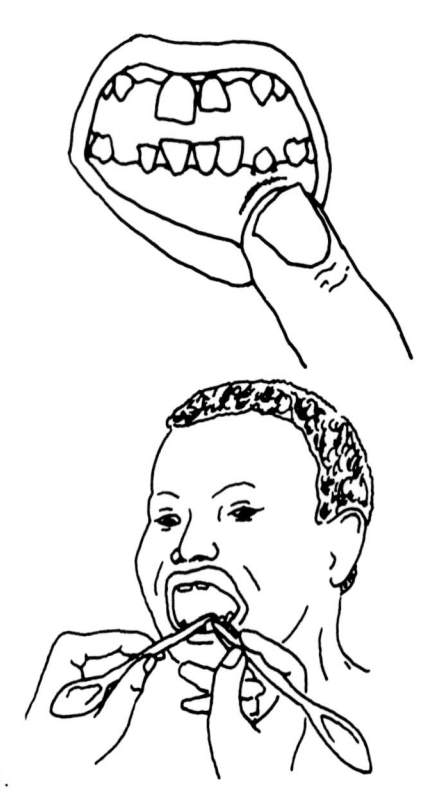

IX. むし歯と歯周疾患をどうやって防ぐか？

よい食べ物を食べ，歯をきれいに磨くことがむし歯と歯周疾患の両方を防ぐ方法である．

自分の土地から取れた食べ物，そして市場で売られている地域の食べ物が最高である．これらの食べ物はあなたの身体ばかりでなく，歯，歯肉にとっても好ましい．

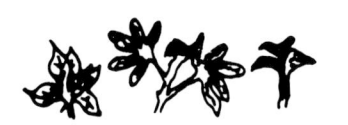

野菜：特に濃い緑色の葉物野菜．

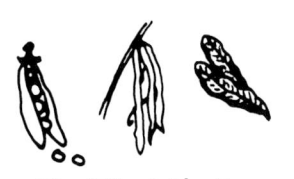

豆：グリーンピース，大豆など．

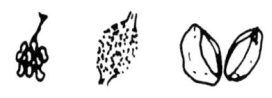

油：パームナッツ，ピーナッツ，ココナッツなどからとれる油．

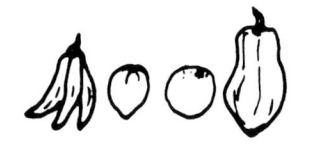

果物：バナナ，グアバ，オレンジそしてパパイヤといったもの．

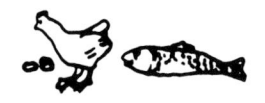

魚，肉，卵．など．

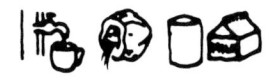

きれいな水，ココナッツの果汁，牛乳などは最良の飲み物である．

店で売っている軟らかい食べ物や甘い食べ物は身体に良くない．

軟らかい食べ物は歯にくっつきやすい．それらは長時間にわたって歯に穴をあけ，歯肉の病気を起こすように作用する．甘い食べ物は砂糖を多く含み，それは自然なものではなく精製糖で，左図に示したような食べ物に入っている．

この種の砂糖は細菌と素早く結びついて酸を作る．天然の砂糖は酸をゆっくり作り，精製糖は非常に早く作るということを忘れないでほしい．

砂糖が沢山入った甘い物を食べる子どもは，他の食べ物に対する興味がなくなってしまう．"他の食べ物"とは，丈夫な身体を作り，健康を保ち，頭が良くなるような食べ物である．

商店で売っている食べ物は高くつく．あなたは同じ値段で，もっと多くの身体に良い食べ物を自分の土地や，露天の市場から手に入れることができる．

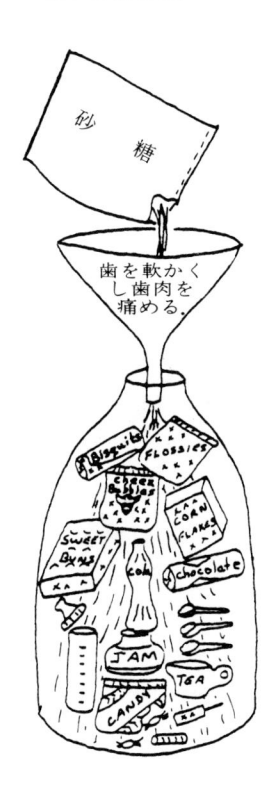

毎日丁寧に歯を磨くことは，歯と歯肉を守るもう1つの大切な方法である．しかし，歯を磨くのは家を立てるのと同じで，良い仕事をするには，ゆっくり，そして注意深い作業が必要である．毎日丁寧に磨くなら，歯磨きは1日1回で十分である．

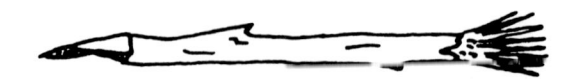

商店で歯ブラシを買うか，自分自身で作ろう（6頁）．ブラシの先は歯肉をいためないように軟らかいものであることが大切である．

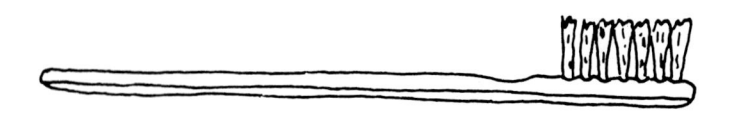

歯ブラシで全ての歯をきれいにしよう．奥の歯の溝を特に気をつけて磨こう．奥歯はブラシが届きにくく，きれいにすることは簡単ではない．むし歯は，溝にたまった甘い食べ物と細菌が原因で進行する．

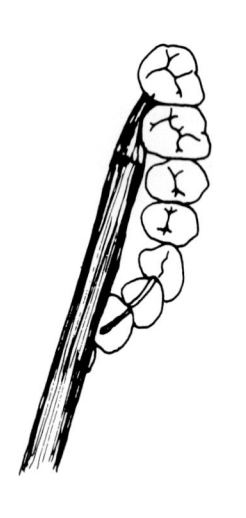

1．1本1本の歯の裏側と表側，そして咬み合わせの面をこすって磨こう．
2．歯と歯の間にブラシの毛先をつっ込んで，食べ物をかき出そう．
3．水で口をゆすいで食べ物のカスを取り除こう．

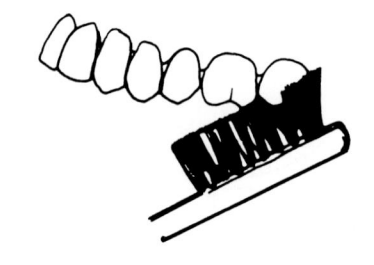

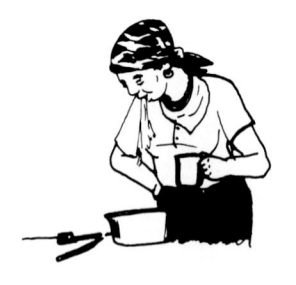

小さな子どもは自分自身で歯磨きをちゃんとすることはできない．手助けが必要である．どうすれば良いか20頁の図を参考にしてほしい．年長の子どもは，家で弟や妹の歯磨きを手伝ってやることができる．

|実習|

教育の一番良い方法は具体的な例を示すことである．

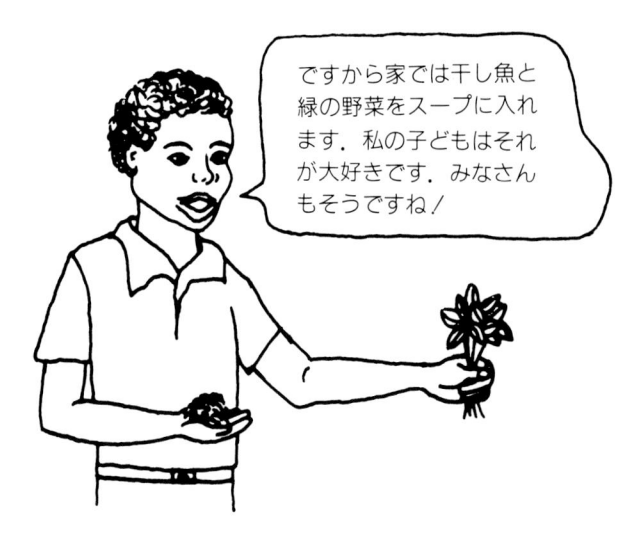

> ですから家では干し魚と緑の野菜をスープに入れます．私の子どもはそれが大好きです．みなさんもそうですね！

子どもは学校の先生が良い食べ物を食べ，歯を磨いていることを知ったならば，その先生のいうことを信じるだろう．

逆も真実である．もし先生がこれらのことを実践していないことを子どもたちが知ったならば，学ぼうとしなくなるだろう．

子どもたちは地域の人々の良い手本になることもできる．彼らは，
・歯によい食べ物と悪い食べ物の絵を描き，それを使ってポスターにしたりフランネル・ボードに物語を描くことができる．
・人形劇や，演劇を通して，どうすればもっと健康になるか話し合うことができる．
その他にもいろいろと楽しく有意義に学ぶ方法がある．

1．学校に菜園を作ろう．

各クラスが自分の菜園を持てるように校内の土地を分配する．

菜園で採れたものを週に1回位，子どもたちの食事に使おう．足りない場合は，子どもたちが家から食べ物を持ってきても良いだろう．

2．学校給食のメニューを作ろう．

子どもたちは毎日家から良い食べ物を持ってくることもできる．調理されたヤム芋，トウモロコシ，ナッツ，果物や新鮮な野菜などはすべて良い食べ物である．時に子どもたちは食べ物を交換し，地域でとれるいろいろな食べ物について話し合うだろう．

3. 歯を磨く最も良い方法を見つけよう.

クラスをグループ分けしよう. 4〜8人の小さなグループが, 学ぶのにちょうど良いサイズである.

すべての子どもに, 甘く, 粘着性のある, 黒い色の, チョコレート・ビスケットのようなものを食べさせよう. 子どもたちに互いに口の中を観察して, そのビスケットがいかに歯にくっつきやすいか見させよう. グループ内の1, 2の生徒に, いろいろな方法でそのビスケットを取り除くことを試させよう.

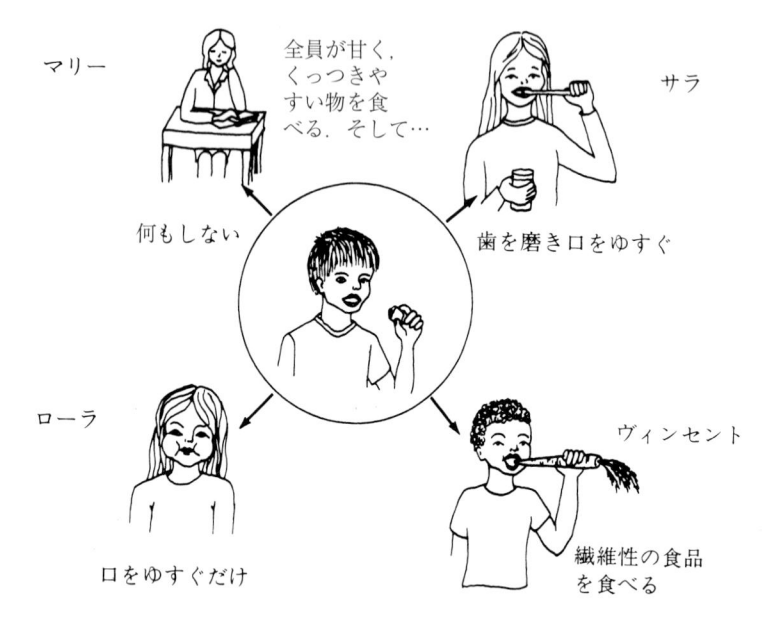

マリー　全員が甘く, くっつきやすい物を食べる. そして…　サラ
何もしない　歯を磨き口をゆすぐ
ローラ　ヴィンセント
口をゆすぐだけ　繊維性の食品を食べる

全員が終わったら, 子どもたちの誰が歯をきれいにできたかどうかを判定する. そしてわかったことを図表にし, そこから学んだことを話し合おう.

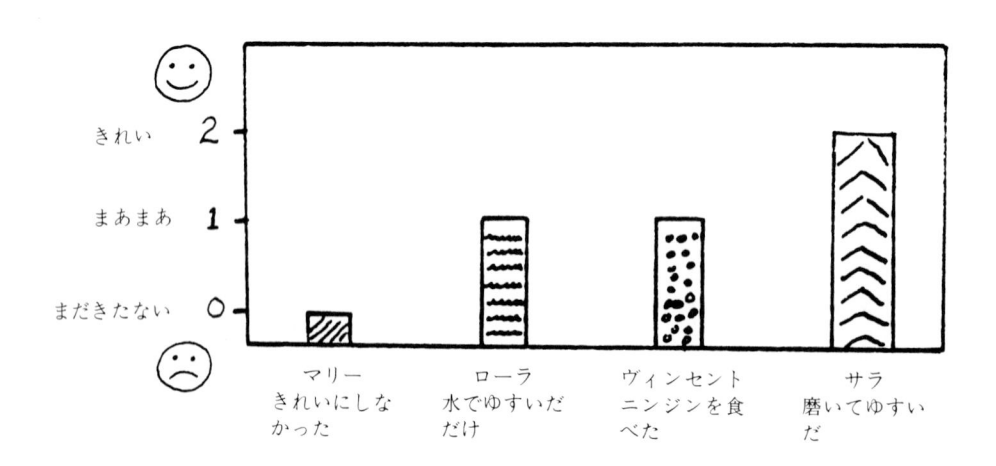

きれい　2
まあまあ　1
まだきたない　0

マリー　きれいにしなかった
ローラ　水でゆすいだだけ
ヴィンセント　ニンジンを食べた
サラ　磨いてゆすいだ

4．毎日の生活の中で清潔を心がけよう．

年長の生徒は低学年のめんどうを見ることができる．まず，髪の毛の間にしらみがいないかどうか，感染によってただれたところがないかどうか，そして歯に食べかすや細菌がついてないかどうかなど調べることができる（55 頁の実習で学んだようにして歯の表面の膜や細菌を見よう）．お互いに相手の歯磨きが良くできているところを指摘し合うことも良い．

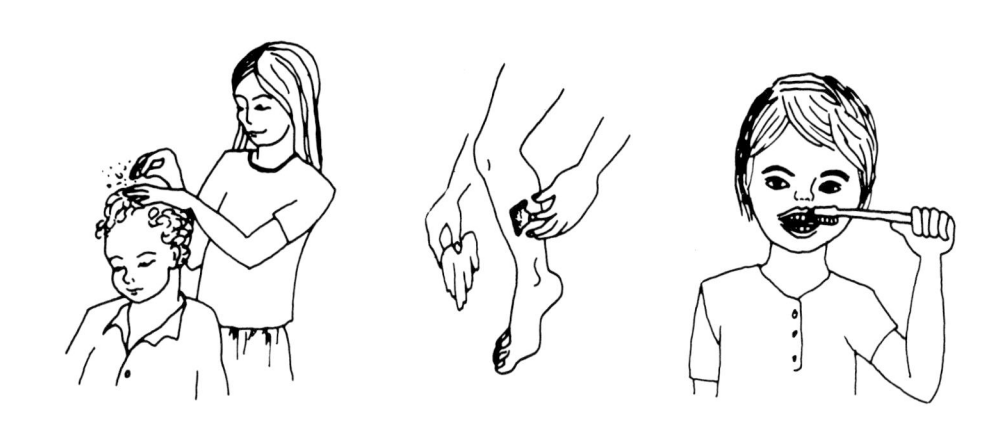

「きれい好き」の習慣は学校から始めることができる．

学校で生徒は昼食の前に手を洗い，食後にフッ素入り歯磨剤で歯磨きを習慣づけると良い．彼らに石けんと歯ブラシあるいは木の枝のブラシ（6 頁）を使うように勧めよう．Fit for School と呼ばれるフィリピンのプログラム（227 頁）は，子どもたちの健康を維持し，よい習慣を身につけ，通学し続けるために，年 2 回の駆虫剤の投与と組み合わせて実施されている．

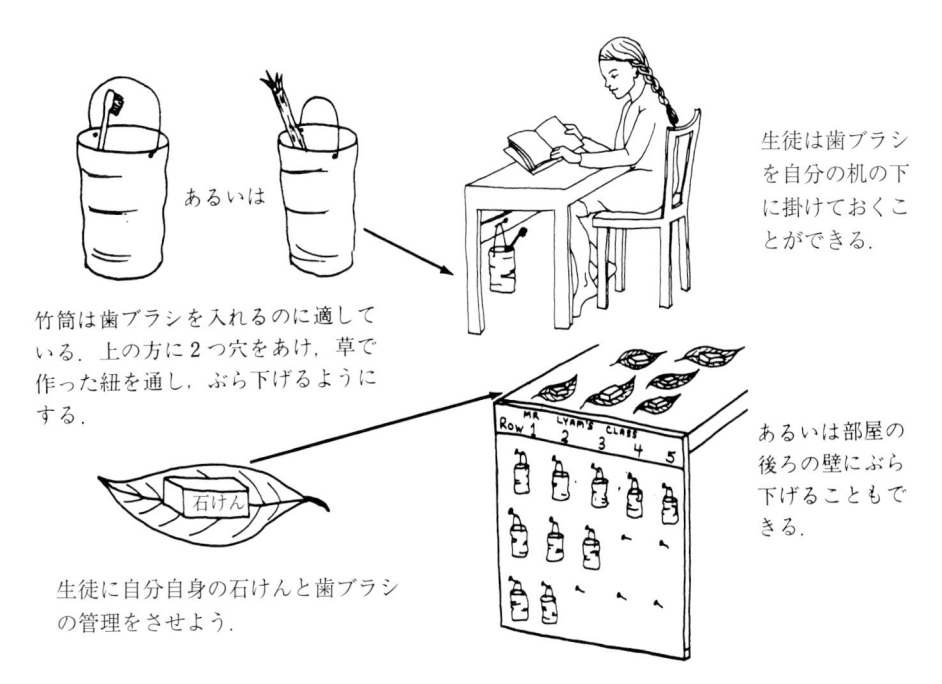

竹筒は歯ブラシを入れるのに適している．上の方に 2 つ穴をあけ，草で作った紐を通し，ぶら下げるようにする．

生徒は歯ブラシを自分の机の下に掛けておくことができる．

生徒に自分自身の石けんと歯ブラシの管理をさせよう．

あるいは部屋の後ろの壁にぶら下げることもできる．

生徒に自分たちの上達の程度をお互いに判定させよう。判定は厳しすぎないようにする。そうしないと彼らは自発的にやらなくなってしまう。以下の例のように、歯はきれいか汚いかのどちらかである。

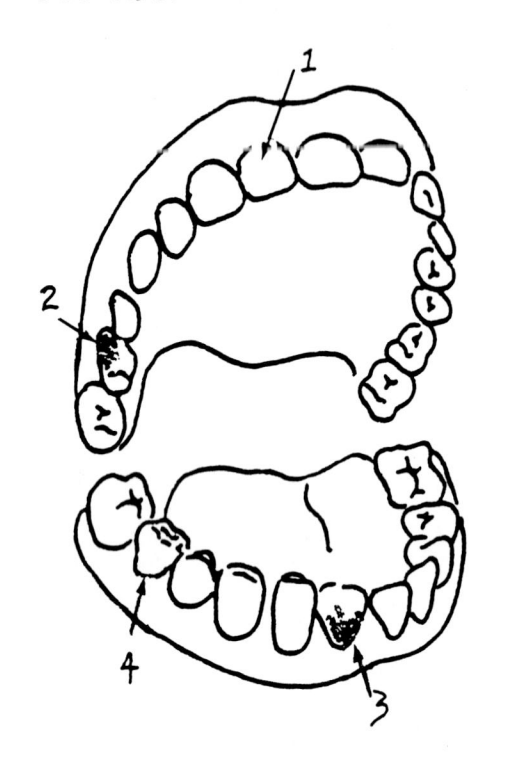

歯を採点する

4本の歯を選ぶ。前歯と奥歯、そして2本は上顎、2本は下顎というように選ぶ。

各自同じ4本を使う。それぞれの歯の歯肉に近いところに食べカスが残っていないか調べる。

きれいな歯　=2点

汚れている歯 =0点

毎日の達成可能な合計点は、

4本×2=8点となる。

左図の場合の得点は、

第1の歯 = 2点

2　　　 = 0

3　　　 = 0

4　　　 = 2

―――――――――

合計　　 = 4点である。

生徒それぞれの毎日の得点を図に書き込ませよう。月の終わりにどれくらい改善したかを自分で確認することができる。

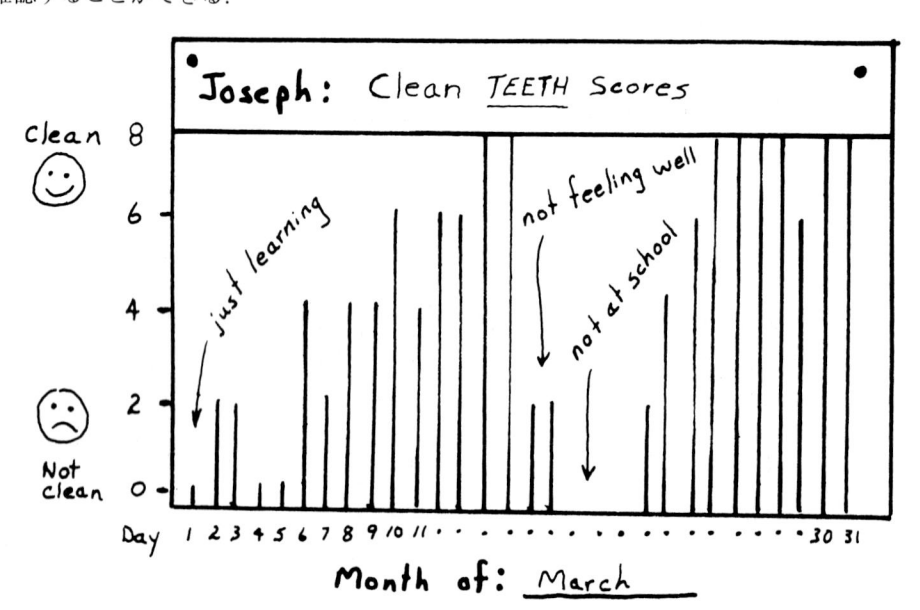

第5章　歯と歯肉の健康管理

　私たちは，歯と歯肉の病気の大部分を予防することができる．この章では，どのようにして歯が成長するのか，また，私たちはどのようにしたら歯と歯肉の健康を保つことができるかということについて，さらに多くの情報を提供したい．情報を共有することで，あなたは病気の発生を未然に防ぐことができるようになる．

　しかし，人々が最も知りたいと思っていることは，現在彼らが悩んでいる問題についてであるということを忘れてはならない．あなたが伝えたいと思っている予防の話を聞く前に，人々は彼ら自身が現在悩んでいる痛みや不快感の問題を処置してほしいと望んでいる．

> 　初期治療は予防の一つの形である．初期治療によって，歯や歯肉の病気が重症化することを防ぐことができる．

　あなたが1人の患者の治療をするということは，同時にその患者の健康管理をするということである．それはまた，彼が必要としている処置をあなたが理解しているということでもある．彼の中にあなたに対する信頼感が育つと，彼はあなたから歯や歯肉を病気から守ることを学びたいと思うようになる．

　人々を救うためには，彼らが気になっていることは何なのか，そして何がベストな処置なのか知ることが重要である．しかし同時に大切なことは，あなた自身の能力を知ることであり，助力を求めるタイミングを逃さないことである．

　この章で，あなたは歯や歯肉について，そしてそれらを破壊していく病気について学ぶことになる．しかし，経験あるデンタルワーカーに助力を乞うことは，決して恥ずかしいことではない．

> 私はこのような病気を見たことがありません．しかし，町にいる私の友達が助けてくれます．あなたと一緒に行って，私ができることを学んできたいと思います．

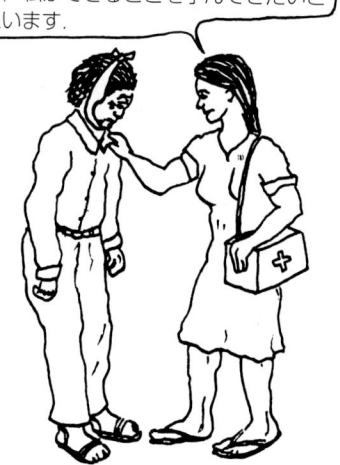

限界を知ること

I．乳歯の健康管理

乳歯は，赤ちゃんが生まれる前，まだ母親の胎内にいる頃に作られる．妊娠の最終月と生後数カ月の間に乳歯は完成される．**妊娠期の母親と乳幼児にとって，良い食べ物と全身の健康は不可欠で，結果として強い乳歯が育つことになる．**

強い歯は，白く表面がつるつるしている．

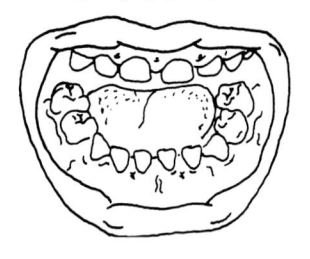

弱い歯は，表面に穴があいたりザラザラして黄色いシミができる．

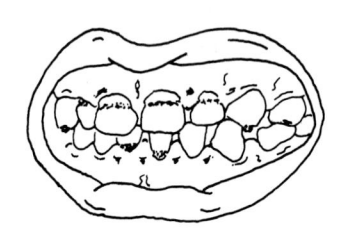

乳歯は次のような場合に，歯の表面にシミができる：

1．妊婦が病気だったり，良い食べ物を摂ることができなかった場合．
2．乳幼児期に病気になったり，良い食べ物を摂ることができなかった場合．
3．未熟児で生まれたり，分娩が困難だった場合．

シミになっているところは，他の部分よりもザラザラしている．そこには食べ物が付着しやすく，歯は黄色くなる．
シミになったところは，他の部分に比べて柔らかい．その部分がむし歯にならないように毎日良く磨く必要がある（65頁）．むし歯があると痛む．子どもはむし歯があると，食欲がなくなる．

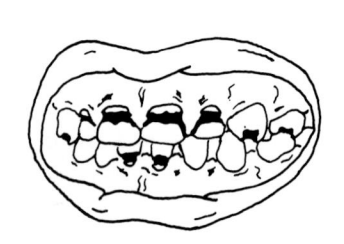

乳歯にむし歯のある子は，栄養不良が一層悪化する．

弱々しく，栄養状態が悪い子を見たときには，このことを思い出してほしい．クリニックで子どもを診察するときには，唇を上げてその子の歯をしっかり診よう．**このことを一連の診査項目の一つに位置付けよう．**

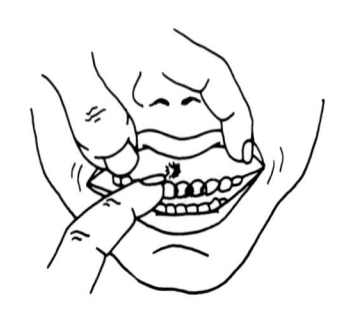

クリニックでは，セメントでむし歯の穴を埋めることができる（第10章）．セメントは，食べ物や空気が穴に入って痛むことを防いでくれる．

歯肉の痛みは，歯肉にできた腫れ物が原因していることが多い．もしそうだとすれば，それは歯が膿瘍を持っているということである（86頁）．そのような場合に，安易にむし歯の穴にセメントを詰めてはいけない．感染

が更に進行する前に抜歯が必要になるかもしれない（第11章）．

　乳歯を強くするために，母親と赤ちゃんの双方が健康でなくてはならない*．このことが如何に大切かということを，母親に理解してもらおう．妊婦には，以下のことに気をつけてほしい．

- 妊婦自身と体内で成長している赤ちゃんのために，良い食べ物をしっかり摂ってほしい（本書70頁，*Where There is No Doctor*の第11章，*Helping Health Workers Learn*の25章39〜44頁参照）．
- 毎月クリニックを訪ねよう．そうすれば，ヘルスワーカーによる定期的な診察だけでなく，必要な薬を受け取ることができる（Where There is No Doctor 250頁参照）．
- テトラサイクリン系の薬は服用しないようにしよう．なぜなら，それは赤ちゃんの歯を黒っぽい色に変えてしまうからだ．もし，あなたがヘルスワーカーならば，**妊婦や幼い子にはテトラサイクリンあるいはドキシサイクリンを投与してはならない**．もし抗生物質が必要ならば，それ以外の種類のものを使うべきである．

乳歯を健康に保ち，むし歯を予防するために，母親には以下のことを注意してほしい．

- 母乳を続けて，**子どもにジュースや甘いお茶を哺乳瓶で与えないようにしよう**．生後6カ月になったら，すりつぶしたバナナやパパイヤのような軟らかい食べ物を与え始めよう．
- 赤ちゃんが食べた後は，きれいな布で歯を拭いてあげよう．これで歯はきれいになり，歯を磨くことに慣れさせる．後になって歯ブラシで磨くことを喜んで受け入れるだろう．

　1歳前後になると，何本かの乳歯が生えてくる．その時には，柔らかい歯ブラシまたは歯木に歯磨剤ではなく水をつけて歯磨きを始めよう（歯磨剤を使うと，その泡で子どもの歯が見えなくなってしまう）．それぞれの歯の咬み合わせの面や側面など全ての面に毛先を当てて磨いてあげよう（71頁）．

　子どもは，自分で歯を磨きたがるようになる．それを励ましてあげよう．しかし，小さな子どもは自分で完全に磨くのは無理なので，母親か父親，兄または姉が1日に1回は歯を磨いてやる必要がある．子どもが学校に行くようになるまでは，周りの人が手助けを続けよう．

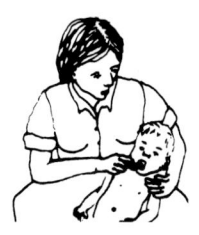

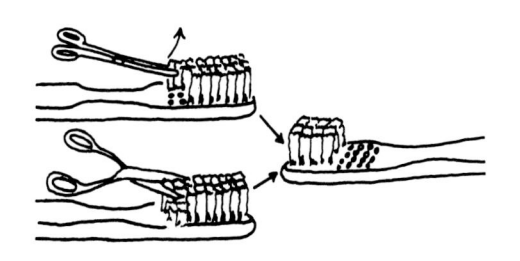

　　　小さな子どもの口の中に歯ブラシが入りやすいように，大きな歯ブラシを小さく変えることも必要である．
　　　歯ブラシの毛の後方の一部を引き抜くか，ハサミで切り落とせばよい．しかし，ブラシの毛先を途中でカットしてはいけない．毛先は，歯肉を傷つけないように丸く処理してあったり，柔らかく加工してあるものが多い．

＊17，18頁の妊婦と歯の健康に関する物語を参照してほしい．

Ⅱ．なぜ乳歯が重要なのか

　大人にとって永久歯が大切なのと同じように，乳歯は子どもにとって重要な意味をもっている．乳歯は，食事や会話や顔かたちを整えるために重要である．

　しかし，多くの人々は乳歯の手入れをすることは意味がないと思っている．そして，治療することも価値がないと考えている．結局のところ親たちは，いずれ永久歯が生えてくるからそれで良いのだと考えている．

　人々がそのように考えたとしても不思議ではない．問題は，私たちが乳歯のもう一つの大事な役割を忘れていることである．乳歯は，成長してくる永久歯のためにその歯が生えるべき場所を確保する役目がある．もし十分なスペースがない場合には，新しい歯が正しい位置に生えることができず，そこは磨きにくいため，歯の周囲にたちまちむし歯ができてくる．

　それぞれの乳歯の下には，新しい永久歯がすでに成長している．同時に，口腔内の奥の骨の中では大臼歯が作られている（45頁）．

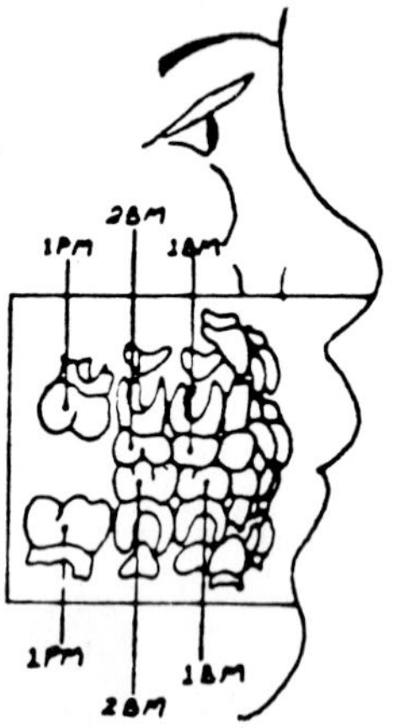

　乳歯の前歯は，乳臼歯よりも早く抜け落ちる（普通は6～7歳，ときには5歳）．乳臼歯の交換は10～12歳である．理由は，永久歯の前歯の方が先に形成され，成長してくるからである．

　第一大臼歯（1PM）は，永久歯のうちで最も早く，6歳頃に口腔内に生えてくる．

　第一大臼歯を正しい位置に誘導し，その位置を保つためには，6～11歳の間健康な乳臼歯が必要である．第一大臼歯が正しい位置に生えることは，良い兆候である．なぜなら，他の永久歯も十分なスペースをもって，正しく生えてくることが予測されるからである．

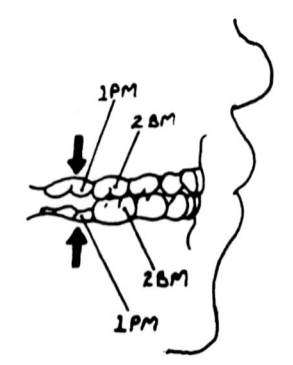

大臼歯（PM）は乳臼歯（BM）の後ろに生えてくる．

第一大臼歯（1PM）は，第二乳臼歯の後ろに沿って生えてくる．

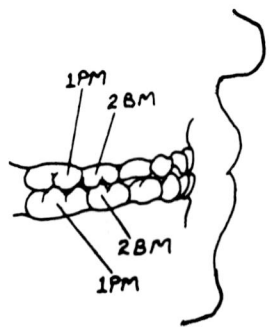

上下の第一大臼歯（1PM）は，お互いにしっかり咬み合うまで，ゆっくりと着実に成長する．

メモ：生まれつき正常な歯並びのための十分なスペースがない人もいる．しかし，ほとんどの人は本来十分なスペースをもっており，たまたま治療をしないで乳歯が抜かれたためにスペースを失うことになる．

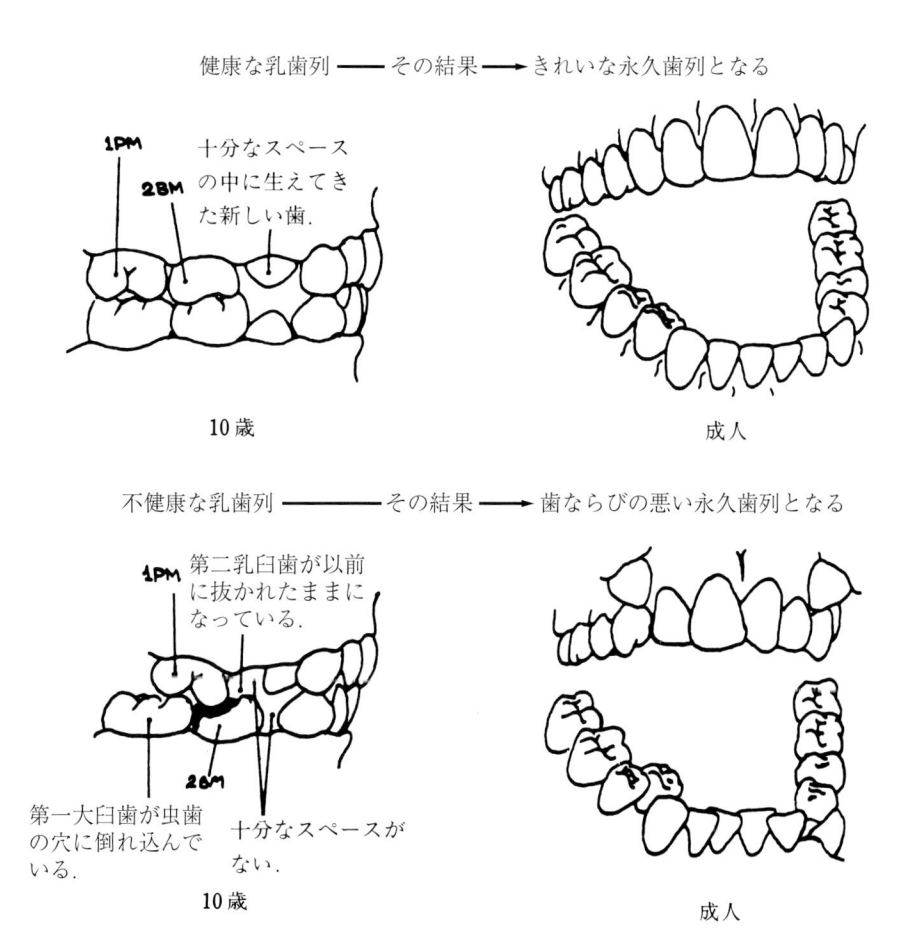

健康な乳歯列 ──── その結果 ──→ きれいな永久歯列となる

十分なスペースの中に生えてきた新しい歯．

10 歳　　　　　　　　　　　成人

不健康な乳歯列 ──────── その結果 ──→ 歯ならびの悪い永久歯列となる

第二乳臼歯が以前に抜かれたままになっている．

第一大臼歯が虫歯の穴に倒れ込んでいる．

十分なスペースがない．

10 歳　　　　　　　　　　　成人

なぜ乳歯が大切か，母親に話そう．良い食べ物と規則的な歯磨きは，乳歯を健康に保つ．**新しい歯が生えてくるとき，それは下痢や発熱の原因とはならないことを，母親たちに知ってもらう必要がある**．もちろん，たまたま同じ時に子どもが下痢や発熱を起こすことはある．

もし乳歯にむし歯があれば，それを治療しよう．そうすることによって，これまでに述べてきた歯としての大切な役割を果たすことができる（第10章参照）．

III. 奥歯の健康管理

　私たちは前歯が生えてくるときにはそのことに関心を持つが，奥歯のことにはあまり気を配らない．そして奥歯（臼歯）は良く見えない．**顔面の腫脹**は，新しい臼歯が生えてくるときとか膿瘍があるときに見られる．そこで，あなたがその原因を判断するためには，歯がむし歯になっていないか，あるいは歯の横にふくらんだ膿の出口があるかどうかを見極めよう．

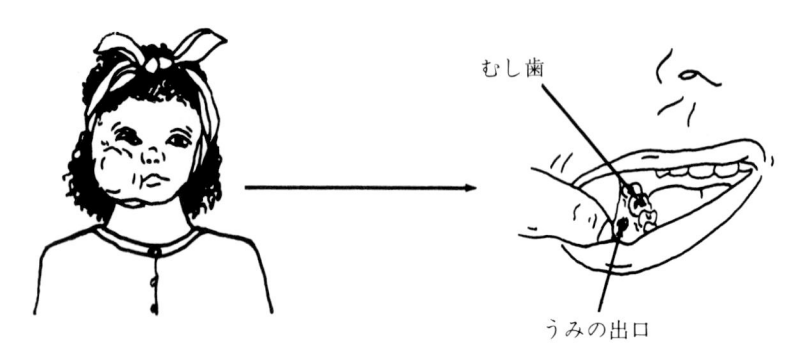

顔面の腫脹を見つけた時は，膿瘍の2つのサインを探しなさい

　しかし，もしその人の年齢が若ければ（16～22歳），腫脹の原因は膿瘍でないことが多い．第三大臼歯（親知らず）が口の奥の方に生えてきていることによるかも知れない．歯は生えてくる時には，粘膜を破って出てくる．ちょうど汚れた切り傷が感染しやすいように，新しい歯の周りの切れた歯肉もまた感染しやすく，感染によって顔面の腫脹をひき起こすことがある．

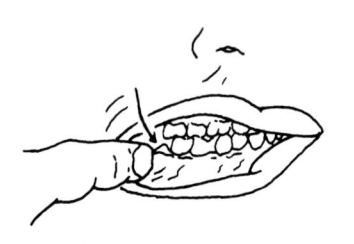

臼歯の奥を見る．

新しく生えてきた歯の上の赤く腫れた粘膜を見る．

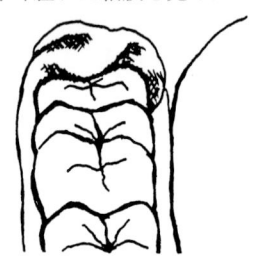

　歯が生えるのに十分なスペースがあれば，その歯はひとりでに生えてくるだろう．歯が生えるには一定の時間が必要なだけである．手当てを始める前に，問題がどの程度深刻なのかを良く見極めよう．

　もし腫れがなく，口も開けられるならば，何が起こっているのか，説明しなさい．そして彼女が感染を軽減させ歯肉を強固にするために自分でできることについて話してあげよう．最も良い治療法は，痛い部分を温かい食塩水でゆすぐことである．歯が生えてくる間，うがいを続けることが最も良い家庭療法である．

　もしそれが重症であれば（痛みがひどく，腫れて，口を開けられないなど），96～97頁を見てもっと適切な処置をしなさい．

Ⅳ．すべての歯の健康管理

　この本では「**良い食べ物を食べて歯を清潔にしなさい．**」という重要なメッセージをくり返し述べている．なぜなら，そのことがこの本からあなたが学べる最も重要なことだからである．後の章で，問題が起きた時に何をなすべきかについて語られているが，もしあなたが上の2つの提言を守ることができれば，歯と歯肉については何も問題は起きないだろう．なぜならば良い食べ物は歯を含む全身の健康にとって有効であることが明らかとなっているからである．細菌の集落（52頁）と有害な糖分（57頁）が存在しなければ，口の中では歯と歯肉に問題を起こす酸を作れない．そこで次のことを覚えておいてほしい．

1．良い食べ物を食べる

　1つの覚えやすいルールは，**身体に良い食べ物は同時に歯にも良い**ということである．健康な身体は感染に対する最高の防御である．

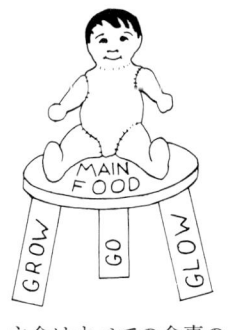

主食はすべての食事の中心である

　有効な栄養摂取（上手に食べる）ということは，以下の2つのことを意味している．

　第1に，食事の時はいつも異なる種類の食べ物を一緒にとろう．57頁の絵を見てほしい．食品はいくつかのグループに分けられる．食べる時はいつもそれぞれのグループの中から1つあるいは2つの食品を選び組み合わせて食べるようにする．このようにすれば3種類の重要な食品を摂ることになる．GROW FOODS（身体の発育に必要な食品）必須タンパクの源，GLOW FOODS（身体を守る食品）ビタミンとミネラルの源，そしてGO FOODS（エネルギー集約食品）1日中活動的でいるためのカロリーの源．

　第2に，必要なエネルギーを得るために十分食べているか確かめなさい．これは第1の提言よりも重要である．私たちはエネルギーの半分以上を**主食**から得ている．そして世界の大部分の地域では，人々は安い価格の1種類のエネルギー食品をほとんど毎食食べている．地域によってこの**主食**は，米，とうもろこし，粟，小麦，キャッサバ，芋，パンの木やバナナであったりする．**主食**は地方食の中では中心になるスーパー食品である．

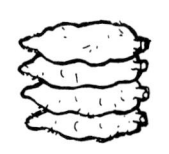

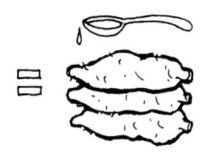

子どもの食べ物にスプーン1杯の食用油を加えることによって，日常的な活動量を満たすための食べ物は3/4で良いことになる．油を加えることによって，満腹になったときに十分なカロリーをとったことが確実となる

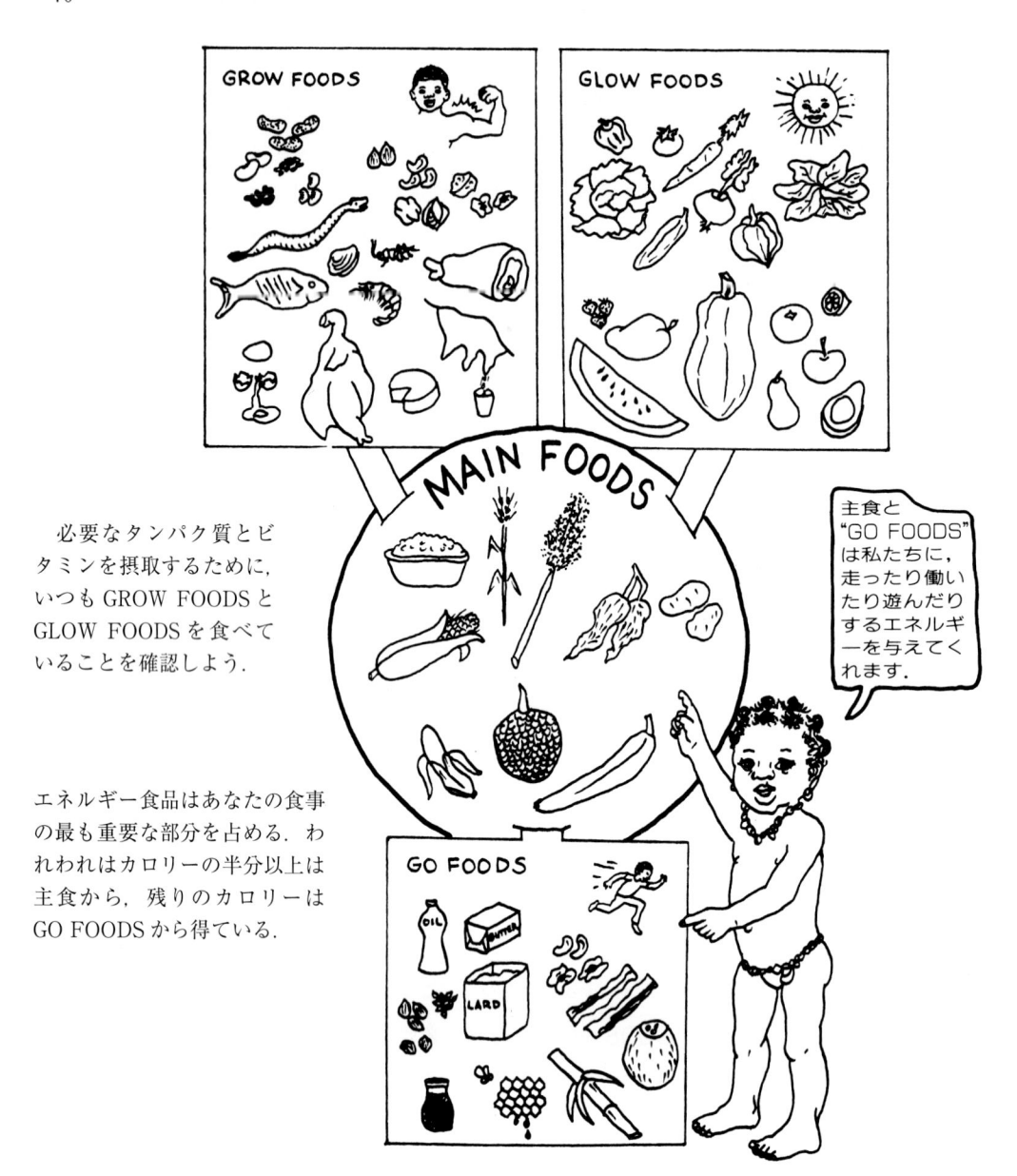

必要なタンパク質とビタミンを摂取するために，いつも GROW FOODS と GLOW FOODS を食べていることを確認しよう．

主食と "GO FOODS" は私たちに，走ったり働いたり遊んだりするエネルギーを与えてくれます．

エネルギー食品はあなたの食事の最も重要な部分を占める．われわれはカロリーの半分以上は主食から，残りのカロリーは GO FOODS から得ている．

'GO FOODS' についての注意：GO FOODS は私たちに必要なエネルギーを与えてくれるものだが，良くない GO FOODS もある．ハチミツや糖蜜，そして特に**白砂糖**は，必要なカロリーを含んではいるが，歯にとっては非常に悪い食品となる．果物，ナッツそして油などは私たちにエネルギー（カロリー）を与えてくれて，しかも歯に悪い影響を与えることは少ない．

2. 歯を清潔にする

　歯を清潔にするためには時間と注意深さが必要である．歯磨きを急いですませていると，食べかすや細菌は歯の裏側やへこんだ部分に残ってしまうため，むし歯と歯肉炎が起こることになる．

　デンタルワーカーが教える磨き方が人によって違うことがある．中には明らかに良い方法であっても，難しいという欠点があることもある．

　覚えやすく，また家庭で容易に実行できる歯磨き法を教えよう．まず最初は，自分の（あるいは子どもの）歯を前後または円を描くように磨くことから始める．その人がやる気があることを確認したら，簡単なものからより効果的な磨き方に変えていく．

　歯磨剤は必ずしも必要ではない．歯磨剤の代わりに木炭や塩を使うこともある．実際にはブラシの毛が大事であって，歯磨剤を用いずブラシに水をつけるだけで十分である．

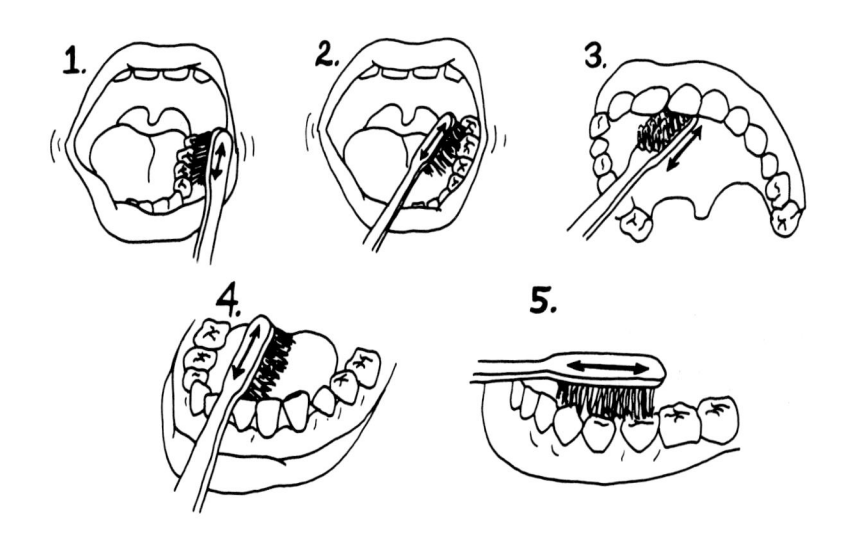

　歯の外側，内側および咬み合わせの面を注意深く磨く．

　磨き終ったら，舌で歯面をさわり，つるつるしてきれいになっていることを確認しよう．

　最後に，ブラシの毛の部分を歯間部に押しつけ，そこに付着している食片をかきとるようにする．上下の全ての歯についてこれを実行する．

　歯の植立方向に従って上顎の歯は上から下へ下顎の歯は下から上に向かって磨く．

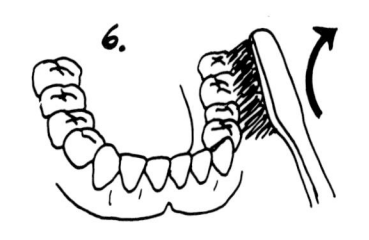

柔らかい毛のブラシを使うことがいかに大切か説明しよう．硬くて強いブラシは歯肉を良くするどころか逆に傷つけてしまうことがある．

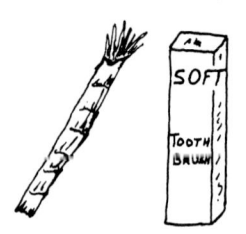

硬いブラシは，数分間熱い湯にひたしておくことで柔らかくなる．その際，プラスチックの柄を熱い湯にひたしてはいけない．溶けてしまうことがあるからである．

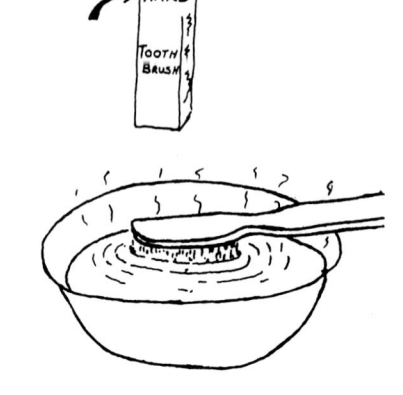

もし行きつけの商店に硬いブラシしか置いていない時には，店の人に硬い歯ブラシは人々のためにならないと助言し店に柔らかい歯ブラシだけを注文して販売するように頼もう．

メモ：むし歯を減らすために大切なもう1つの対策は，フッ化物の応用である．

フッ化物はカルシウムのように歯を硬く，強くする物質である．

飲み水，歯磨剤，ビタミンそして洗口剤に含まれているフッ化物はむし歯予防の助けとなる．しかしこれらを用いた予防は時には高くなってしまう．それらの中で最も効果的で安価な方法は，学校における週1回のフッ素洗口である（詳細は217頁を参照）．

フッ化物は，天然のものとして食品や水の中にも見い出される．例えば，お茶の葉と多くの海産物は多量のフッ化物を含んでいる．

あなたは下記からフッ素を活用することができる．

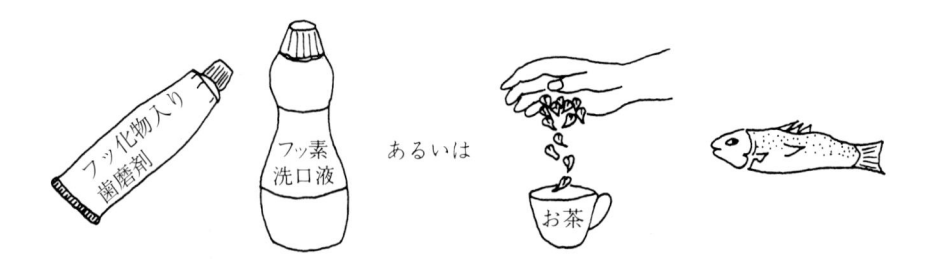

3．歯の間の清掃は重要である

歯の間の清掃のために3つの方法がある．

1）歯の間に歯ブラシの毛先をつっ込み，そして食片をかき出す．
2）ヤシの葉の葉柄を取り出し，細い方の先端を歯の間に入れたり出したりしながらやさしく動かす．

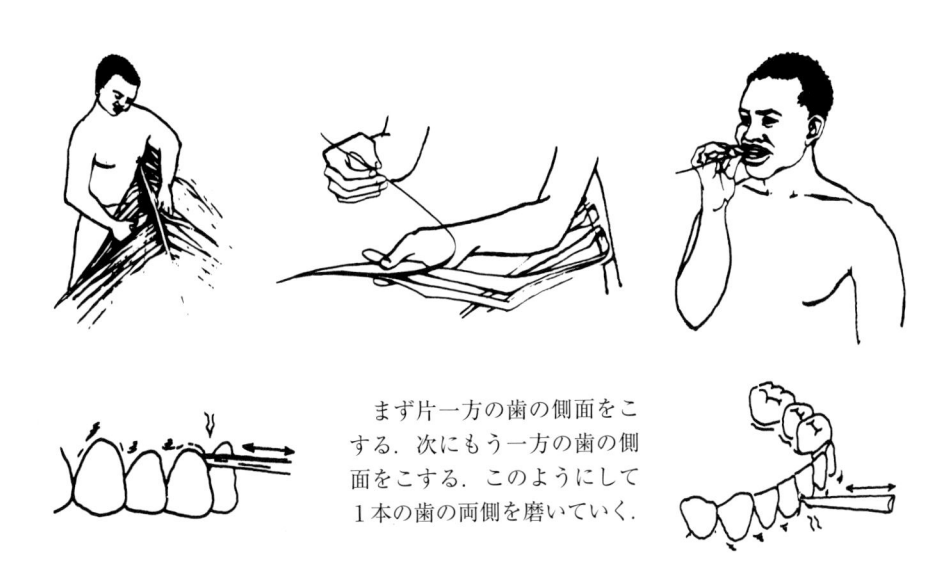

まず片一方の歯の側面をこする．次にもう一方の歯の側面をこする．このようにして1本の歯の両側を磨いていく．

3）細いけれども強い糸を使う．糸を用いた清掃はすべてのうちで最良の方法である．しかし注意深く糸を使わなければならない．

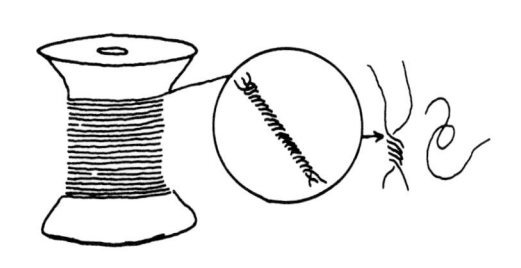

漁網に使う細い木綿糸を手に入れ，それをほぐしてそのうちの1本を使う．

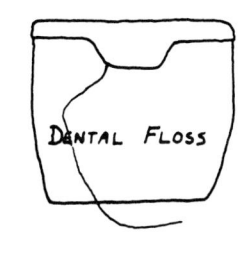

あるいは

デンタルフロスを買って使う．フロスは歯と歯の間を掃除する特別の糸である．

注意！ もし正しい使い方をしないと糸は歯肉を傷つける．次の頁に糸の使い方を示すが，"フロス"の使い方の最良の修得法は誰かにお手本を示してもらうことである．経験のあるデンタルワーカーに頼んでみよう．

両手の中指に糸の両端を巻き付ける．

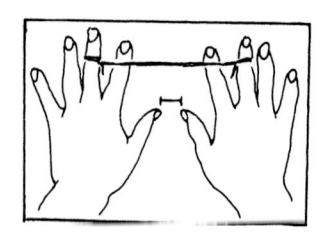

親指と他の指を糸のガイドに使う．そして歯の間に糸をすべらせて前後に動かす．その際，糸を急にすべらせて歯肉を傷つけないように注意しよう．

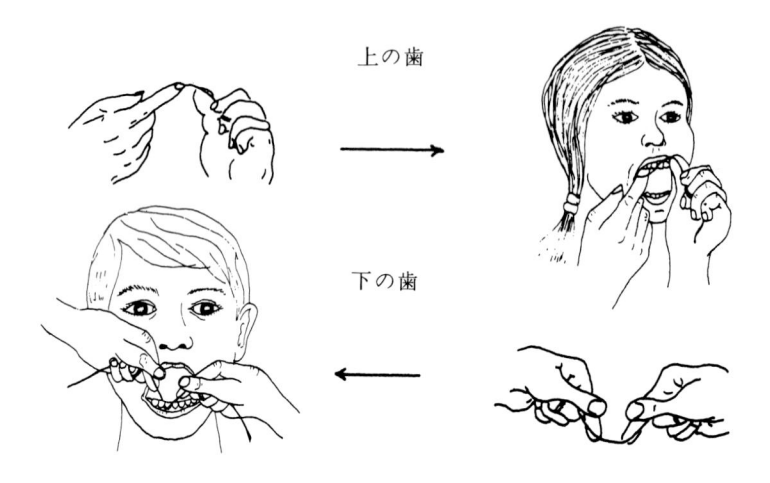

上の歯

下の歯

指で片方の歯の隣りあった面に糸をこすりつけるように上下に糸を動かす．この際糸を前後に引かないようする．前後に動かすと歯肉を切ることがある．

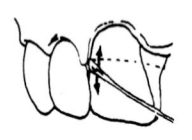

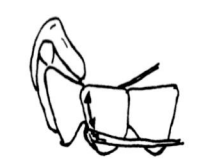

歯と歯の間で歯肉の上に糸を引き上げつつ，隣の歯も同時に清掃しなさい．

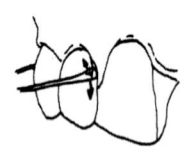

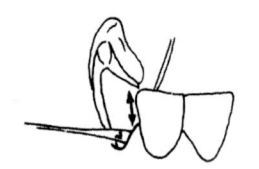

両方の歯の清掃が済んだら，片方の指から糸をほどき，歯間部からそれを引きだしなさい．そして，もう一度両手の中指に巻き付け，次の2本の歯の間の清掃に移る．

> 重要：歯を磨くことと良い食べ物を摂ることで大部分の歯の病気を予防することができる．

第2部
歯科疾患の治療

第6章　診査と診断 …………………………… 77
第7章　一般的な疾患の治療 ………………… 88
第8章　スケーリング（歯石除去）について ……… 131
第9章　口腔内への注射 ……………………… 140
第10章　どのようにむし歯の穴を埋めるか ……… 149
第11章　抜　歯 ………………………………… 163
第12章　HIV患者のための歯と歯肉のケア ……… 180

第6章　診査と診断

　患者を診査するときには，必ず口の中全体を診査しなければならない．
　早期発見，早期治療により病気が重症化していくことを予防することができる．クリニックをまかされた時には，通院する患者の口腔の全体像を把握する必要がある．
　そのためには，患者に現在の病状とともに以前の状態についても問う必要がある．
　常に得られた所見を記録しておこう．そうすれば，来院時にはいつでもどのような処置が必要かを思い出すことができる．

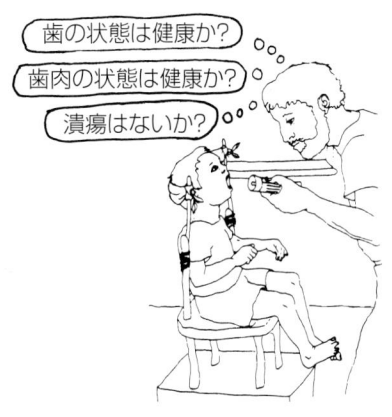

歯の状態は健康か？
歯肉の状態は健康か？
潰瘍はないか？

口の中を診るときには，上記の質問を頭に浮かべながら行う．

1．歯の状態は健康か？　調べよう

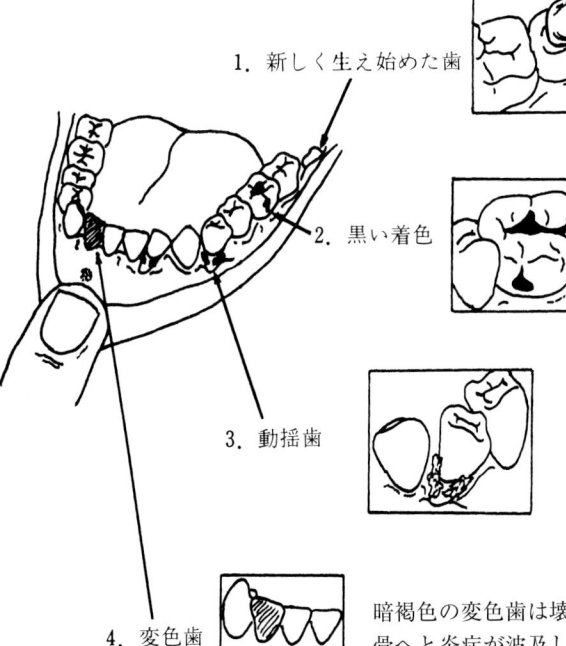

1．新しく生え始めた歯
2．黒い着色
3．動揺歯
4．変色歯

何が起こっているかを説明して，新しく生えてきた周りの歯肉を健康に保つ方法を指導する（68頁）．

これは多分むし歯であり，小さいうちにつめものをする必要がある（49頁）．

何が起っているかを説明して，どうしたら病状が悪化したり他の歯への波及を予防できるか指導する（56頁）．

暗褐色の変色歯は壊死している歯である．歯から歯槽骨へと炎症が波及している（49頁）．
その結果歯肉に潰瘍を形成しているのである（78頁）．

2．歯肉の状態は健康か？

54頁を参照して，健康な歯肉と病的な歯肉とを比較してみるとよい．病的な歯肉は発赤し，触れると出血することが多い．

歯の下の歯肉の腫れものは，膿瘍を形成している証拠である．膿瘍は，歯もしくは歯肉の疾患が原因で生じる．どちらが原因であるかを判断するためには，腫脹の近くの歯および歯肉を注意深く診査する必要がある．

健康な歯の近くにある腫脹は歯肉が感染している症状のひとつである．注意深く歯石を除去しよう（第8章）．

むし歯の近くの腫脹は，歯から生じた膿瘍である（96頁）．

重度のむし歯より生じた歯肉の潰瘍は，腫瘍が破れて中の膿が漏出している状態である．

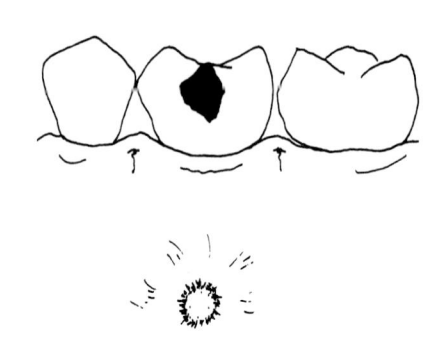

プチッとした歯肉腫脹

3．他に潰瘍はないか？

口唇や頬粘膜にも潰瘍がないかを調べる必要がある．また舌下や舌縁も調べよう．

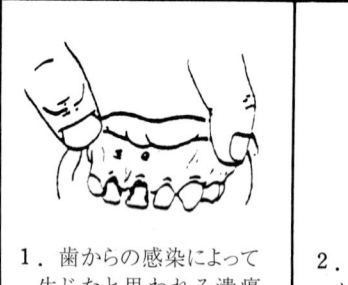

1．歯からの感染によって生じたと思われる潰瘍（96頁）

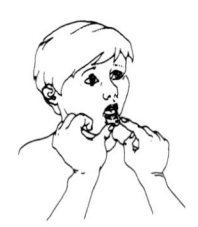

2．ウイルスによって生じたと思われる口唇および頬粘膜の潰瘍（107頁）

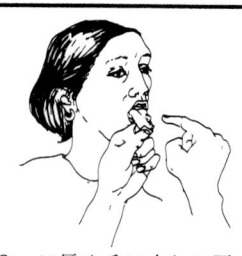

3．口唇や舌に生じた悪性腫瘍と思われる潰瘍（129頁）

診察の結果について，患者にあなたの所見を述べ，疾患がある場合にはその悪化を防ぐにはどのようにすれば良いかを説明しよう．特に疾患もなく口腔が健康である場合には，ほめてあげよう．

> 持てる知識を人々に与え，説明しよう．どうしたら歯科疾患を予防し，また管理できるか，それらについて人々が学ぶことを支援しよう．

Ⅰ. 診査を行う場所

　診査をする場所は光源があって明るい場所が良い．口腔内は暗いので，歯や歯肉を調べるために光源が必要である．

　太陽光を使おう．屋外で診査をしたり，また屋内で行う場合にも患者が窓を向く方向がよい．日光しか利用できない場合でも，十分口腔内のすみずみまで見ることができる．これができない場合にはスタンドの光を利用するか，助手に懐中電灯で照らしてもらう．また歯や歯肉を調べるためにデンタルミラーの反射光をうまく利用する．

　低い椅子しかない場合には，術者がのぞき込まなくても良いように患者の下顎の先を上げさせる．本を積み重ねたりして高さを調節することも良い方法である．また，布を利用して患者の頭が寄りかかれるようにしておく．

　しっかりとした背もたれのついた椅子を利用する．椅子に2本の棒を取りつけて，これにきれいな布を縛りつける．頭が支えられるようにしっかりと結びつけるが，頭を後ろに傾けられるように少したるませておくことも必要である．

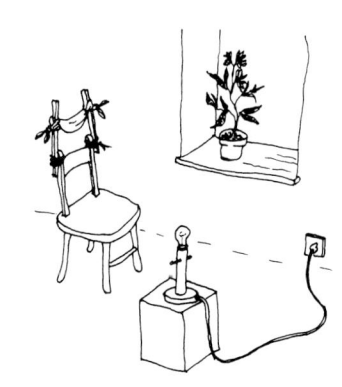

Ⅱ. 必要な器具

　次の3種類の器具が必要である．

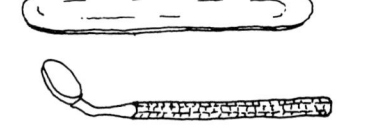

1. 頰粘膜，口唇，舌を押さえるための木製の舌圧子
2. 歯や歯肉を詳しく調べるための歯科用ミラー
3. むし歯の程度や歯石を調べるための探針

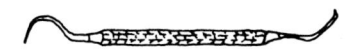

　多くの患者を診察する時にはそれぞれの器具の予備を用意しておくと良い．ただし器具は清潔にしておく必要がある．

　不潔な器具を使用すると容易に他の患者に感染させてしまう．診査が終わった後は洗剤と水とで器具を良く洗い，92頁に述べたような消毒液に浸しておく．

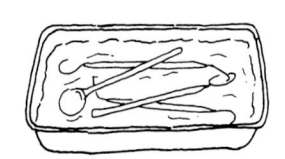

Ⅱ. 正 確 な 診 断

患者の主訴が何か，その原因が何かを判定したときに診断がなされる．そのためには多くの情報が必要となる．正確な診断を下すためには注意深い診察がなされなければならない．

患者の症状についてできるかぎりの情報を得ること：
1．疾患に関して問診を行う．
2．患者の年齢も考慮しながら顔貌を観察する．
3．さらに詳しく口の中を診察する．
4．潰瘍を生じている場所があれば触診する．

1．患者が悩んでいることについて問診しよう

患者自身が感じていることをまず話させる．

それに耳をかたむけ，そして口腔内にどのような疾患が発現したのかを考えてみる．そうすれば患者に何が起こったかがわかってくるだろう．

問診を続けることによってさらに多くのことを知ることができる．

・どんな症状か？　疼痛，腫脹，出血などの症状について尋ねる．
・どの場所か？　患者自身の指でその場所を示すことができればそれを参考にする．
・いつ最も強い疼痛があったか？　持続的なものか，ある時だけ痛むのか（例えば冷たい物を食べた時）確認する．
・いつから始まったか？　以前から生じていたものかどうかを聞き出し，その時に，どんな処置をしたかについて聞く．
・事故または外傷の既往はあるか？　古い外傷によって骨に感染を起こし，顔面皮膚に潰瘍を形成したり腫脹を生じることがある．
・ほかに症状はないか？　鼻かぜや発熱に伴って歯痛が生じることがある．
・歳はいくつか？　歯の萌出についても考慮する．

これらの問診が終了してから正しい診断を下す．診断がつかないときには，ほかの可能性を考えてさらに質問を追加する．これは診断を下すための*科学的な方法*である．科学的な方法の説明に関しては，*Helping Health Workers Learn* の第17章を参照すると良い．

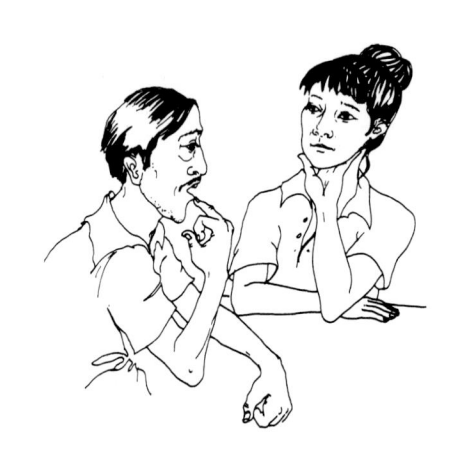

女性を問診する時には，妊娠していないか確認すること．妊娠中の女性の歯肉は，しばしば炎症を起こす．歯肉から出血しやすい．そして，むし歯にもなりやすい．しかし，これは誰にでも必ず起こることではない．妊婦が歯や歯肉に特に注意を払ってケアしていれば，それらを予防することができる．しかし彼女がすでに歯に問題を抱えているならば，出産を待たずに処置してあげよう．**妊婦の治療は診断がつけば開始しても良い．**赤ちゃんが胎内で健康に育つために，それは大事なことである（17～18頁参照）．

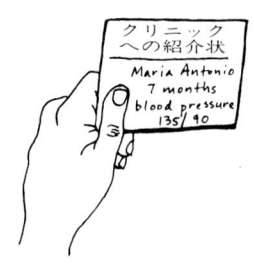

助産師（産婆）が女性の口の中を診察できるように訓練しよう．彼らが妊婦を口腔ケアのためにあなたのところに紹介するとき，助産師は妊婦の健康状態について有益な情報を提供してくれるだろう．

妊婦の治療における注意事項—デンタル・ワーカーのための指針

1. まず，妊娠何カ月かを訊ねる．そして彼女の血圧が正常かどうか確認する．血圧が150/100 mgHg（最高血圧／最低血圧）以上の人は，抜歯のあと止血しにくいことがある．このような問題が起きないように，すべての女性に血圧計を持っている助産婦やヘルス・ワーカーのところで定期的に血圧測定をしてもらうように勧めよう．
2. どうしても必要でなければ，歯のX線写真を撮らないこと．X線写真は，胎児にとって危険である．どうしてもX線写真を撮らなければならない時には，胸から腹部，大腿部まで鉛エプロンで覆う．
3. 妊娠中や母乳を与えている期間は，テトラサイクリンあるいはドキシサイクリンを投与してはならない．
4. 常に注意深く，そして口腔内全体を診察すること．妊婦に対して，どのような治療が必要か，どのように歯や口の疾患を予防するか話してあげよう．
5. 妊婦には特に親切に対応する．自分はデンタル・ワーカーとして妊婦の身体を気遣っていること，精神的にリラックスしていてほしいこと，治療は無痛でできることを伝えよう．

2. 患者の外見を観察する

　患者が高齢者の場合には多くの疾患を抱えていることが多い．患者が最初に来院した時にはその年齢に注意する．患者に口を開けさせる前に顔に潰瘍や腫脹がないかを診ておく．

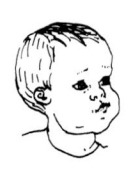

腫脹

子ども
腫脹の原因として
- おたふくかぜ
- 唾液腺炎（123頁）
- 歯槽膿瘍（96頁）

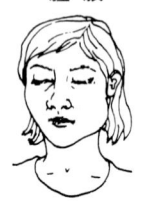

若年者
腫脹の原因として
- 新しい歯の萌出（103頁）
- 歯槽膿瘍（96頁）

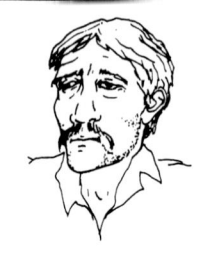

成人
腫脹の原因として
- 歯槽膿瘍（96頁）
- 顎骨骨折（116頁）
- 腫瘍（128頁）

潰瘍

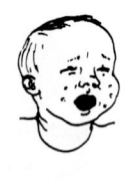

子ども
潰瘍形成の原因として
- 膿痂疹（とびひ）
- ワンサン感染（105頁）

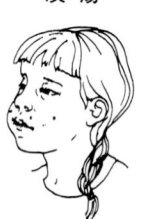

若年者
潰瘍形成の原因として
- 単純疱疹（107頁）
- 歯槽膿瘍（96頁）

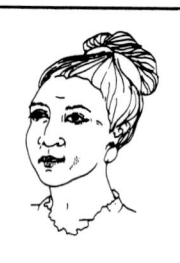

成人
潰瘍形成の原因として
- 歯槽膿瘍（96頁）
- 骨への感染（骨髄炎）

3. 口の中の診察

問診事項，患者の年齢や外見などを記録にとどめておく．それから患部を注意深く診る．

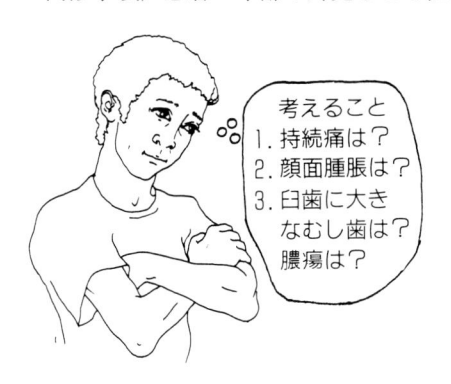

考えること
1. 持続痛は？
2. 顔面腫脹は？
3. 臼歯に大きなむし歯は？膿瘍は？

歯の診察

・新しい歯が生えかけていないか？
・動揺歯はないか？
・変色歯（壊死歯）はないか？

歯肉の診察

・発赤していないか？
・歯肉腫脹はないか？
・出血しないか？
・食片圧入はないか？

さらに頬粘膜や口唇，舌などに潰瘍がないかも調べる．

4. 潰瘍の触診

触診は疾患の進行程度を知る方法として有効である．これによって治療方針を決定することができる．

動揺歯があるかどうかを診るために，疼みのある部位の歯を1本1本注意深く押してみる．動揺歯を指にはさんで前後に揺り動かして，疼痛があるかどうかを調べる．

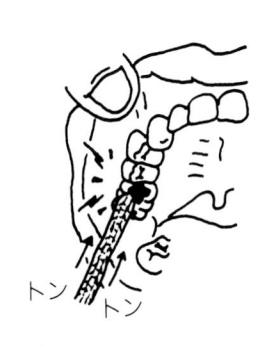

ミラーの柄を使って問題があると思う歯も含めて何本か叩いてみる．

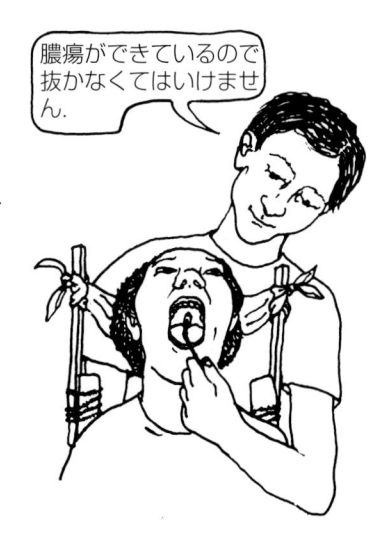

打診痛があるときには膿瘍があることが多い．

膿瘍ができているので抜かなくてはいけません．

ガーゼを用いて歯肉を圧迫してみる．しばらく待って出血してこないかを調べる．探針を使って歯肉縁下の歯石を調べる．また注意深く歯石をとり除く．しばらく待って歯肉から出血がないかどうか調べる．**出血があるとすればそれは歯周疾患のサインである．**

III. 鑑別診断を学ぶ

　患者が歯痛，潰瘍形成，歯の動揺などを訴えてきたときには，様々な原因が想定される．最初の所見，歯痛，潰瘍，歯の動揺などに注目することが診断の第一歩である．もっともらしい原因を想像する前に，より多くの所見を得ることが大切である．

　診察中に気付いた所見と，もっている歯や歯肉についての知識を合致させる．これができれば特別の病名など知らなくても立派に診断をつけたことになる．

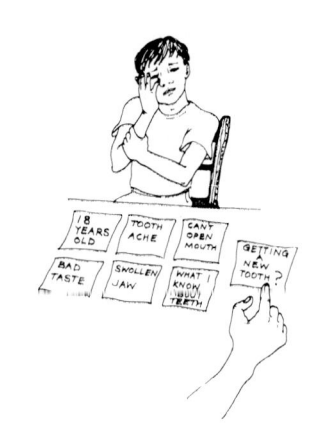

　診断をつけることは容易であるが，時には確信がもてない場合もある．そんな時はより経験を積んだデンタルワーカーに助言を求めることも必要である．知ったかぶりをしないで，確信がもてて，治療に必要な材料が揃っているときにのみ治療をすべきである．*Where There Is No Doctor* の前文の4頁を参照．

　以下に示した表は診断をつけるときに参考になる．鑑別診断に備えてこの表を使うことに慣れるとよい．*Helping Health Workers Learn* の第21章を参照．

患者の症状	所見		予測される疾患	参照頁
歯が痛む	物を食べたり飲んだりした後に疼痛がある．打診痛はない．		むし歯	95
	充填物の部分脱落やひび割れたり脱落寸前のつめ物がある．食べたり飲んだりすると痛む．		古いつめ物の下のむし歯	95
	食物を噛むと痛む．打診痛があるがむし歯はなく歯は一見正常に見える．		歯石沈着	136
	持続痛がある．夜就寝時も痛む．打診痛とわずかの動揺がある．		膿瘍	96
	冷たい空気を吸ったときに痛む．最近打撲の既往がある．		歯の破折	99
	開口障害．持続痛と奥歯から不快な味がする．		半埋伏歯	103
	上顎の歯を叩いたとき何本かに痛みがある．鼻閉があり口呼吸しかできない．		歯性上顎洞炎	98

患者の症状	所見	予想される疾患	参照頁
顔が腫れている	最近, 歯が痛んだことがある. 悪くなった歯は叩くと痛い.	膿瘍	96
	18歳ぐらいの若年者で開口障害がある.	新しい歯の萌出	103
	顎顔面に打撲の傷があって, 触診すると骨に疼痛がある. 上下の歯が咬み合わない.	骨折	111
	顎下部の腫脹. 空腹時や食物の匂いを嗅ぐと痛む.	唾液腺の炎症	123
	長期にわたる腫脹. 軽減する気配がない.	腫瘍	129

患者の症状	所見	予想される疾患	参照頁
歯が動く	食物や歯石の沈着. 周りの歯肉がゆるんで腫れている.	歯根膜の感染（歯周病による）	104
	以前は痛かったがそれ以後は痛まない. むし歯があり歯肉に潰瘍を形成していることもある.	骨の感染（古い歯根膿瘍による）	96, 102
	歯を打撲したことがある.	歯根破折	99
	歯を動かすとその周囲の骨や歯も共に動く. 歯肉の下で骨折している	歯根周囲骨の骨折もしくはワンサン感染による骨の炎症	111〜116, 105・125
	そっと歯と歯を咬み合わせてみると, その歯が他の歯よりも先に当たる.	歯の位置のずれと, 歯の荷重負担（歯ぎしり, くいしばりなど）	102

患者の症状	所見		予測される疾患	参照頁
歯肉の感染による口の中のただれ	歯肉は発赤腫脹し，歯磨きにより出血する．		歯周疾患の初期	104
	歯間乳頭部が小さな膿瘍のようにただれて腫れる		歯肉縁下の異物	138
	歯肉が壊死して，もはや痛まない．歯の周りから排膿と出血があり，ひどい口臭がある．		ワンサン感染症（重度の歯周炎）	105
	歯肉は明赤色となり，ただれているが歯間乳頭の萎縮はない．		ヘルペスウイルスによる単純疱疹	107

患者の症状	所見		予測される疾患	参照頁
口の中の他の場所にできるただれ	頬粘膜，口唇，舌下に生じる．周囲が鮮紅色の黄色い潰瘍．食物が触れると痛い．		口内炎	109
	義歯の辺縁や床下粘膜に生じ触れると痛い．		義歯の鋭縁，または調整が必要な古い義歯	109
	口腔粘膜や舌に付着した一種の白苔．授乳障害の原因となることもある．		口腔カンジダ症（鵞口瘡）	108
	むし歯の根尖付近に潰瘍ができている．		歯槽膿瘍	78, 96
	口角部が乾燥し，唇がひび割れてただれている．		栄養失調	110
	口唇にできる疼痛を伴った小水疱．しばらくすると自潰し痂疵ができる．		ヘルペスウイルスによる単純疱疹	107

治りにくい潰瘍は腫瘍の可能性がある（129頁）．

患者の症状	所見	予測される疾患	参照頁
顔面皮膚の潰瘍	患部の口腔内側に歯槽膿瘍や破折歯がある.	外歯瘻	124
	歯肉がひどい炎症を起こし，潰瘍が頬部を通じて皮膚までむしばんでいる．顔面の皮膚や口腔粘膜は壊死を起こして，腐敗臭がする.	壊疽性口内炎．歯肉のワンサン感染から始まる	125
	薬を服用しても1カ月以上治癒しない口唇潰瘍.	悪性腫瘍	129
開口障害 もう これ以上 開かないわ	16～24歳の若い人の下顎に腫張がある.	新しい歯の萌出	103
	最近外傷の既往がある.	顎骨骨折（耳の前方部分）	111
	臼歯部歯肉の腫張を伴った歯痛の既往がある.	臼歯部の膿瘍	96
	開口時に耳の前でコリコリという音がある．閉口時や咀嚼時に関節部の疼痛がある.	顎関節症（顎関節の疼痛）	117
	嚥下障害と顎骨の硬直がある．不潔な器具や創部から感染する.	破傷風	122
閉口障害	食事の時に大きく口を開けたり，あくびをしたあともどらなくなる．臼歯部が欠損していることが多い.	顎関節の脱臼	116
	外傷の既往があり，どこかの歯がつかえて咬み合わさらない.	顎骨骨折	111

第7章　一般的な疾患の治療

治療の結果病気が治癒し，再発しないためには正確な診断が必要である．歯を原因とし，顎の骨の中にできた膿瘍の膿の出口として顔にできた"ただれ"をなぜ表面の洗浄だけで治そうとするのか．最適の治療を行うためには，ただれた原因を知らなくてはならない．

正しい診断の後で，あなたをはじめとして経験を積んだデンタルワーカーは，どのような治療をすべきかを決定しなければならない．

> 自分自身の限界をわきまえ，知らないことに手をつけてはならない．

以下，ヘルスワーカーが出会う疾患とその治療について記述する．

患者の口腔内に触れる前に，どのようにして清潔な状態を保つかとういうことについて学ぼう．これから数頁を用いて手洗いやグローブの着用，そして器具を消毒や滅菌することによって医療現場で言う「清潔」を保ち，感染を予防することについて説明する．

I．口腔内の病原菌

口腔内は病原菌にとっては自然の住処である．口腔内にある細菌（常在菌）は通常は問題をひき起こさない．身体は彼らにとって居心地の良いところなのだ．実際，役に立っている細菌も沢山ある．例えば，私たちが食物を摂取した時にそれを消化しやすいように分解してくれる細菌もいる．

健康な人体にとって害のない細菌の数が異常に増えてしまったとき，あるいは人体に害を及ぼす細菌が外から体内に入ってきたときに問題が起こる．それが発熱や腫脹を伴う炎症である．

定期的に口腔内を清掃している場合は，口腔内の細菌数は正常のままである．あなたは他の人々に歯や歯肉の清掃について教えることはできるが，実際に歯磨きをするかどうかはそれぞれの人の責任である．

しかし，歯科医療従事者には一つの重要な責務がある．あなたは感染している人から健康な人に病原菌を広げてはならない．診療や治療に用いる器具が清潔であることを保障しなければ

ならない．血液の付着した器具の使用は肝炎（肝臓の深刻な病気）や AIDS の原因となる HIV 感染を拡大させることになる．

Ⅱ．治療の第一歩：それは清潔を保つこと！

たとえどんな疾患でも，治療する時には場所，器具，術者などはいつも清潔でなければならない．たとえば，検診や治療を行う前にはデンタルワーカーはよく手を洗って感染を防がねばならない．

石けんと清潔な水を用いて患者の目の前で手を洗ってほしい．あなたが，注意深く気をつかうヘルスワーカーであることを示しておこう．そして清潔にすることの重要性について具体的に説明しよう．

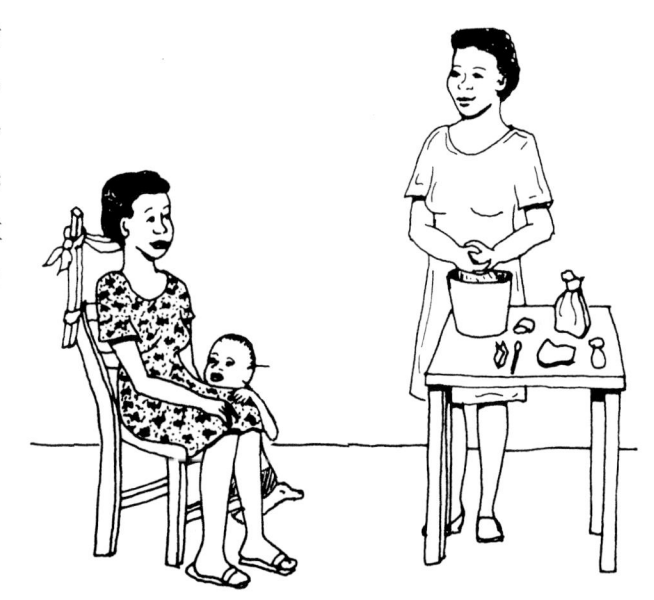

医療用手袋を装着しよう

ラテックスあるいはプラスチックの医療用手袋は，あなたが触れる人々をあなた自身の爪の中や皮膚についている病原菌から守る．それら病原菌はたとえあなたが手を洗った後であっても存在している．そして医療用手袋はあなた自身を感染から守ってくれる．あなたが他人の口の中や，血液に触れるときは常に医療用手袋を着用しよう．

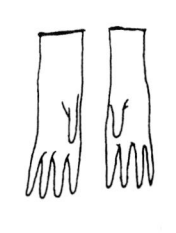

もしあなたが歯の充填や抜歯をしているとき，あるいはあなたが滅菌処理済の器具に触れるときには，必ず滅菌医療用手袋を着用しなければならない．もし医療用手袋がない場合には，代わりに消毒薬で洗ったビニール袋を使う．袋は医療用手袋よりも使いにくいが，ないよりはましだろう．

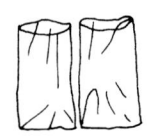

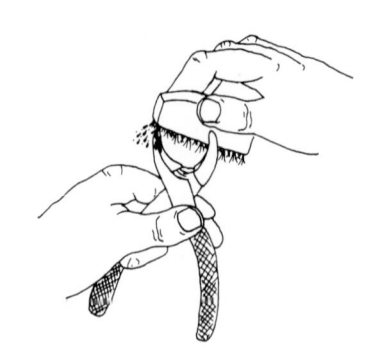

細菌は器具に付着した食物残渣やセメント，血液などに残っている．たとえ煮沸しても細菌は生きている．

器具を使用した後，洗剤と水とでよく洗わなければならない理由はここにある．すすいだ後，付着物がよく落ちているか点検をする．

覚えておいてほしいのは，"きれいに見える"ということは"清潔である"ことではないということである．真の清潔ということは細菌が存在していないことである．滅菌しない限り器具には細菌が残っているので，滅菌が不完全な器具を次の患者に使用するとそのことが原因で感染を起こすことになる．

滅菌とは殺菌することである．一番よい方法は熱を利用することである．高温によって肝炎，破傷風，口腔感染症などの原因菌をほとんど殺菌することができる．蒸気の湿った熱は乾熱よりも効果的である場合が多い．

滅菌についての簡単な決まりは，以下の通りである．

血液に触れた器具は全て煮沸か蒸気で滅菌しよう！

これはつまり，注射器や針，歯石除去（8章）や抜歯（11章）に一度使った器具などは全て滅菌するということである．

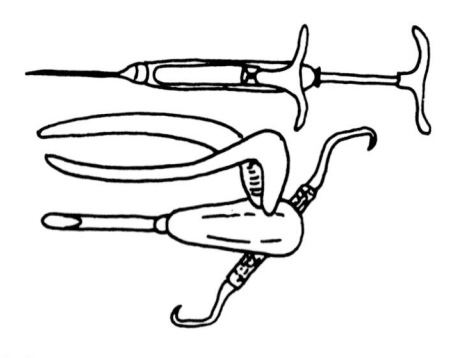

安全のために：疑わしいときは消毒をしよう！

器具の滅菌には30分間煮沸する必要がある．蓋をしたポットなどで蒸気を逃がさないようにすると効果的である．ポットの中はより高温になる．ただし，煮沸すると器具は錆びやすいということを忘れないでほしい．

錆の予防のために：
- 水1lに対して小匙5杯（約20ml）の油を加えて煮沸する．
- 器具をよく乾燥させること．器具が熱いうちに消毒した布の上に並べて，水分を蒸発させる．

決して濡らしたままで器具をしまいこまないこと！

高圧蒸気滅菌は最も確かな滅菌法である．この方法で有害な菌を30分で殺すことができる．これには，きちんとした蓋の付いた頑丈な鍋を使用する．ただし，中の圧が高くなりすぎたときのために蓋に小さな穴をあけておき，蒸気が逃げるようにしておく．

　圧力鍋とよばれている鍋がこれに適している．これには余分な蒸気を逃がす安全孔が付いている．

1．2カップの水と小匙2杯の食用油を鍋に入れる．

2．取手を合わせて蓋をしっかり締め，沸騰して蒸気の音がしてくるまで強火にかける．

3．沸騰したら弱火にして，そこから時間を計る．沸騰した状態で30分間弱火にかけておく．

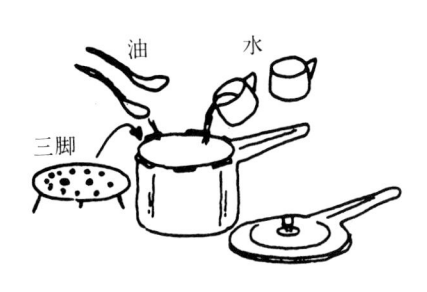

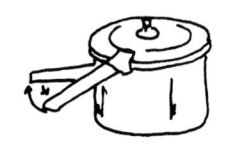

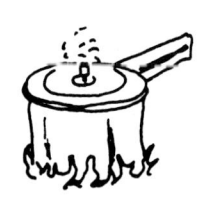

鍋を空炊きしないように注意する．

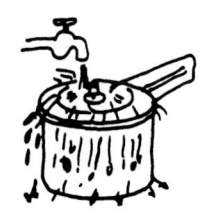

4．鍋を冷水で冷やし，蓋を開け清潔な布の上で器具を乾かす．

次回の滅菌のために同じ鍋を使う場合，中の水は取り換えずにまた使うことができる．

血液のついていない器具は，熱による滅菌操作は必要ない．例えば検診や仮封などに使った器具は，よく洗った後，アルコール消毒液か漂白剤の消毒液に浸しておく．

アルコール消毒液

1. 1週間分として大きな容器に95％アルコールときれいな水を7：3の割合で混ぜる．蒸発を防ぐため容器の蓋をしっかりと締めておく．
2. 蓋の付いたバットに半分ほど消毒液を入れる．容器（#1）からバットに消毒液を毎日足す．
3. きれいに洗った器具を，バットの溶液中に30分間完全に浸るようにしておく．

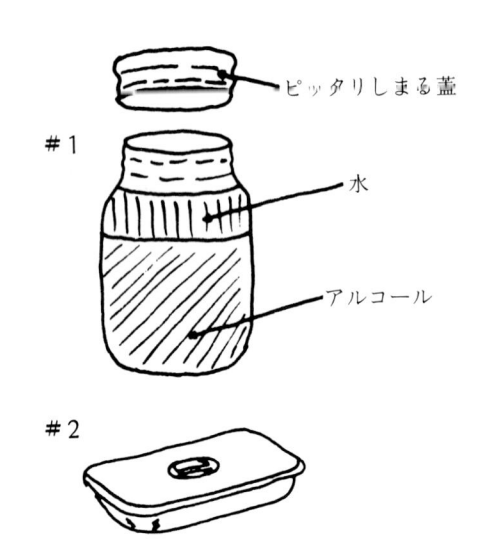

漂白剤（次亜塩素酸ソーダ）の消毒液

Javex, Clorox, Purex, Cidex といった安いブランドのもので十分である．それぞれの地域でどれが手に入るかを調べよう．約1 *l* の溶液を作るには1/2カップ（125 m*l*）の漂白剤と3と1/2カップ（875 m*l*）のきれいな水を混ぜる．

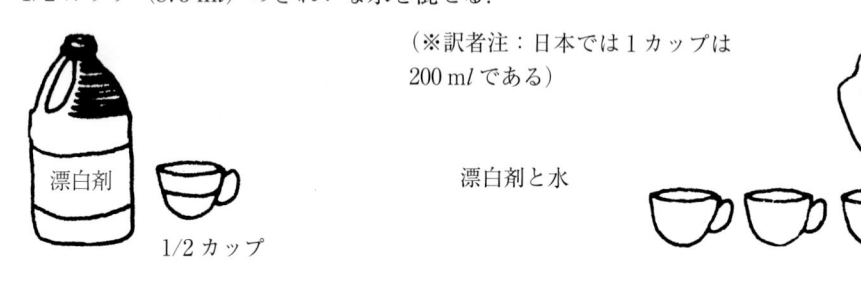

（※訳者注：日本では1カップは200 m*l* である）

漂白剤と水

1/2 カップ

3+1/2 カップ

漂白剤は器具に錆を生じさせることがある．錆を防ぐには，この消毒液に大匙1杯のベーキングソーダ（重炭酸塩）を加え，器具を浸すと良い．

それぞれの器具についた漂白剤はアルコールで拭き取る．器具は清潔な布でくるんだり，別の蓋付きバットの中に乾燥して保管する．

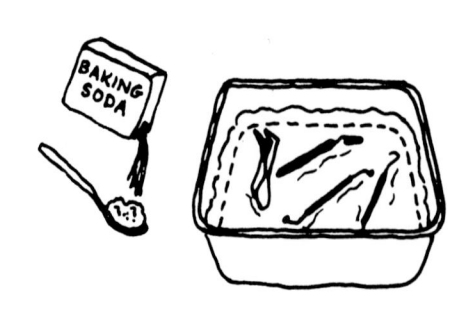

消毒液は毎週交換すること．

滅菌済みの器具はまとめて清潔な場所に保管しよう．

清潔な布で包む．　　　　　　または　　　消毒液中につけておく（92頁）．

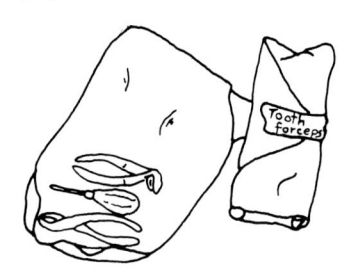

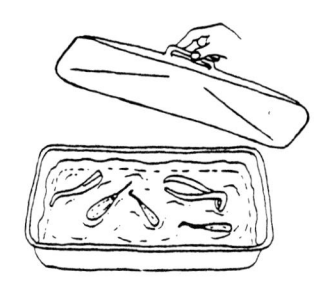

中に入っている器具の名前を　　　　　　　器具を再び使う際に，消毒薬の味
テープに書いて明示しておく．　　　　　　が残らないように清潔な水で洗い
　　　　　　　　　　　　　　　　　　　　流そう．

　汚れたガーゼや綿等の中に住む病原菌は，簡単に抜歯窩の中に入り込み感染をひき起こす．治療に用いるガーゼを清潔に保つために小片に切ったガーゼ球等は，蓋付きの容器に清潔な状態で保管することが重要である．それらを取り出す際には清潔なピンセットを使う．

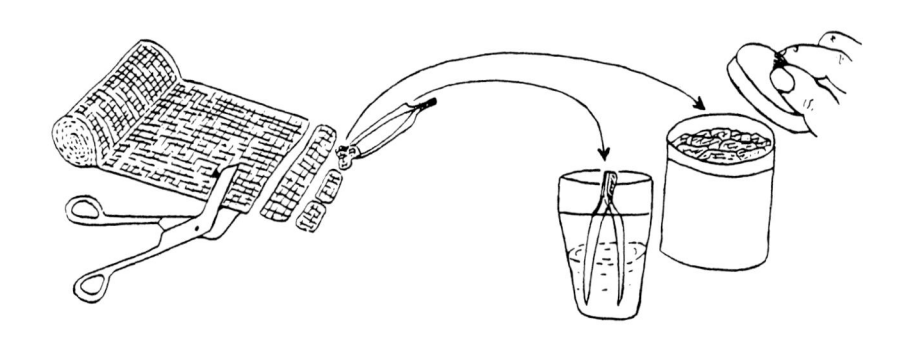

　あなたの執務部屋も診療室も清潔に保つことが大切である．1日に1〜2回，床を掃き，モップがけをする．そして，患者さんの診療が終わるたびに，椅子やテーブルを清拭する．

医療環境の清潔状態の維持は健康維持の基本である．

Ⅲ. 注射針

滅菌されていない注射針を使用したことによって，多くの人が肝炎や HIV のような深刻な疾患に罹っていることを知らなくてはいけない．

再利用可能な注射器と使い捨ての注射器

再利用可能な注射器は文字通り何度もくり返し使え，ごみを減らすことにもつながり，経済的でもある．しかしそれらの使用にあたっては**洗浄**や，**滅菌処理が必須である**．

使い捨ての注射針は原則として一度しか使えない．使用後は211～212頁に書かれているような箱に捨てよう．しかし，どうしてもあなたが注射針を再利用しなければならない場合には，注意深くキャップをして，滅菌処理の準備ができるまで，針を安全な場所（92頁に示した漂白液を入れた平たい容器）の中に置いておく．

注射器と注射針を再利用するための洗浄，滅菌の方法

1. 病原菌や注射針から手を守るために，厚めの医療用手袋を両手に着用する．
2. 5％次亜鉛素酸ソーダ液（92頁参照）を，注射針を通して注射筒に吸引する．
3. 次亜鉛素酸ソーダ液を勢いよく噴射する．
4. 数回くり返した後，清潔な水でさらに数回ゆすぐ．
5. 注射筒から注射針をはずし，煮沸あるいは蒸気で滅菌をする（90～91頁参照）．

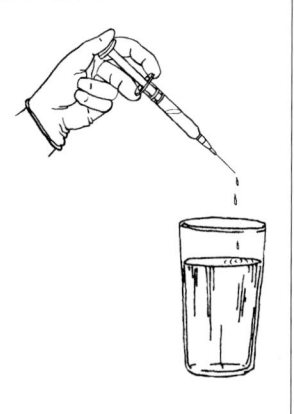

注射針や注射器を洗浄，滅菌せずに再利用することは絶対にしてはいけない．

第1部　よく見られる疾患

Ⅰ．むし歯と詰め物の脱落および破折

　むし歯はどんな歯にも生じる．また長期間経過したつめ物の周囲が不潔な場合にもむし歯は発生する．むし歯が進行して歯髄まで拡がると，痛みが生じる．

症状：
- 水を飲んだときや，甘いものを食べたときに痛む．
- 歯の咬み合わせの面や隣り合った面に穴があく（あるいは黒い点ができる）．
- 穴に食べ物が入ると痛む．
- 歯をたたいても痛くない．

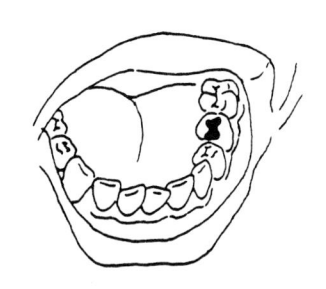

治療（膿瘍ができていないとき）：
　探針で残っている詰め物を除去し，10章で述べるように暫間充塡，あるいは永久充塡を行う．

暫間充塡：
1. セメントでむし歯を充塡する．セメントがなければ食物が入らないように綿化を詰めておく．
2. 他にもむし歯や詰め物の破折などがないか調べる．もし発見したならば悪化して痛まないようにセメントを詰めておく．
3. 永久充塡してもらえる医療施設等に患者を紹介する．

永久充塡：
　実施に際しては ART（非侵襲的修復治療，157頁）を行った経験のある人，あるいは歯科用ドリル（161頁）を使ったことのある人の関与が必要となる．

　歯肉と歯の境界に生じたむし歯の溝は充塡が難しい．それをきちんと行うには，歯科用ドリルでむし歯の部分を削る必要がある．応急処置としては少量のフッ化物のペーストを窩洞におくのも良い（217頁参照）．そうすると溝や穴の中が固くなり，痛みが軽減される．1週間に1回フッ化物を塗布して，症状の軽減を待つ．丁子油（ユージノール）を塗布しても鎮痛効果がある．

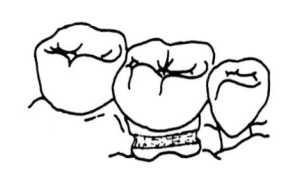

　むし歯の悪化を防ぐには，(1)硬い歯ブラシを使わないこと，(2)横磨きをしないこと，(3)タバコやビートルナッツを噛んだり，歯にはさまないことが大切である．

II. 歯槽膿瘍

　治療をしないで放置されたむし歯は大きく深くなり，神経を含む歯髄にまで達する．細菌が歯根へと侵入し，膿瘍と呼ばれる感染をひき起こす．
　骨内にある根の先に膿がたまる．膿が多くなってくると内圧が高くなる．その結果，激しく痛む．

症状：
- 常に痛くて眠れない．
- しばしば歯が長くなったような，そして少し動くような気がする．
- 歯をたたくと痛い．
- 根の先のあたりの歯肉に腫れ物ができる．
- 歯の周りの歯肉が腫れたり，あるいは悪くなった歯と同じ側の頬が腫れる．

治療：
　頬が腫れる症状がない場合，もしあなたが根管治療ができないならば，ただちに抜歯をする．抜歯によって膿を排出させ，痛みから解放することができる（第11章参照）．
　頬が腫れている場合，炎症をおさえる治療をまず行う．腫れがひいてから抜歯を行う．原因となっている歯の周囲に局所麻酔が効きにくいことがあるので注意を要する（第9章参照）．

　炎症に対する治療として抗生物質を投与する．ペニシリン系抗生物質の経口投与が最も有効である．緊急性を有している場合のみ同剤の注射を行う．例えば，患者が熱や腫張のために気道がひどく圧迫されているようなときには注射用ペニシリンを投与する．しかし，気道の圧迫などの重大な症状がなければ，多くの場合ペニシリンの経口投与のみでも十分効果があることを覚えておくとよい．重篤な感染の場合の抗生剤使用量については次頁の表を参考にしなさい．もし，抗生剤の注射を選択する場合，216頁のプロカインペニシリンの項を参照する．

　成人と体重25kg（60ポンド）以上の小児は同じ分量の経口ペニシリンでよい．25kg未満の小児には1/2量を投与する．ほとんどの感染症ではペニシリンを1日4回，5～7日間服用する．最初の1回目の投与量は通常の2倍量とし，その後は通常の投与量で6時間おきに服用させる．たとえ痛みや腫れが消退しても，患者は処方された全量のペニシリンを服用しなければならない．正しい使用量を次頁に示す．

最善の選択	次善の選択 (ペニシリンにアレルギーのある人のために)
ペニシリン：1錠 =250 mg 5～7日間十分な量を投与する 初回投与量（すべて一度に服用） 　成人と25 kg以上の小児：4錠（1,000 mg） 　25 kg未満の小児：2錠（500 mg） その後，6時間ごと，5～7日間投与 　成人と25kg以上の小児：2錠（500 mg） 　25 kg未満の小児：1錠（250 mg） 重要：感染症を効果的に叩くために，ペニシリンは食前に服用すること	エリスロマイシン：1錠（カプセル）=250 mg 5日間十分な量を投与する 初回投与量（すべて一度に服用） 　成人と25 kg以上の小児：4錠（1,000 mg） 　25 kg未満の小児：2錠（500 mg） その後，6時間ごと，5日間投与 　成人と25kg以上の小児：2錠（500 mg） 　25 kg未満の小児：1錠（250 mg） 重要：胃に負担をかけないためにエリスロマイシンは食事と一緒に服用すること

メモ：もしペニシリンがない場合には，アモキシシリンで代用し，1日3回7日間服用する．成人と25 kg以上の子どもは1回の服用量は500 mgで，25 kg未満の子どもは1回の服用量は250 mg．アンピシリンの使用に関しては *Where There Is No Doctor* を参照してほしい．ペニシリン・アレルギーの人はアモキシシリンとアンピシリンに対してもアレルギーがあると考えた方が良い．

　多くの感染症の場合には，ペニシリンを5日間服用すれば十分である．**重篤な感染症の場合は，7日間の服用とする**．長期服用の場合でも初回は2倍量を，その後は，通常量を1日4回（6時間おきに）服用する．もし感染が改善されなかったら，違う薬に変える必要がある．通常は抗生物質による治療が終了する1日か2日前に抜歯が可能になるが，**抜歯した後でも抗生物質は全量服用させなければならない**．そうしないと，感染は以前よりもいっそうひどくなるかもしれない．

　腫脹がおさまって一カ所に限局してきたら，消毒したメスで切開し排膿させたうえで，消毒したガーゼで傷を保護しておく．このような処置ができないときには，温熱を用いて腫脹を縮小させる方法があることを説明しておく．腫脹が消失するまで可能な限り続ける．

・湯で温めた布を顔にあてておく．
・腫脹部付近の口腔内に湯をふくむ．塩水である必要はない．

　さらに鎮痛剤をあたえるが，2日間で十分である．ペニシリンと温熱療法で圧が減少し，痛みも軽減するからである．痛みに対して最も有効な薬剤は**アスピリン**で，通常は1錠300 mgである．そして**アセトアミノフェン**（パラセタモール）は通常1錠500 mgで用いられる．アスピリンは安価であるが，アセトアミノフェンは胃への障害が少ないので小児においてはアスピリンよりも安全である（胃痛が生じる場合には，アスピリンを食事やミルク，水などと一緒に服用させる）．投与量に関しては次頁の表を参照してほしい．

	6時間おきに（1日4回）:	
	アスピリン	アセトアミノフェン
成人	600 mg	1,000 mg
子ども　8〜12歳	300 mg	500 mg
3〜7 歳	150 mg	250 mg
1〜2 歳	用いてはならない	125 mg

Ⅲ．上顎洞の感染

　上顎洞は上顎の骨の中にある空洞である．眼の下方で鼻の両側に位置する．この洞は上顎の歯の歯根と近接しているので感染が波及し上顎洞が炎症を起こすと歯の痛みとして感じられることがある．

　症状：
　・上の歯に疼痛がある．歯には疾患はないと思われるが打診痛がある．
　・鼻カゼ様症状と鼻閉があるため，口呼吸しかできない．
　・目の下の骨を圧迫すると痛みがある．
　・患者が前に身をかがめると歯に違和感を感じる．

治療：

抜歯をしてはいけない．上顎洞の炎症の治療をすれば症状は改善していく．

1．ペニシリンを5日間処方する（97頁）．
2．患者にどうすればよいかを説明する．
　・水を沢山飲む．
　・沸騰したお湯から蒸気を吸い込んで鼻の通りをよくする．
　・時々布をかえて，顔を温湿布し続ける．
　・鼻をかむと耳が痛くなるので，鼻汁はふきとるようにした方がよい．
3．3日後に再び患者を診察する．
　・歯をよく診査して，打診してみて歯が正常であることを確かめる．
　・症状が改善されないときは，経験のあるヘルスワーカーに相談する．

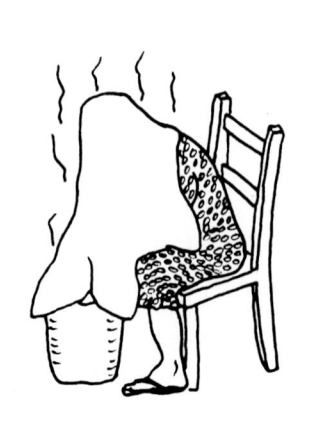

Ⅳ. 歯 の 外 傷

1. 歯の破折

破折した歯であっても破折の部位によっては治療して保存できる可能性がある．保存するには，歯髄が露出していないことが大切である．

症状：
- 息をしたときにしみたり水を飲んだときに痛みがある．
- 歯の周囲歯肉から出血がある．
- 指で押すと歯が動く．

治療：

次のような場合には抜歯しなければならない：
- 歯髄が露出していて，根管治療ができなければ抜歯する．唾液の中の細菌は既に歯髄の中に侵入し，感染を起こしている．
- 歯根が破折しているように思える場合には，その歯の周囲骨の動きが感じられるようにして歯を動かしてみる．**歯根破折の場合は歯は動くが歯槽骨は動かない**．歯根破折ではなく**骨が折れている場合**には歯と歯槽骨が共に動く．この場合は歯槽骨骨折である（111頁）．

歯髄が露出しないで，歯根破折もない場合は，破折した歯であっても治療して保存することができる．この場合は，やすりで歯の尖ってざらざらした部分を丸めておく．こうすることによって，舌を傷つけることがなくなる．後日，道具や材料を備えたデンタルワーカーのところで破折した部分をかぶせるか充塡すればよい．次の治療の機会がくるまで，どのように歯を保護するか患者に教えておく．

- 歯を安静にする．食べるときには他の歯を使う．
- 特に熱いものや，冷たいものを飲んだりしない．また刺激の強い食べものをさける．
- 歯をしっかり観察する．歯の色が暗褐色に変色していないか，根の周りの歯肉に腫脹がないかよく見る．

暗褐色の歯や歯肉の腫れは歯が死んでいる証拠である．もしあなたが歯髄の治療ができないのならば抜歯をすることになる．

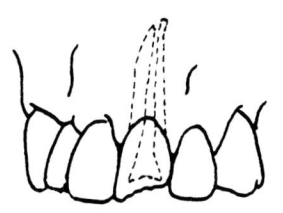

2. 歯の脱落

もし歯が脱落した場合には次の2点について問診する.
(1)その歯が乳歯であるかどうか, (2)脱落してどの位時間がたったか.

乳歯

脱落した乳歯は歯を整復する必要はない. 歯を除去したら出血がおさまるまで綿花を咬ませておく. あとは永久歯の萌出を待てばよい. 母親には永久歯の萌出まで, 普通の場合よりも時間がかかるかもしれないということを説明しておく.

乳歯が歯肉の中に押し込まれた場合も特に治療の必要がない.

歯は, いずれもとの正しい場所に戻るか, あるいは変色して死ぬこともありうる. もし暗褐色の変色歯や歯肉膿瘍を見つけたら (78頁), その乳歯の下で成長している永久歯に害が及ぶ前に抜歯すべきである.

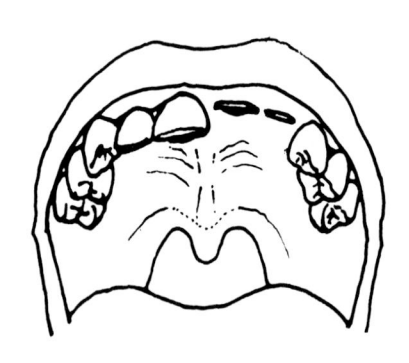

永久歯

脱落した永久歯は救うべき価値がある. もし12時間以内に脱落した永久歯であれば歯槽窩内に戻してみる. 整復は早ければ早いほどよい. 1時間以内に脱落した歯をもとに戻せれば歯肉や骨と生着する可能性が高い. 治癒と生着を確実にするためにはしっかりとした固定をする必要がある.

a) 整復に際しては脱落した歯を生理食塩水, 牛乳, あるいは清潔な水で注意して洗う. 歯根部に汚れたものをわずかでも残すことは好ましくない. 歯を乾燥させないように濡れたガーゼにくるんでおく.

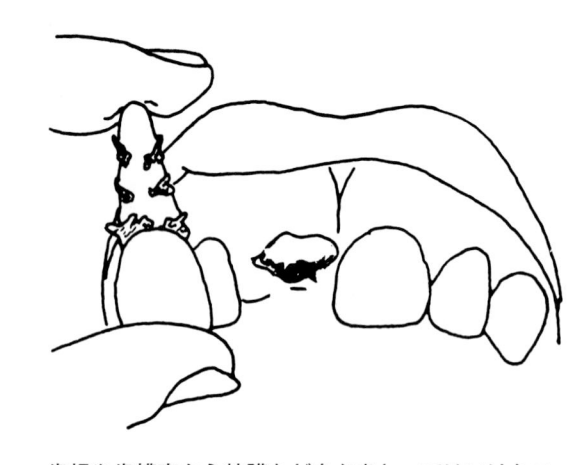

歯根や歯槽窩から粘膜などをかきとってはいけない.

b）もし局所麻酔を使えない場合には，患者に「少し痛いですよ」と伝えるようにする．そしてそっと歯を歯槽に戻す．そしてその位置で歯を少し前後に動かしてみる．

さらに脱落した歯の先端を両隣りの歯の高さに合わせる．そしてその位置で5分間，指で保持する．

c）ビーズワックスを軟化させ，2本の薄いロールを作る．1本のロールを歯肉付近で5本の歯の表側に置く．すなわち脱落した歯とその両側の2本の健康な歯に置く．ワックスをしっかりと，しかし注意深くこれらの歯に押しつける．

もう1本のロールも同じように歯の裏側から歯肉付近で押しつける．

表側と裏側のワックスがくっついて一体となっていることが大事である．この状態でワックスがよりしっかりと歯を固定することができる．さらに固定を強固なものにするために固定操作中にピンセットの先端でワックスを歯と歯の間に押し込んでおくとよい．

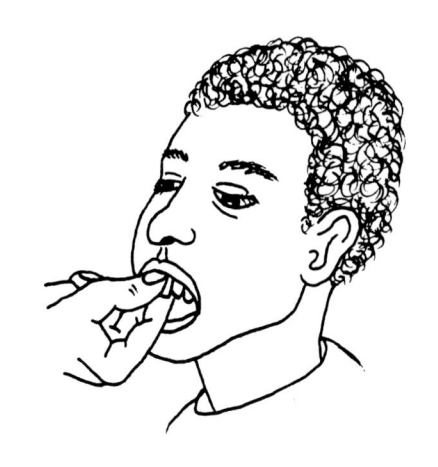

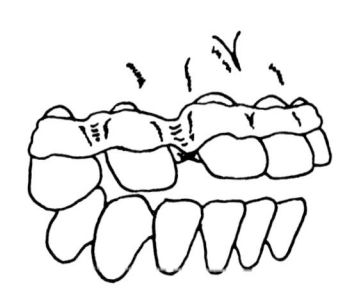

ワックスはその位置で最低3週間は固定したままにしておく．

患者にはしばらく診察に通うよう説明する．歯は数カ月から数年のうちに歯髄壊死を起こすであろう（49頁）．こうなった場合に，根管治療ができなければ抜歯することになる．

可能ならば脱落整復後の歯に対しては，まずは6カ月後に，その後は毎年1回X線写真をとるとよい．X線写真で歯根に感染がないかどうか判断する．X線写真上では，歯根の状態を隣の歯と比較する．

V. 歯 の 動 揺

歯は，さまざまな原因によって揺れ動く．治療を行う前にその原因をはっきりさせなければならない．

歯の動揺の原因 ↓	最良の治療法 ↓
新しい永久歯が乳歯の下で成長しつつある場合	1．母親と子どもに何が起こっているのかを説明する． 2．子どもが痛がっているようならば，その乳歯を抜歯する．
歯肉の病気または慢性の膿瘍が，歯根周囲の骨を溶かしている場合	1．痛みを伴う場合は抜歯する． 2．他の歯が，同様の状態にならないようにするにはどうしたらよいのかを患者に説明する（第5章参照）．
根が折れている場合	折れた歯だけでなく歯根も抜去する．もし，折れた根を抜くことが困難な場合はそのまま放置し，1週間後に再び試みる．
根の周囲の骨にひびが入っている場合（歯を圧迫すると骨も動く）．	抜歯してはいけない． もし，抜歯を行うと歯とともにその骨もとれてしまう．ワイヤーで，歯を固定する（113頁）．

咬み合わせが強すぎる場合にも，歯には動揺をきたす．

症状：

・上の歯と下の歯を接触させたときにその歯の動揺が感じられる．

・その歯が痛む．

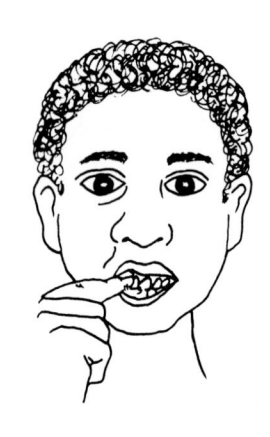

治療：

咬み合わせが強すぎる場合には，咬み合っているそれぞれの歯を少し削る必要がある．そのためには，歯科用ドリルか，小さなやすりまたは固い石を用いる．

1．上顎の歯の**内側**の縁を削る．
2．下顎の歯の**外側**の縁を削る．

VI. 新しい歯の萌出

　新しい歯は口の中に生えてくる時に，歯肉を破って出てくる．その際細菌は歯が生えてくる所の歯肉の下に容易に侵入するため，感染をひき起こすことがある．炎症を起こしている歯肉を咬み合っている歯が噛んでいる場合には，感染を一層ひどくすることもある．

症状：
- 顎の奥の方が痛む
- 十分に口を開けることができない．
- 口の奥からいやな味がする．
- のどの炎症．
- 新しく生えてきた歯をおおっている歯肉が炎症を起こし，さわると痛みがある．
- 患者の年齢が，新しい大臼歯の生える時期にあたっている（68頁）．

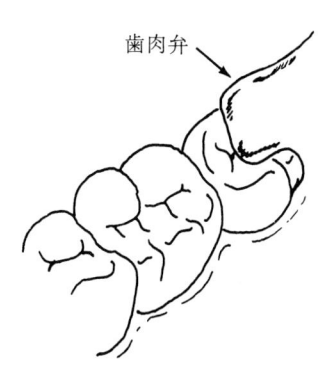

歯肉の炎症や新しい歯が萌出するときの圧力で痛むことがある．新しい歯におおいかぶさっている歯肉に注目すること．

治療：
　感染や疼痛がある間は，抜歯をしてはいけない．局所の炎症がなくなるまで待つべきである．次に，その歯が萌出するためのスペースがあるかどうかを見極めよう．もし歯科用Ｘ線装置があれば診断に役立つ．臼歯の抜歯にはしばしば困難を伴うことがある．もし，どうしても抜歯しなければならない場合は，経験をつんだデンタルワーカーに抜歯を頼もう．

あなたにできること
　まず最初に感染の治療を行う．そして新しい歯がさらに生えてくるのを待つ．患者に状況を説明する．さらに患者に歯が生えるまでの間，歯肉を健康に保つ方法を説明する．
- 温かい塩水でうがいをする（9頁）．正常な状態で大きく口を開けることができるようになるまで毎日4カップの塩水を作り使用する．口が開くようになったら，症状が後元りしないように毎日塩水を1カップ作ってうがいをする．その歯が生え終わるまでうがいを続けることが大切である．
- 温かい湿ったタオルを1日に何回も顎に当てて湿布する．
- 痛みがある時にはアスピリンを服用する（97頁）．

　熱がある場合，頬や歯肉が腫れている場合，口が少ししか開かない場合には，ペニシリンを投薬する（96〜97頁）．

Ⅶ. 生歯疾患

乳児や小児に初めて歯が生えることを，**生歯**と呼ぶ．生歯とともに歯肉炎を起こすことがある．このような状態は，子どもにとっては問題である．

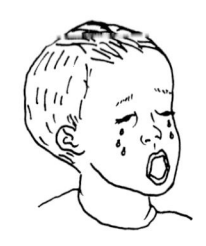

生歯そのものによって，熱，頭痛，咳などをひき起こすことはない．しかし，子どもは，新しい歯が生える時期にこれらの症状を併発することがある．

治療：

もし，患児が他の疾患をもっている場合には，生歯が原因であると決めつけてはいけない．他の原因をさがし，その治療をしなさい．**歯を被っている歯肉も切開してはいけない**．歯が自分自身で歯肉を破って生えてくるようにする．

1. 疼痛，発熱に対しては，アセトアミノフェンを投薬する（97頁）．
2. 子どもになにか固い嚙むものを与える．これは歯が早く生えるのを助ける．例えば，乾燥した固いビスケットを嚙ませる．

Ⅷ. 初期の歯周疾患

歯肉に接した歯の部分を不潔にしていると，歯肉の感染がいつ起こっても不思議ではない．例えば，2歯あるいは多数歯の間に生じた歯肉の腫脹が起こることがある．また栄養状態が悪いために弱っている歯肉では，感染に対する抵抗性がない．妊娠女性やHIV患者が，食事や歯を清潔にすることに特に気をつけなければいけない理由がそこにある．HIVが人に感染した場合，身体は感染と戦うことができない．だから歯肉炎は悪化しやすい（195頁参照）．

症状：

- 歯肉の色がピンク色ではなく発赤している．
- 歯肉が歯に密着せず，ゆるんだ状態にある．
- 歯と歯の間の歯肉がとがっておらず，丸味をおびている．
- 歯磨きや，デンタルフロスの使用で出血する．
- 歯肉を圧迫したり，歯肉の下に入りこんだ食べかすをかきだす時に出血する．
- 口臭や口腔内にいやな味を感じる．

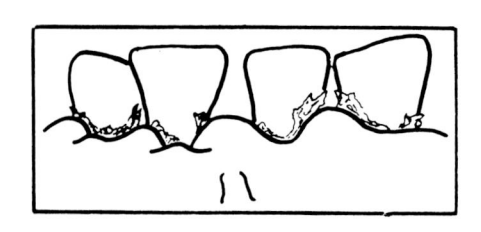

歯肉縁下に歯石や魚の骨などがないか探ってみること．

治療：
　患者に歯肉の病気の原因と，患者自身が治癒をうながすにはどうしたらよいかを説明する．
　歯肉の病気を治す唯一の方法は，歯垢や歯石を歯から除去し，清潔な状態を維持することである．

1．歯肉に近い部分の，歯の磨き方について手本を示す（71頁）．
2．温かい塩水でうがいをするよう説明する（9頁）．毎日4カップ作り，出血が止まるまでうがいをしてもらう．その後は，歯肉を強く丈夫に保つために毎日1カップの塩水でうがいを継続して行う．
3．新鮮な果実や野菜を食べるように説明する．グアバ，オレンジ，パイナップル，パパイヤ，トマト，豆，青菜は歯肉を強くする．
4．歯肉の下にある歯石（またはぐらぐらしている魚の骨）をていねいに除去する（第8章参照）．

　妊娠中の女性の歯肉はときどき腫れあがり，症状は柔らかい歯ブラシできれいに磨いても塩水でうがいしても改善しないことがある．これらの腫れはいずれ切除しなければならないが手術は出産後まで待つべきである．

Ⅸ．さらに進行した歯周疾患

　歯肉のワンサン感染症はトレンチマウスとも呼ばれ，大人も子どもも罹る．この病気は最悪の場合，弱った子どもの頬に貫通する穴をあけることがある（125頁）．

　ワンサン感染症にかかった患者は，食物を噛む時の痛みのために食欲がなくなる．栄養状態の悪い子どもの場合は，その状態が一層進行する．

　特に病気で弱っている子どもについては，最初からこの疾患の予防を考えるべきである．母親に子どもの歯をきれいにすることと，温かい塩水で口をすすぐことを教えよう．

症状：
・歯の間の歯肉が壊死し，灰色に変っていく．
・膿や古い血液が歯のまわりにたまる．
・歯肉のひどい痛みがある．
・歯肉からの出血がある．
・口臭がある．

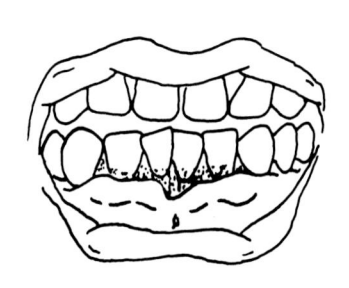

治療：

患者を2週間以上監視し続ける必要がある．治療はすぐに始めなければならない．

1. もし，患者がすでに病気にかかっていたら，7日間ペニシリンを投薬する（97頁）．
2. 膿，食べかす，大きな歯石を除去してきれいにする．そして，
   - ぬるま湯で口をすすぐように指示する．
   - 3％過酸化水素水あるいはヨード溶液，消毒用洗口液，温かい塩水に浸した綿球で歯肉をぬぐい，ぬるま湯で口をゆすぐ．子どもに対しては，さらに薄い溶液を使う．過酸化水素水と水を1：5の割合で混ぜた溶液などを用いて，子どもの歯肉をぬぐう．
   - 大きなかたまりの歯石をかきおとす．すべての歯石を除去することは，後でやればよい．もし，表面麻酔薬があれば，歯肉に塗布する（歯肉を綿花でふいて乾燥させることによって，表面麻酔を長く効かせることができる）．ぬるま湯ではがれそうになっている歯石のかけらを洗い流す．
3. 家での歯肉の手入れの仕方を教える．
   - 3日間は薄い過酸化水素水あるいはヨード溶液，消毒用洗口液，温かい塩水等で口をすすぐよう患者に指導する（9頁）．数分間は，口の中にうがいのための溶液を含み，なるべく長い間，液が歯肉に触れていればいるほど，効果がある．
     うがいは，1時間ごとに行う．3日目から1日4カップの食塩水によるうがいに変える．**もし過酸化水素がなければ，最初から食塩水でうがいをさせる．**
   - 軟毛の歯ブラシで歯をきれいにする．小児の場合は，親が歯をきれいにしてやればよい．磨き方を実演し（20頁），たとえ少々出血しても続けるよう指示する．

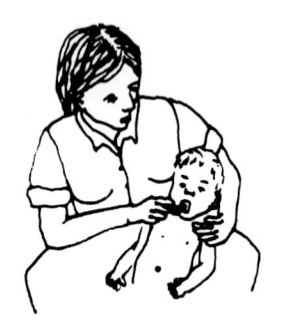

うがいのできない幼児に対しては，母親か父親が，薄めた溶液で，1日4回歯肉をぬぐってやってもよい．
両親にやり方を示し，綿ガーゼや過酸化水素水あるいはヨード溶液，消毒用洗口液を与えて家に持ち帰らせる．

4. つぶしたヤムイモのような軟らかい食べ物を作り，スパイスのきいた料理はさける．歯肉を丈夫にする新鮮な果物や野菜を食べさせる（105頁）．
   もし痛みのために食事が摂れないならば，多くのビタミンまたは少なくともビタミンCと亜鉛を摂取させる．
   - 喫煙やビートルナッツの実を噛むのをやめさせる．
     1週間後に歯石をとる．そして，患者の歯ブラシを用いて，より良い歯の磨き方を教える．

X．単純性疱疹（単純ヘルペス）

　ヘルペス・ウイルスは微生物の1種で単純性疱疹をひき起こす．単純性疱疹は口の中の歯肉あるいは，口の外の唇にもできる粘膜のただれである．頬の内側にできた水疱はヘルペス特有のものではない（109頁，口内炎の項参照）．

　口の中にびらんや潰瘍ができると，深刻な事態をひき起こす．この病気には通常1～5歳の子どもが罹患する．口の中に単純性疱疹ができた子どもは，極度に体調が悪くなることがある．子どもは十分な食事をとることができない．もし，十分な水分補給ができないと子どもは脱水状態になる．この状態は危険である！　また単純性疱疹はHIV患者にとっても問題である（198～199頁参照）．

症状：

- 嚥下痛がある．
- 発熱がある．
- 泣き叫び，潰瘍やびらんが発症する2～3日前からミルクを飲まなくなる．
- 飲みこむ時に痛みがあるため，唾液がうまく飲みこめず，口からこぼれる．
- 顎の下の痛みを伴う腫れ（リンパ腺が腫れる）．
- 歯と歯の間の歯肉ではなく，その他の部位の歯肉に鮮紅色の水疱がみられる．水疱は口蓋にできることある．

口の中

治療：

　薬でヘルペス・ウイルスを殺すことはできない．ただれは約10日間で自然になくなる．症状のコントロールには，患者がより快適に感じられるように手助けしてあげることと，十分に食べたり飲んだりできるようにしてあげることで効果をあげることができる．

1. 発熱に対してはアスピリンかアセトアミノフェンを与える（97頁）．
2. 食事の前に，ただれた部位の表面にミルクかヨーグルトを塗って保護する．**患者の口の中を触れる時にはその前にあなたの手を洗いなさい（89頁）**！　それから軟らかく，刺激の少ない食べ物を与える．もし食べられなければ，114頁のような特別なミルクオイルドリンクを用意しよう．
3. 水分をたっぷり与える．

　　口唇ヘルペスは通常5歳以降に現れる．特に病気や体力が低下している時にしばしば現れる（例えば下痢，肺炎罹患時など）．普通発熱は見られない．水疱はじきに破れてたまっていた液体が出る．さらに乾くと，かさぶたとなる．水疱はしばしばくり返して出現する．

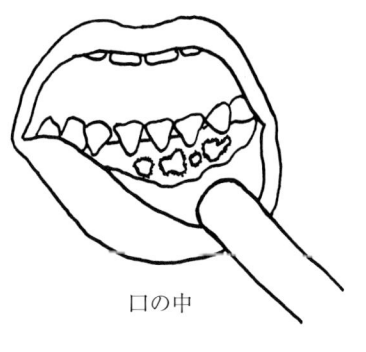

傷口から液体が染み出ていたら、その液体には感染力がある。もしその液体に触れた場合は直ちに手を洗う。

抗性物質入りクリームやペトロラタム（ワセリン）を水疱のある部位に塗って再感染を予防する。もしそれらの部位を氷で冷やすなら毎日数分間行うようにする。患部を冷やすことは治癒に役立つ。詳細は199頁を参照されたい。

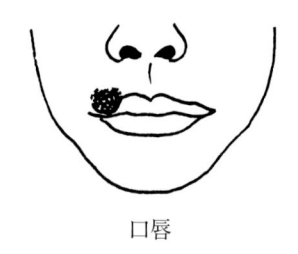

口唇

XI. 鵞口瘡（がこうそう）（口腔カンジダ症）

鵞口瘡はカンジダと呼ばれる真菌によってひき起こされる感染症の1種である。これは、患者が弱っていたり、栄養状態が悪い場合、あるいは病気にかかってテトラサイクリンまたはアンピシリンのような薬を使っている場合にしばしば発症する。乳児の場合、鵞口瘡は通常舌や口蓋に発現し、そのためにミルクを飲まなくなってしまうこともある。大人では義歯の下にできやすい。この感染症は口腔カンジダ症としてHIV患者によく発症する（192～193頁参照）。

症状：

- 舌、頬、口蓋に白斑がみられる。白い部分をガーゼ等でふいた時に**出血しなければ**、ミルクの残りかす等であり、**出血するようであれば**、**鵞口瘡**である。
- 子どもがこれが原因でミルクを飲まなくなったり物を食べなくなることがある。

治療：

通常は鵞口瘡の発症を助長する何らかの要因が存在する。治療にあたってはそれが何か探し出して、それに的確に対処しよう。例えば、栄養不良や糖尿病、貧血等があればそれらを治療し、使用中の抗生物質については変えるか止めるようにする。また入れ歯は清潔にして、少しの間入れ歯をはずすように指導する。このような条件のもとに以下の治療をさらに行う。

1. ナイスタチンの滴剤で白斑の表面を覆う。1日4～5回、白斑がなくなるまで滴剤を使用する。ナイスタチンがない場合は、綿球をゲンチアナ紫に浸して1日2回白斑部に塗布する。

赤ちゃんをもつ母親の乳頭に傷があり痛みのある時は、彼女の乳房にもカンジダが生息している可能性がある。母親は赤ちゃんの口の中の治療と同じ方法で自分の乳頭も治療すべきである。

鵞口瘡に対しては他の病気の治療に必要な場合を除いては、ペニシリンや他の抗生物質を用いてはいけない。また患者が長い間抗生物質を使っている場合、鵞口瘡は悪化することが多い。

2. 子どもには授乳は続けるようにする。またお年寄りには軟らかく、噛みやすい食べ物を与えるようにする。

重要なこと：

　大人で時に頬部や口蓋に白い線がみられることがある．もし，これらの白線がただれていて治療しても改善がみられなければ，癌化する可能性もある（129頁）．癌の予防には，喫煙者はたばこをやめる（特にパイプたばこ），ビートルナッツ（ビンロウの実）を噛む習慣を持つ人はやめる，そしてピッタリ合っていない入れ歯は調整することを患者に勧める．

XII. 口腔潰瘍（アフタ性口内炎など）

　アフタ性口内炎の確かな原因はいまだ不明である．アフタ性口内炎は大人にも子どもにも生じ，特に若い人たちによく発症する．
　潰瘍は1つあるいはそれ以上現れる可能性がある．食物が潰瘍に触れた時には強い痛みを感じる．

症状：
- 潰瘍は頬の内側，舌の上，歯肉より下の平滑な粘膜上にできる．
- 潰瘍の表面は白色あるいは黄色で，そのまわりは鮮紅色である．
- 患者は以前にも同様の潰瘍の経験をしていることが多く，再発する傾向がある．

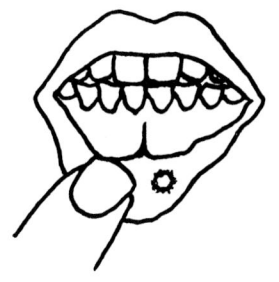

メモ：義歯の縁がとがっていると歯肉にこすれて，アフタに似た潰瘍を作ることがある．

治療：

　潰瘍性の痛みは約10日間で自然に治るものである．薬を使っても治癒が促進される訳ではない（しかし，義歯を修理したり，破損した歯をなめらかにすることは治癒に役立つ）．一般にこの疾患の治療は簡単である．患者が自然治癒を待つ間，より快適にすごすにはどうするかを説明し実行してもらうことにつきる．

- 軟らかくて潰瘍を傷つけない食物を食べる．
- 香辛料の効いた食べ物は避ける．
- 水を沢山飲む．
- 食物は，潰瘍から離れた反対側で噛む．

　入れ歯が合っていなければ，作りなおす必要がある．症状によっては2～3日は入れ歯をはずしておくのも良い．
　潰瘍が治癒するまで毎日4カップの温かい食塩水でうがいをするよう患者に指示する．

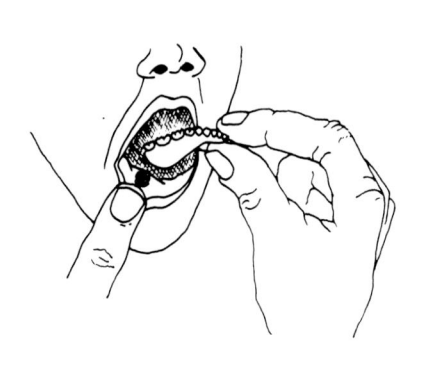

もし潰瘍が10日以上も続いているようであれば，おそらく細菌感染を伴っているのであろう．その際はペニシリンを投与する（96頁）．

抗生物質を投与しても潰瘍が治らなければ，癌の疑いがある（129頁参照）．ただちに診断のできる医療者に紹介する．

XIII. 口 角 炎

歯は口唇を保護する役目をしているとも言える．噛む際に口唇は歯と一緒に動くのだが，歯があることによってオトガイが鼻の方へ近付くような動きを防いでいるのである．

多くの歯を失った人は老けて見える．合わない入れ歯を使っている人も老けて見える．

そういう人の下顎と鼻の距離は，正常な人より短い．食べるためにはさらに顎を閉じなければならないのであるが．この様な人では顎の大きな動きで口の角にしわができる．

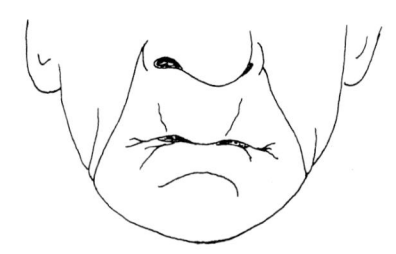

健康状態がおとろえると，口角にしわができ，ひびわれたり，ただれたりする． ひびわれはしばしば口腔カンジダ症に感染していることがある．ナイスタチンで治療することができる（108頁参照）．もしただれた部位が口角ではなく口の周りならば，細菌感染が原因となっている可能性がある（97頁参照）．

歯のない人には入れ歯が必要である．入れ歯は噛む機能を回復させるとともに，人を若く見せる．また入れ歯によって口唇がささえられ，口を大きく開けることができる（175頁参照）．

子どもが熱をだしたり，はしかにかかったりすると口唇が乾く．口の角はひびわれたり，ただれたりする．

子どもの口角にみられるひびわれや，ただれは
脱水や栄養不良の徴候である．

子どもは，エネルギー源として，また身体の発育，病気の抵抗性を高めるのに必要な食べ物を必要としている．豆，ミルク，卵，魚，油，果物，青菜のような物を与えることが大切である（69～70頁）．

治療（ただれが生じた時）：

1. ただれた部位を石けんと湯で洗う．
2. イオウとワセリンを1:10の割合で混ぜた軟膏を作る．
3. 1日3～4回，ただれた部分にそれを塗る．

第2部 特殊な疾患

誰でも自分の手におえない問題に遭遇することもある．そのような場合は，できるだけ早く，患者をより経験のあるデンタルワーカーのところへ送ることが大切である．

しかし，時には，困難を感じつつも自身で治療を始めた方がよい場合がある．早期の治療が症状の悪化を防ぐことになる．患者が紹介した病院からもどってきたときに治療方法がわかっていれば，早期の回復をめざすことができる．

しかし時には治療に手助けを得ることが不可能なこともあるだろう．したがって，皆が色々な重い病気の一つひとつについて詳しく学ぶことで，必要なサポートを行うことができるようになるのである．

I. 骨　　折

顔と下顎を構成するのは3つの大切な骨である．

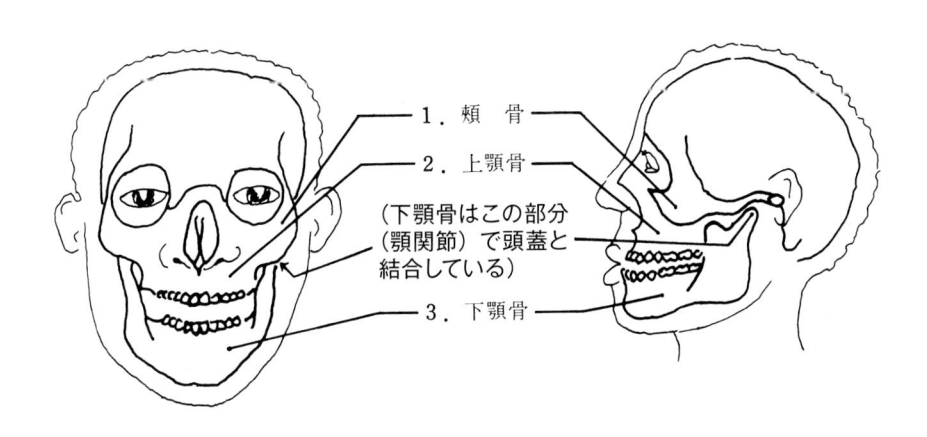

1. 頬骨
2. 上顎骨
（下顎骨はこの部分（顎関節）で頭蓋と結合している）
3. 下顎骨

骨は，折れることもあり，またその一部にひびが入ることもある．どちらの場合でも，歯は本来の場所から押し出されてしまうことが多い．骨折の症状として以下の所見で診断を確定することが大切である．

骨折の症状：
- 患者の身体に傷がある．
- 咬み合わせた時に上と下の歯が咬み合わない箇所がいくつかある．
- 口をいつものように開いたり，閉じたりすることができない．

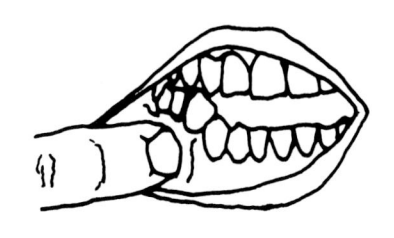

- 隣りあった歯の間から出血がみられる．
- 顔や顎に腫脹や打撲傷がある．
- 眼球やその周囲に出血がある．

歯根の囲りの骨にひびが入っている場合の症状：
- 1本の歯を動かした時，隣の歯も動く．
- ぐらぐらしている歯を動かした時，骨も一緒に動く．
- 歯肉の下から出血してくる．

②すると，もう1本の歯も一緒に動く．
①1本の歯を優しく押す．
③なぜならそれらの歯の根のまわりの骨にひびがはいっているからである．

治療：

　骨が折れたり，ひびが入っている時には，折れた部分の固定を行い，それを保持する．そうすることにより，その部分の骨は再び結合する．固定は通常歯の周りを針金で結紮することによって行われる．経験豊かなデンタルワーカーならば固定の実施は可能である．さて，あなたにできることが2つある．まず，救急処置，そして，食事を摂る方法と口の中をできるだけ清潔にする方法を説明することである．

救急処置（112～114頁）
1. 呼吸が確実にできる状態に保つ．
2. 止血する．
3. 患者の頭から顎にかけて包帯をまいて固定する．
4. 感染しないようにペニシリンを与える．
5. 痛みに対してはアスピリンか，アセトアミノフェンを与える．

---

1. 呼吸が確実にできる状態に保つ．

　患者を横向きに寝かせる．そうすれば，舌や顎が前方に保たれ舌根沈下を防ぐ．

　さらにその姿勢を保ちながら，病院に運ぶ．もし車で行くならば，患者をにおいをかぐ姿勢にして，顎をつきだした状態で座らせると，患者の顎と舌は前に出るため，より楽に呼吸ができる．

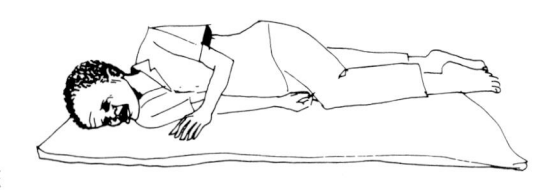

　歯が折れていたり，ひどくぐらぐらしていないかをみるために口の中をよく観察する．折れた歯が落ちこんで患者の気道をふさぐことがあるので，**折れた部分はすぐに取りだす必要がある**．歯根の方は，そのままにしておくことも可能だが，もしそうするならば，病院でデンタルワーカーにそのことを伝えるようにしよう（225頁）．そうすれば彼らは針金を用いた顎間固定を最終的にする際に歯根を抜いてくれるだろう．

2. 止血する．

患者の顔や口の中から血餅をふきとる．出血があれば出血点をさがし止血する．顔面の深い切り傷は縫合する（*Where There is No Doctor* 86頁）．出血している歯肉を綿やガーゼでかるく圧迫すると，通常は止血するものである．

骨折による口腔内の出血は，止血がより困難である．骨折部位の両側を反対方向に引っ張り，ずれのなくなった位置で保持し，細くて強く，簡単に曲げることのできる針金を用いて固定する．この処置には"結紮線"（0.20ゲージ）が最も適している．

骨折部位をはさんでその両側に位置する歯に結紮線を図のようにかける．結紮には丈夫な歯を選ばなくてはならない．それには長い歯根をもった歯か歯根の数が多い歯が適している．プライヤーや止血鉗子を用いて2本の強固な歯の周囲に針金をしっかりと縛りつける．

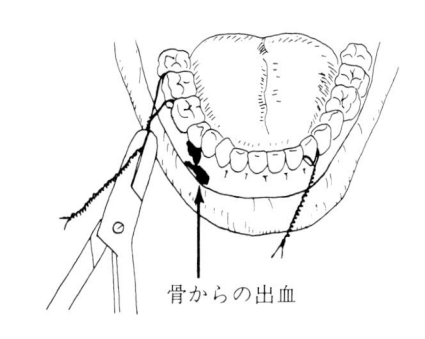

骨からの出血

上の様な状態で患者に口を閉じて歯を咬み合わせるように指示する．骨折部位を引っぱり上げ，下顎の歯と上顎の歯がしっかり咬み合う位置で固定する．これが歯を用いて顎骨骨折を固定する通常の方法である．

次に歯に巻きつけた2本の針金をつなぎあわせ，それらをきつく一緒にねじりあわせる．この処置は痛いかもしれないので，局所麻酔下で行うこともある（第9章参照）．折れた骨が一体となった状態で確実に固定できるように，針金はきつくしまるようにねじらなくてはいけない．

ねじった針金の端は，歯の方へ向かって曲げる．そうすれば，針金が口唇や頬を突きさすことはない．

3. 頭部に包帯をまく．

患者が口を閉じて歯を咬み合わせると，これまでずれていた場所が元にもどっている．この位置で頭から顎の下縁に包帯を巻いて支えるようにする．

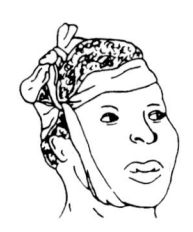

顎を固定するために包帯を左の図のように用いるが，包帯を引っ張って結んではいけない．きつくしめすぎないように注意する．上・下顎の歯がわずかに離れているために，患者の口が多少開いていてもそのままでよい．包帯で患者を窒息させないことが大切である．

4．骨の内部の感染を防止するために5日間ペニシリンを注射する（216頁）

5．鎮痛剤を与える．アスピリンで十分である（97頁）．1日4回，600 mgを経口投与する．小児の投与量については98頁を参照．痛みが強くて眠れない場合は，コデインを与える．成人で30 mgを，必要に応じて1日4〜6回投与する．

　　できるだけ早く患者を病院に送る．患者は事故後1週間以内に前頁のように，針金を用いた固定をしてもらわなければならない．針金は4〜6週間の間保持する．毎週病院で，針金をしめなおす必要がある．この期間中，患者は食物を嚙んだり，歯を磨くために口を開けることはできない．

開口を制限された患者に対するケアー

1．体力増強，エネルギー補給のために流動食を与える．

　　食事の調整には，2つの方法がある．(a)まず体力をつくるためのミルクオイル・ドリンク，それから(b)体力を保ち，エネルギーの補給のための特別スープを作る．

　　体力強化のために：ミルクオイルドリンク

　　患者のためにあなたの医院で毎日調合する．

　　　・水　9カップ　　　　　・粉ミルク　3カップ
　　　・ピーナッツオイルか，ココナツミルク　150 ml
　　　・はちみつ 1/2 カップ，または砂糖 1 カップ

　　ドリンクは患者のベッドのそばに置き，残ったものは涼しい場所に保存する．

　　体力を維持し，エネルギーを補給する；特別な野菜スープ

　　下記の材料を小さく刻んでポット1杯の水で煮込む．

　　　・魚 1/2 缶または干魚ひと握り　　・ピーナッツオイルまたはやし油小さじ4杯
　　　・さつまいもまたはヤムいも（小）6ヶ　・青菜　手に山盛り
　　　　　　　　　　　　　　　　　　　　　・塩　小さじ1杯

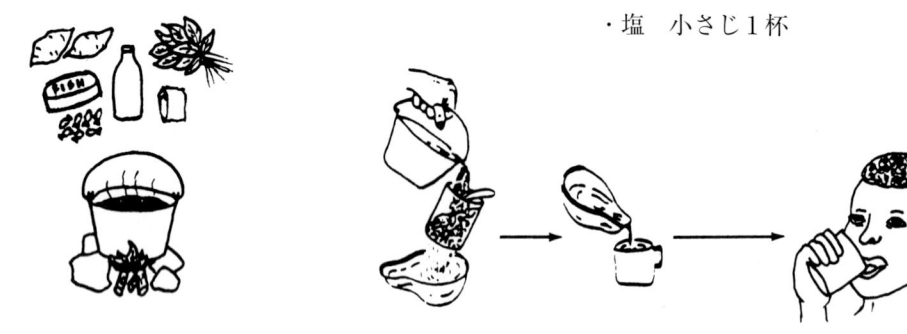

　　底に小さな穴をあけた空缶にスープを注ぐ．スプーンの背を使って，中の食物をできるだけこし出す．患者は歯の間からスープを吸いこみ，飲みこむことができる．缶は洗って清潔にし，沸騰水中につける．そうすれば，翌日また使うことができる．

2．歯を清潔にし，歯肉を丈夫に保つ．

患者は歯と歯肉を清潔に保つ方法を身につけなければならない．口腔内が不潔になると，歯肉はすぐに感染し，口の中に痛みを感じるようになる．そこで，

・スープを飲んだ後，柔らかいブラシで，針金と歯の両方を磨く．
・毎日，2カップの温かい食塩水でうがいをする（9頁）．

動揺している歯

歯根の周りの骨にひびが入っている場合は，それらの歯は動揺している場合もあるが，**その部分の骨が治るまで歯を抜いてはならない**．

抜歯によって，折れた骨片が歯といっしょに分離して顎の骨には大きな欠損ができる可能性がある．歯が動いても抜歯せずに骨折部位の両側を安定させるために歯をそのままにしておくことが大切である．

1．親指とひとさし指でぐらついている歯と骨を徐々に動かして，正しい位置にもどす．

2．注射針を切って，それを副木にする．副木はぐらついている歯の両側の丈夫な2本の歯にも届くように，十分に長くしておく．針を歯のカーブに合せて曲げて使う．針の断端のとがった部分はやすりをかけたり，石で磨いたりして滑らかにする．

注射針が歯の側部からはみ出さないように，歯に沿うように曲げる．

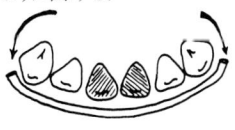

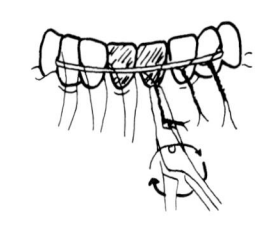

3．それぞれの歯と針を結びつける．結紮には0.20ゲージの短めの結紮線を使う（113頁）．針金の一方の端は針の下を通し，1本の歯の裏側をまわしてから針の上を通して表側に出す．歯の裏側で針金を下方におさえつけるためには，小型の器具の先端を使う．それから針金の2つの断端をいっしょにあわせてねじりながら，6本の歯のそれぞれの針金をきつくしめつける．

丈夫な止血鉗子か持針器を使う．

4．結紮線の端を適当な長さに切断し，断端は歯の方に向けて曲げれば，口唇を傷つけることはない．

5．翌日針金を毎週1回きつくしめ直す．しかし，針金のしめ過ぎによる破断には気をつける必要がある．通常は，しめ直しはわずか1/2ひねりで十分である．ねじり過ぎると針金は切れてしまう．つねに時計まわりの方向にねじるが，この癖をつけておけば，どちらにねじればきつくしまるかを思いだすことができる．

6．骨折が治るのに4週間かかるということを患者に説明する．その時まで固定用の針金はそのままにしておかねばならない．治癒を促進するためには患者に次のことを指示する．

- 骨折部位に近い歯を安静にし，噛む時は，他の部位の歯を使う．
- 柔らかいブラシで，歯と針金の両方を清潔にする．
- 毎日2カップの温かい食塩水でうがいをする（9頁）．
- 毎週針金をしめなおすために病院に行く．

7. 4週後に針金を切り，除去する．針金で固定されていた歯を見せ患者にそれらの状態を説明する．歯が黒く変色したり辺りの歯肉が腫れたりしている場合は歯が死んでいる徴候である．もしそれらの歯に対して神経の治療ができないのならば，抜歯する．

II. 顎関節脱臼

口を大きく開いたあとに口を閉じることができなくなった場合には顎の関節が脱臼している．脱臼とは口が開いた位置のまま動かなくなった状態のことで，何本かの奥歯がない患者にしばしば起こる．患者があくびをしたり，叫ぶために口を大きく開いた時に，頭の骨につながっている下顎骨の関節の部分が，関節から前方に向かって動きすぎると，正しい位置にもどることができなくなる．抜歯している最中に誤って顎関節の脱臼が起こることもある．

症状：

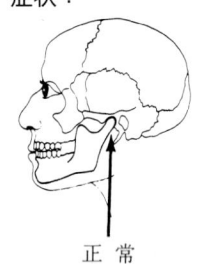

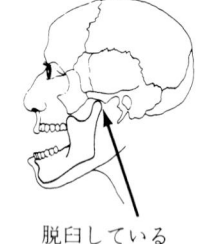

正常　　脱臼している

- 患者は歯を咬み合わせることができない．
- 上・下の口唇を簡単に閉じられない．
- 顎の先（オトガイ部）が伸び，とがって見える．
- 耳の前方の関節の部分を押すと痛みがある．
- はっきりしゃべることができない．

治療：

治療は，下顎をあるべき位置にもどすように試みることである．そして筋肉がリラックスするまで，その位置で保持する．

1. 患者の頭を何らかの方法で固定する．例えば，患者を床に座らせ，頭を壁につけさせる．
2. 患者の前方にひざをついて中腰の姿勢を取る．親指以外の指は口の外の下顎の下にあてがう．両方の親指は，左右のいちばん奥の歯の側方におき，歯の上においてはいけない．患者に咬まれるかもしれないからである．

親指の先端で強く押し下げる．すばやい動作で顎をすばやく押し下げて，下顎頭（下顎骨の関節部分）をもとの位置にもどす．うしろに押す前に，下方に押し下げることが肝心である．

もし顎が動かなければ，おそらく，筋肉がこわばっているからであろう．このような場合には外科医や歯科医は患者を眠らせて筋肉をリラックスさせる．

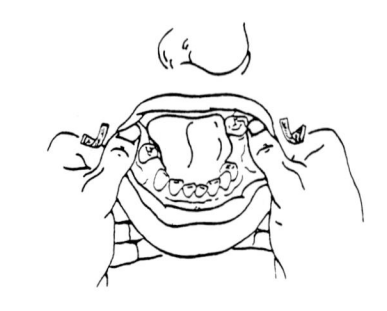

3. 頭から下顎下縁にかけて包帯をして，3〜4日間，顎の動きを抑制する（113頁）.
4. 痛みに対してはアスピリンあるいはアセトアミノフェンを与える（97頁）.
5. 患者に脱臼について説明し，再発の予防のために何に気をつけたらよいかを教える.
   a. 2週間はなるべく，軟らかいものを食べる.
   b. 顎には温めたぬれタオルをあてる.
   c. 口を過度に開かないようにすること．もし可能ならば，奥歯のない所に入れ歯を入れる（110頁）.

III. 顎関節の痛み

関節は1つの骨と別な骨が連結する場所である．下顎骨は左右に2つの関節をもっており，それぞれ耳の前で頭部と連結している．

口は，当然ながら開いたり閉じたりする.
・下顎骨を頭の骨の間をささえている．　そして，
・下顎骨の関節部分の骨が頭の骨に対して関節の内側で滑走する.

ということによる.

関節の痛みの原因は，おそらく次のことに起因している.
1. 患者が緊張していたり，または神経質になっているために筋肉がこわばっている.
2. 下顎骨が関節の部分で，骨折している（この場合には，反対側の下顎骨も調べる必要がある．なぜなら顎の関節付近の骨折は，しばしば反対側の顔面を強打されたときに生じるからである）.
3. 歯が正しく咬み合っていない.

治療：
治療する前に痛みの原因をつきつめる．前述の3つの可能性について検討してみよう.

1. **精神的な緊張.**
   患者の個人的な問題点を解決するために患者と会話し，もし可能ならば問題解決を手助けする．こうすることは，患者の筋肉をリラックスさせるのに効果がある．さらに，顎の関節の痛みの手当について説明する.
   a. 噛んだ時の関節の痛みがなくなるまで，軟らかいものだけを食べる.
   b. 顎に温かいぬれた布をあて，筋肉をリラックスさせる．できるだけ何回もこれを行うことが望ましい．ただし，皮膚がやけどしないように気をつける.

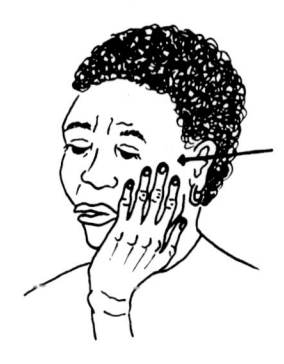

c．痛みを軽減させるためにアスピリンあるいはアセトアミノフェンを与える（97頁）．
2．**骨折**．
　　もし，X線写真で骨が折れていることがわかったら，専門家の治療が必要である．歯科医師は骨折の治療として歯を針金で固定する方法をとることができる．
3．**歯が正しく咬み合わない**．
　　口を閉じた状態で上顎の前歯2本の正中と下顎前歯2本の正中を結ぶ線についてイメージしてみよう（下図参照）．
　　口を開けた時には，この線は長くはなるがまっすぐな線のままである．もしそうでなければ，後年になって顎の関節が痛くなる原因となる．

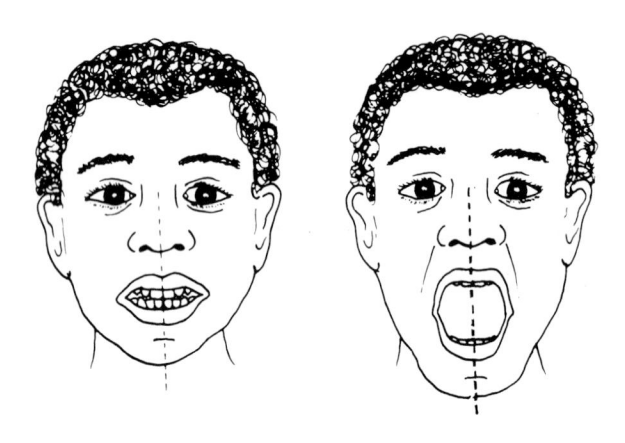

　　　　これらの歯は正常である．口を開けた時に前歯2本の正中の線がずれない．

正しく咬み合わない歯に気付いた時：
・口を大きく開けないように，患者に注意する．また，食物は小さくしたものを食べるようにいう．
・治療法について患者に説明する．歯科医師は咬み合わせを調製するために歯を削ることもある．この処置で痛みが和らぐこともある．

　　　　この状態では歯は正しく咬み合わない．開いた時の線がずれているということは，顎自体もずれていることを意味する．この顎のずれは，関節の痛みをひき起こす．

IV. 歯肉の腫脹とてんかん

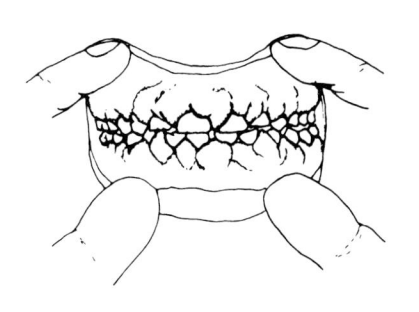

てんかん（*Where There Is No Doctor* 178頁参照）をわずらっている多くの人々は，歯肉が腫れるという問題をかかえている．重症の場合は歯肉が歯の上におおいかぶさっている．これはてんかんによるものではなく，てんかんをコントロールする薬であるジフェニールヒダントインあるいはフェニトイン（ダイランチン）によりひき起こされるものである．

腫れている歯肉を見たら患者が服用している薬が何なのかを調べよう．そして可能ならば別の薬に変更する．もし患者がジフェニールヒダントインを飲みつづける必要があれば，歯肉の腫れを予防する方法を患者に説明する．患者にこの本，特に71〜74頁を見せる．この薬を服用している患者は，毎食後のていねいな歯みがきと歯の間を清潔にする特別な手入れによって歯肉が腫れるのを防ぐことが可能である（73頁）．

V. 口の中の出血

ぬれた綿かガーゼで口の中からかたまった血液をふきとる．そうすれば出血点がわかる．それら出血点に対する処置を行う．

目で見た状態	止血の方法	参照頁
歯を抜いた穴（抜歯窩）の外側で，大きな赤い血液の塊が大きさを増している．	1. 血のかたまりをピンセットで取り除く． 2. 綿を咬ませる．	121
歯肉のただれと出血があり，口臭を伴う（ワンサン感染症）．	1. オキシドールと水の混合液で口をゆすがせる． 2. できるだけ歯石を取り除く．	10 130
むし歯の穴の中から出血している．	抜歯する；その歯は膿瘍をつくっている．	96
ぐらぐらした歯があり，そのまわりの歯肉から出血している．	針金で歯を固定する．また根が折れていれば抜歯する．	115 168
骨折により裂けた歯肉で出血を伴う．	1. 針金を用いて，折れた部分の骨を歯とともに固定する． 2. 患者を経験のあるデンタルワーカーのところへ送る．	113

Ⅵ．歯を抜いた後の問題

歯を抜いた後に腫れやひどい痛み，出血などのトラブルが起こることがある．器具が不潔であった場合には，破傷風（122頁）の様な重篤な状態となる場合もある．

1．顔の腫脹

歯を抜いたあと，患部や顔面が多少腫れることは予測できる．しかし，もし腫れが次第に大きくなり，痛みを伴う場合は，正常な状態ではない．おそらく感染が始まっている．この様な場合の治療法は，歯の膿瘍に対する治療と同じである．すなわち感染を抑えるためにペニシリンを5日間投与し，腫れをひかせるために温め，痛みにはアスピリンあるいはアセトアミノフェンを用いる．正しい投与量については，97頁を参照のこと．

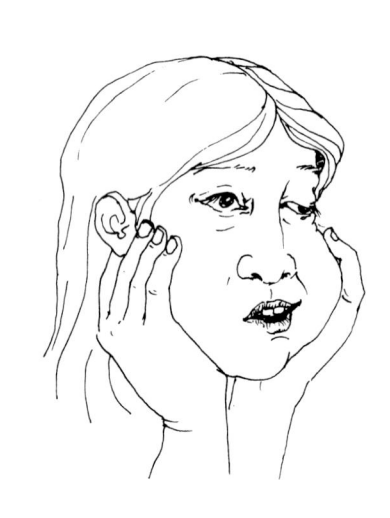

2．抜歯した部位の痛み

歯を抜いた後には多少の痛みは常にあるものだ．通常の痛みを抑えるためにはアスピリンで十分である．

しかし，時には抜歯後2〜3日経ってから抜歯窩（歯を抜いた傷）の内側にひどい痛みが始まることがある．この状態は**ドライソケット**といって，特別な治療を要する状態である．

治療：

1．抜歯窩を下記の薬物綿花でおおう．それを痛みがなくなるまで毎日交換する．

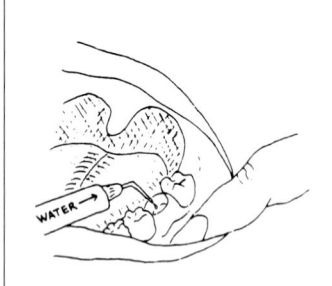

第1に，抜歯窩を清潔にする．

清潔なシリンジで，歯を抜いた穴の中側を温かい水で複数回洗う．

シリンジの先で歯肉や骨を傷つけないように，先端が丸くなった針を用いる．

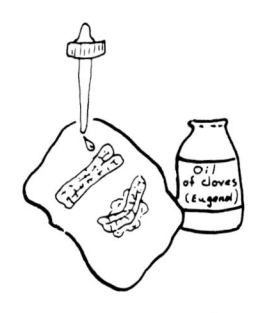

第2に，穴につめるものを用意する．

1～2個の小さな綿花をユージノール（クローブ油）に浸す．綿花はしぼって余分な液を落とし湿った状態にして用いる．

メモ：あなたの地方には鎮痛に役立つその地域特有の薬があるかもしれない．それらをユージノールのかわりに用いてもよい．

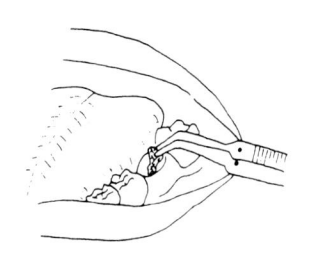

第3に，穴の中にユージノール綿花をそっと置く．

それぞれの根が入っていた骨の空洞部分（抜歯窩）にユージノール綿花をそっと置く．

抜歯窩を綿ガーゼで覆い，それを咬んでもらったまま患者を家に帰す．患者は1時間後にガーゼを取り除いてもよいが，穴の中のユージノール綿花はそのままにしておかねばならない．

2．痛みのある場合にはアスピリンあるいはアセトアミノフェンを投与する（97頁）．

3．抜歯窩からの出血

歯を抜くと，そこに傷ができることになり，出血するものである．しかし，患者が綿をしっかりと咬んでいれば，止血は困難ではない．血餅（かさぶた）ができ，傷が早く治るように，歯を抜いてから1～2日間は禁煙をするように患者に指示する．また頻繁に食塩水で口をすすいだり，つばを頻繁に吐かないように説明する．

抜歯後の出血に対しては，患者に新しいガーゼや綿を1時間程度咬んでもらう．止血を確認するために患者を帰さずに留めおき，付き添い，観察する（もし，痛みが強い場合は麻酔の注射をしてもよい．第9章参照）．血液がガーゼや綿にしみ込んでしまったら取り換える．

治療（出血が続く場合）：

1. 患者の血圧を測る（Where There Is No Doctor, 410～411頁参照）. もし高ければ, 血圧を下げる薬が必要になるであろう. 降圧剤は出血を少なくするのに役立つ.
2. 傷口を注意深く観察する. もし歯肉が裂けていたり, ぶらぶらしているようならば, 縫合する（173～174頁）.
3. 綿やガーゼにお茶の葉を包む. それに水をしみこませて歯を抜いたところに置く. 患者にそれを咬ませるのも良い. あるいは, サボテンの汁をしみこませたガーゼを咬ませるのも良い.

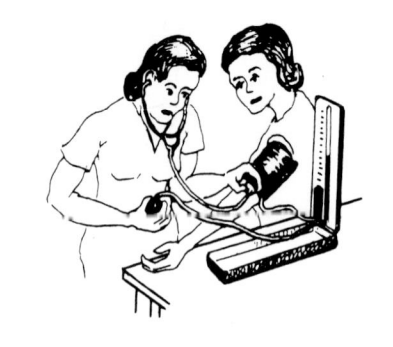

止血を確認してから患者を帰宅させる. あとで再び出血した場合に使用するため清潔なガーゼを数枚患者に持たせる（174頁）.

Ⅶ. 破傷風

これは非常に危険な感染症である. 破傷風菌は, 足の裏のような汚れている場所の傷から体内に入りこむ. この細菌は, 歯を抜く時に不潔な器具を使った場合に抜歯窩に感染することもある. これを避けるために, 89～94頁を注意深く読みなさい.

症状：
- 顎が固く, こわばった状態になる.
- 飲みこむことが困難である.
- 急にけいれんが起こり, 体中がこわばる.

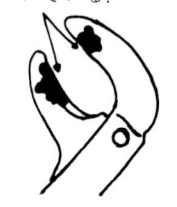

治療：

患者に破傷風の症状がみられたら, **直ちに医師の助けを必要とする**. もしすぐに医師の助けを得ることができなければ, Where There Is No Doctor の 182～184 頁を参照する.

Ⅷ. 唾液腺の感染

　唾液腺は唾液を作っている場所である．唾液腺は耳の前方と，顎の下に位置し，それぞれ，左右にある．唾液腺が感染すると，顔が腫れ，それぞれの部位に痛みを生じるようになる．

　唾液は，唾液腺から唾液腺管とよばれる細い管を通って口の中に運ばれる．その管は口の中の2カ所に開いている：頬の内側と舌の下である．

　しばしば小さな石（唾石）が管をふさいでしまうことがあり，そのために唾液腺に感染をきたして顔が腫れることがある．その場合あなたは，管の開口部近くに唾石を触れることができるかもしれない．

症状：・唾液腺の部分が腫れている．
　　　・患者が空腹時や，食物を見たり臭いを嗅いだ時に痛みが強くなる．
　　　・管の開口部が赤く腫れており，そこに触れると痛みがある．

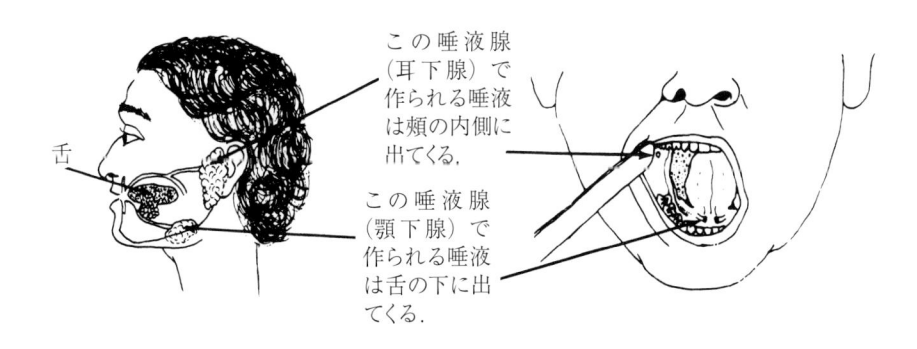

治療：感染と腫脹をまず治療する．その後で石を取り除くことを試みる．
1．ペニシリンを5日間投与する（97頁）．腫脹が大きく感染がひどい場合には即効性のペニシリン結晶の投与を行う（216頁）．
2．痛みに対してはアスピリンあるいはアセトアミノフェンを与える（97頁）．
3．頻回に腫れている部分に湿らせた熱い布をあてるようにする．
4．患者の空腹感を防ぐため，軟らかい食事を十分に与える．そうすれば痛みが和らいでくる．
5．患者が少し良くなった時点で，歯科医師または医師は管につまっている石を取り除くことができる．

Ⅸ. 顔面の腫れやただれ

頬部や顎の下にただれや腫れがみられた時にはいつでも，歯や歯肉に何かある可能性について思いだしてほしい．その様な場合は，水癌の可能性も否定できない（125頁）．

原因歯：

患者に口を開けてもらい，痛みのある範囲に感染している歯の有無を調べる．

そこには大きな穴のあいた歯やぐらぐらしている歯があるかもしれない．

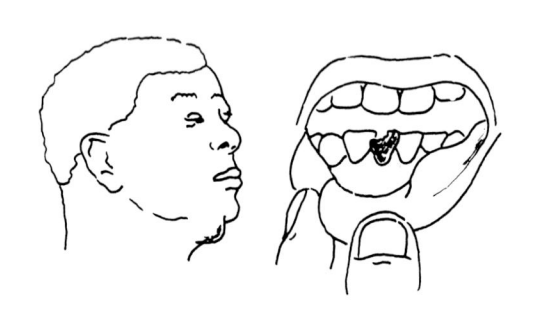

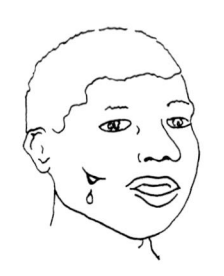

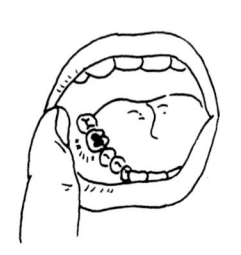

あるいは，特定の歯の色が他の歯に比べて，黒っぽくなっているかもしれない．その様な場合は歯が死んでいる可能性がある．

膿が皮膚の外に出てきている場合は，病巣内部の圧が減少するため，患者の痛みは軽減する．

治療：

1．歯を抜く（第11章参照）．
2．ペニシリンを7日間投与する（97頁）．
3．ペニシリン療法の後，痛みをチェックする．痛みが消失していれば，もはや内部の感染はコントロールされており，治療は終了である．

もしただれや腫れた部分に穴が開いており，膿を排出できるようならば，経験のあるヘルスワーカーの助けを求めた方が良い．経験があれば次のことを行うことができる．

・膿を検査して，もし，ペニシリン耐性菌が発見されれば，患者は**別の抗生物質を服用する必要がある**．
・X線写真をとり，感染源となる死んだ骨のかたまり（腐骨）があるかどうかを検査する．もしそれが見つかれば，取り除かなくてはならない．

もし頬部や顎のただれの原因が歯ではなく歯肉にある場合には，問題は深刻である．詳細は以下の頁を参照のこと．

X．壊疽性口内炎，水癌

　子どもの体調がおもわしくなく，単純な歯肉の感染が治らずに頬からさらに顔面にひろがっていくことがある．このような状態を**壊疽性口内炎**または**水癌**と呼ぶ．壊疽性口内炎は，歯肉のワンサン感染症の合併症である（105頁）．

　この疾患は通常は小児に見られ，次の3つの条件がそろった場合にのみ発症する．

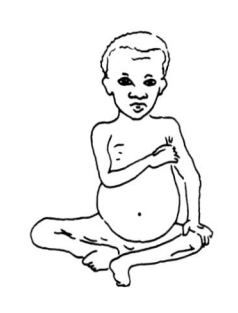

1．栄養状態の不良や貧血（鉄欠乏性），または結核等により全身の抵抗力が低下している．
2．ワンサン感染症にかかっている．
3．最近，はしかやマラリアのような重篤な病気にかかったことがある．

　壊疽性口内炎，水癌はHIV患者にとっても問題である（196頁参照）．

症状：

　感染は口腔内で小さく始まり，感染は歯肉全体にも及ぶ．

1．歯肉のむずがゆさを伴う口内炎．
2．腫れを伴った歯肉炎．
3．食事や歯磨きの時の歯肉からの出血．
4．息が臭く，唾を多量に吐く．

感染はさらに顎に達する．

5．歯がぐらぐらする．
6．歯の周囲の骨がひとかたまりで，ぐらぐらするようになる．

最終的には，感染は頬に及ぶ．

7．皮膚表面は固く，赤黒く腫れている．
8．頬に出現した黒い斑点は，くずれて外に破れ，その結果口腔内外をつらぬく穴ができる（外歯瘻）．
9．壊死した組織は健康な組織と分離され，崩れてくる．

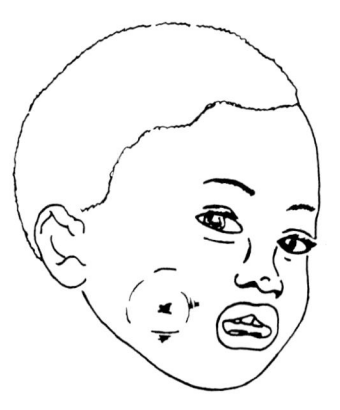

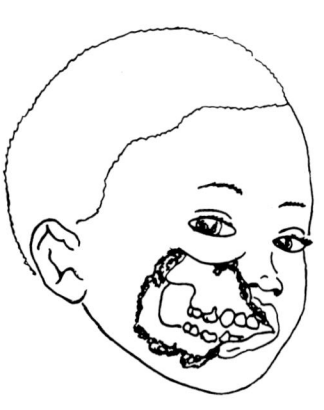

治療：

治療は組織の欠損が大きくならないように，直ちに開始しなくてはならない．欠損が大きければ大きいほど，それを閉鎖した後に形成される瘢痕が硬くなる．硬くなった瘢痕は，子どもの成長に欠かすことができない開口運動と食物の咀しゃく運動を妨げることになる．

1．水分の補給

　　患児に対してはまず水分の欠乏状態（脱水）を改善し，病気に対する抵抗力をつけることが必要である．114頁で述べたミルクオイルドリンクを与える．

　　もし，1人で飲めないようならばスプーンや注射器を用いて補助することが必要で，流動食は口の中の健康側に入れてやり，それを飲みこませる．

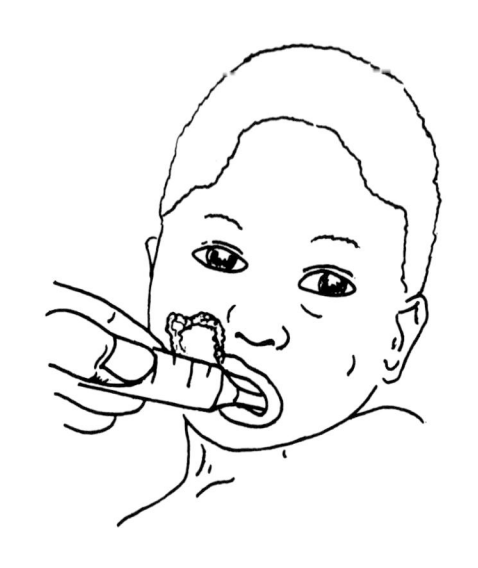

2．貧血の治療．

　　診断後直ちに鉄剤（硫酸鉄）の投与を始める．錠剤または他剤との混合薬を食事と一緒に3カ月間継続して投与する．

	硫酸鉄　錠剤
6歳以上：	200 mg（1錠）1日3回
3～6歳：	100 mg（1/2錠）1日3回
3歳未満：	50 mg（1/4錠）1日3回

　また，フマル酸第一鉄を用いることも可能である．母親には鉄分が子どもの便を黒くすることもあると伝えておく必要がある．

　また，鉄分を多く含んだ食物を与えることも重要である．そのために肉，魚，卵，濃い緑色をした葉菜類，えんどう豆や他の豆類をよく与えるようにする．

注意：子どもの中には，寄生虫による貧血がみられることもある．寄生虫が存在するかどうかを確かめるためには検便を実施する．もし寄生虫が存在したら，すぐに薬を投与する．メベンダゾール，アルベンダゾール，チアベンダゾールは様々な種類の寄生虫感染症の治療に役立つ．ピペラジンは回虫や蟯虫感染症を治療でき，また条虫や住血吸虫駆虫のための他の薬もある．葉酸も投与する．投与量については，Where There is No Doctor の373～376，392頁を参照すること．

3．抗生物質の投与開始．

　メトロニダゾールの使用が最も適している．200 mg を経口で 1 日 3 回，10 日間投与する．またクリンダマイシンを用いても良い．投与量を決定するには子どもの体重を測る必要がある．成人に対する薬と投与量に関しては 197 頁を参照すること．

体重	クリンダマイシンの投与量（1 日 3 回 5 日間投与）
5～10 kg	50 mg 経口投与　または　 60 mg 注射投与
10～17 kg	100 mg 経口投与　または　130 mg 注射投与
17～25 kg	150 mg 経口投与　または　225 mg 注射投与
25 kg 以上	250 mg 経口投与　または　333 mg 注射投与

4．他の病気の治療は潰瘍性口内炎の症状改善に役立つ．

　子どもがマラリアにかかっていると思われる場合には，まずマラリアの薬による治療を始めることが賢明である（*Where There Is No Doctor* 364～367 頁参照）．

　その他の病気についてもチェックし，治療を行う．特にはしかや結核には注意が必要である．

5．潰瘍部を清潔に保つ．

　死んだ皮膚は，ピンセットでゆっくり，やさしくひっぱって取り除く．さらに過酸化水素水で潰瘍部分の内側を洗う（過酸化水素は注意深く正確に測定する．10 頁参照）．その後に創面を湿したガーゼでおおう（または傷口はヨード液で清拭してもよい）．

傷のおおい方：

- 綿のガーゼを食塩水につけた後に，びしょびしょではなく湿った状態にするために余分な水をしぼり出す．
- それを穴のあいた部分に置き，上から乾いた包帯でおおう．
- 毎日包帯をはずしてから，過酸化水素水で穴の部分を洗浄し，新しい湿したガーゼをおいて，包帯をする．この処置は，穴の部分が臭くなくなり，黒ずんだ壊死した皮膚がなくなるまで続ける．

6．ぐらぐらの歯と壊死した骨は取り除くこと．

　ぐらぐらする歯と壊死した骨は取り除く際には局所麻酔を用いてもよい（第 9 章参照）．通常はあまり出血することはない．この処置によって，歯肉がぶらぶらするようなら，歯肉どうしを縫いあわせる（173～175 頁）．

7．口腔内を清潔に保つこと．
- 柔らかい歯ブラシを用いて，残っている歯をそっと磨くこと．子どもには1日3回歯を磨かせる．
- 薄い過酸化水素水に浸した綿ガーゼで歯肉をふく．この処置は2時間おきにくり返して行い，5日間継続する．
- 5日後からは，1日3カップの温かい食塩水で口をゆすぐように指導する．

8．手術が必要かどうかについて助言を求める．
　瘢痕部分を取り除くために，おそらく手術が必要となるであろう．手術をしなければ，子どもは正常に口を開くことができないだろう．

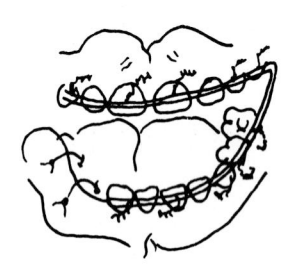

　感染が治まって，傷口が閉鎖してきたら，子どもは病院に送ってしっかりした治療を受けさせなければならない．

　この時に，歯科医師の助力が必要になるだろう．子どもの上下の顎に，ワイヤー固定が必要なケースもある．ワイヤーは堅い瘢痕が形成されつつある期間中，開口させた状態に保つために健康な歯に固定する．ワイヤーが除去された時には，子どもは食物を咀嚼するために自由に口の開閉ができるようになるだろう．

壊疽性口内炎の予防：
　まず壊疽性口内炎が生じないようにすることである．この疫病の予防は可能である．体力のおとろえた子どもの口の中が，常に清潔な状態を保つように特別な注意をはらう．

　病気の子どもを育てたり，世話をしている人は，どんな時でも子どもの歯を健康な時と同様に清潔にすべきである．ことに子どもが虚弱で栄養不良で，身体の水分が少ない状態（脱水状態）の場合には，なおさらのことである．

　そのような子どもは，常に次のようにすることが大切である．
- 柔らかい歯ブラシを用いて，毎日，注意深く歯を清潔にする．
- 温かい食塩水で1日2回口をゆすぐ（9頁）．
- 新鮮な果物や野菜，特にビタミンCを多く含んだものを食べる．グアバ，オレンジ，パイナップル，パパイヤ，トマト，えんどう豆，濃い緑色をした葉菜類等が良い．

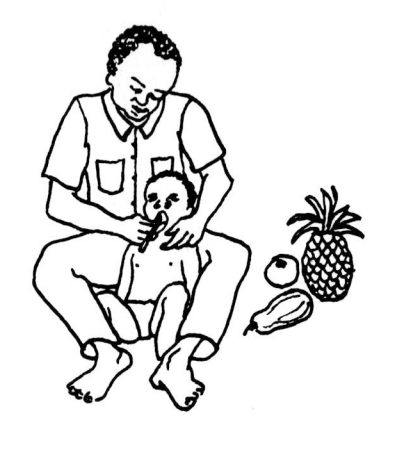

XI. 腫　瘍

　腫瘍は，皮膚の下や骨の中で大きくなる腫れものの1種である．それはゆっくりとではあるが，着実に大きくなっていくが通常痛みはない．

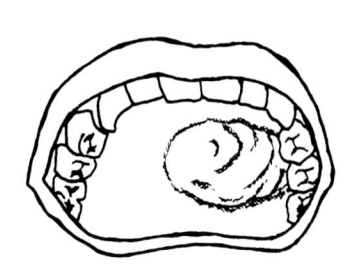

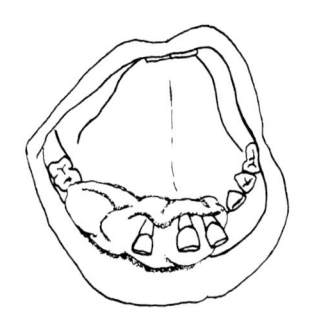

　抗生物質を5日間投与し，温熱療法（97頁）をやっても腫れがひかないならば，腫瘍を疑う．

治療：
　腫瘍は癌である場合もある．癌が疑われる場合は患者を早く病院に紹介し，診断がつかない状態で無駄な薬や時間を浪費してはいけない．腫瘍を取り除くためには外科手術が必要である．

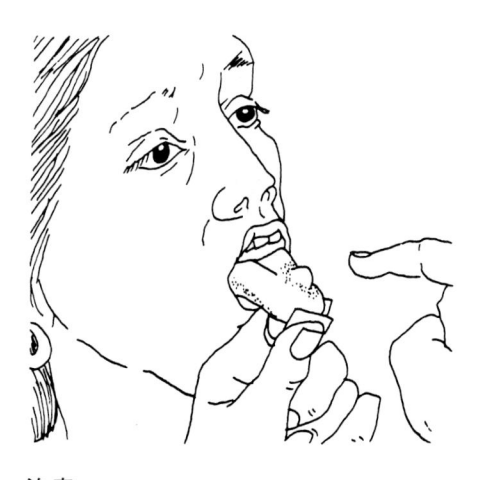

XII. 癌

　2週間以内に治らないただれやこぶは癌の可能性がある．口唇と舌は口腔内の癌が最も発生しやすい2つの場所である．また，舌下部の口腔底や，軟口蓋部，歯肉についても調べよう．

癌は致命的である．

　癌は，患者の身体の中で気づかないうちに非常に早い速度でひろがっていく．そして患者は死に至る．しかし，癌は早期発見ができれば十分治療できる．

治療：
　ただれの治療をやっても良くならない場合には，ただちに患者を専門的な手当てが可能な施設に送る必要がある．医者はただれた部分の一部を切りとり，それを顕微鏡で検査して癌かどうかを診断することができる．もし癌であったならば，専門的な治療が必要である．

XIII. 覚醒剤乱用者の広汎性むし歯（メスマウス）

　メスアンフェタミンという薬（メス，スピード，ヤバーなどの名前で呼ばれている）は世界中の人々に使用され，その常用者数は増え続けている．この習慣性の高い薬は脳や身体はもちろんだが，特に歯や歯肉に有害である．このメスアンフェタミンを乱用している人々に"覚醒剤乱用者の広汎性むし歯（メスマウス）"が生じる．メスマウスは，ほとんどの歯がひどいむし歯になり，着色し，黒くなり，ぼろぼろになる．もし治療せずに放っておくならば，これらの歯は保存することができない．

症状：

- 口腔乾燥症（Xerostomia）．メスアンフェタミンは，唾液を作る作用を止めてしまう．唾液は飲食後の口腔内で，緩衝作用によって糖や酸から歯を守る働きがある．唾液が出ないとむし歯ができやすくなる．
- 薬物そのものによって，またメスアンフェタミン使用者が好む甘い食べ物や飲み物によって口腔内に多くのむし歯が発生する．
- 歯肉の病気．メスアンフェタミン使用者は口腔内の血管が萎縮し，血流が不足することにより，歯肉が破壊され切り傷や傷口の治癒が妨げられる．
- 薬によって生じる歯ぎしりは，歯の破折や摩耗などさまざまなダメージの原因となる．
- 悪い口腔衛生状態はメスアンフェタミン使用者に共通してみられる．

治療：

　もしメスマウスの患者さんが治療を受けたいと言ってきたら，出来る限りのサポートをすることが期待される．それらは歯を清潔に保ち，むし歯の穴を充填，さらには歯肉の病気を治療するなどである．しかし，もし患者さんが薬物依存を続けるようならば，彼の歯は再び急速に悪化するだろう．あなたにできる最も大切なことは，患者さんが薬物中毒に対する治療を受けられるよう支援してあげることである．国際的組織である Narcotics Anonymous は 131 カ国以上で活動している．あなたの近くにあるこの組織の支部をインターネット（www.na.org）で探そう．

第8章　スケーリング（歯石除去）について

　スケーリングとは，「削り落とす」という意味である．歯肉縁下の古い食片や歯石，この行為によって魚の骨さえ取り除くことができる．通常，スケーリングは歯の表面の歯石を除去するために行われる．

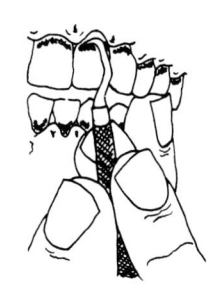

　　歯の表面を覆う細菌の集まりが堅くなって歯石ができる（52頁）．
　　歯石により圧迫されている歯ぐきはやがて傷つき，感染症（歯周病）におちいる．

　歯を清潔に保つことは，すなわち歯肉を健康に保つことである．スケーリングを行うことで，歯周病にかかった歯肉をより健康な状態にすることができる．
　歯とその周囲を清潔に保つことが歯肉の健康保持の必要条件である．スケーリング後でも，歯を清潔に保つための注意を怠れば，すぐに歯石は付着し始める．そして歯肉はそのために健康な状態を維持することができないで，ただれて再びそこに感染が起こることになる．

歯のスケーリングを行おう．そして同時に歯を清潔に保つ方法を教えよう．

　歯肉縁下で何か硬いものに触れたら，痛みや腫れを生じる前に取り除いておかなければならない（138頁）．魚の骨やマンゴーの繊維もすぐに取り除いておこう．
　軽度な歯肉の病気（歯肉の出血など）にかかっている場合は，1週間ほど待ってスケーリングを行う．その間に歯肉は，患者の温塩水でのうがいなどの口の中を清潔にする行為でだんだん良い状態になるものである（9頁）．そうすることで，その患者は，歯肉のセルフケアーの方法をある程度身につけることができ，さらにスケーリングも容易になる．

患者に口腔内の感染した歯肉の状況を見せるために歯鏡を使おう．

後になって患者は，自分が努力したことで歯肉が改善することを知ることができる．そして，患者は，自分の力で歯肉を健康に保つ方法を学ぶことができる．

スケーリングは，歯を清潔に保とうとしている人だけに実施する．

歯石は，不潔な歯に容易に付着する．自助努力のない人の歯をスケーリングすることほど時間を浪費することはない．

Ⅰ．スケーリングに必要な器具について

歯のスケーリングには，スケーラーと呼ばれる器具を用いる．スケーラーの形は，歯の形態に応じて様々である．スケーラーの購入には熟慮を要する．

スケーラーは安価ではないので，応用範囲の広いものを数本選んで準備するのがよい．

具体的には両刃のスケーラーを2本か，片刃のスケーラーが4本あれば十分である．

たとえば，

1. 両頭式で先端のとがったタイプのもの：歯肉に近い歯の表面から歯石を取り除くことに適している．

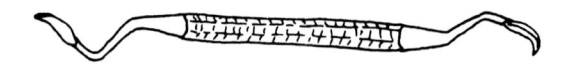

   正しい名称は，アイボリー C-1 スケーラー

2. 両頭式で先端が鈍で，まるみを帯びたタイプのもの：歯肉縁下の歯石を取り除くことに適している．

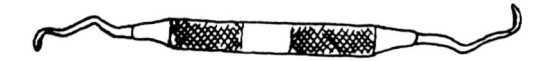

   正しい名称は，G-11 と 12 キュレット

スケーラーにとっては先端部が重要な部分である．先端部の左右への曲がり方は，用途に応じて使いやすいように工夫されている．

またスケーラーの鋭く尖った先端部は，常に鋭利に保つようにしておかなければならない．鋭い刃は，鈍な刃に比べ歯石除去の効率が良い．

さらに、以下の器具も必要である。

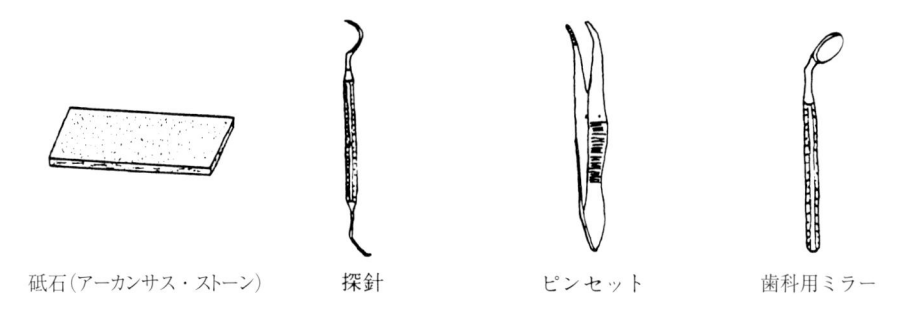

| 砥石(アーカンサス・ストーン) | 探針 | ピンセット | 歯科用ミラー |

メモ：器具を注文する場合，一般的な名称と正確な商品名の両方を記入すれば，必要な器具を間違いなく受け取ることができる．また自分自身で器具を工夫して作ることもできる（219〜222頁参照）．

> スケーリングに必要な器具はひとつのボックスの中にすべて揃えておくようにしよう．

Ⅱ．スケーリングの方法

歯石は歯周ポケットの内部から沈着し始め，歯肉の中に堆積していく．そのため実際のスケーリングでは，歯石を直視することよりも器具を介して**触覚**で確かめることを重視する．

歯肉に健康をとり戻すためには，全ての歯石を除去しなければならない．**歯石は，取り残された歯石が新たな沈着の原因となってさらに増加する．**

スケーリングの前に器具等を確認しよう．

- ✓ 器具（スケーラー，歯科用ミラー，探針，ピンセット）
- ✓ 砥石
- ✓ ガーゼ

スケーリングには歯と歯肉とその周辺がよく見えるように十分な照明が必要である．また，時間と技術を要することも自明である．そして術者と患者の双方が快適な状態でこの処置は行われねばならない．そのためにも術者は患者の姿勢が安定するようなイスに隣接して座るようにする（79頁参照）．

> スケーリングのステップ（134〜138頁）
> 1．これから行う処置の内容について術者は患者に説明する．
> 2．歯肉の下のざらざらした部分（歯石）を器具の先端で触知する．
> 3．スケーラーの先端を歯石の下にあてがう．
> 4．スケーラーを歯の面に沿わせて引き上げる．
> 5．歯の表面がなめらかになっていることを確認する．
> 6．行った処置の内容を患者に説明するとともに，術後の自己管理について指導する．

1．処置の内容について説明する

術中に起こりうることを患者に説明しよう．治療中に出血や，場合によっては痛みが生じることがあるかもしれない．痛みが生じた場合には，治療をいったん中断し，局所麻酔を行うようにしよう．

注意：処置を始める前に手と器具を消毒すること（89〜92頁参照）．

2．歯肉縁下の歯石を触知する

歯石は，歯根面上でざらざらした点として触知される．歯石は，歯周ポケット内部のいたるところに付着するので，歯のすべての面を器具の先端で触診することが必要である．

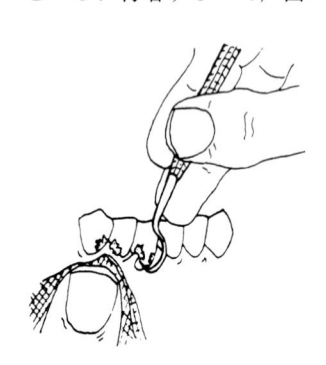

歯肉縁下の歯石を診査するには2つの方法がある：

a．探針を用いる方法

歯肉縁下の根面にそって上下に探針を移動させ，ざらざらしたところを触知する．歯石がついてない場合，歯の表面は滑らかである．

b．ガーゼを用いる方法

ガーゼをまるめて歯と歯の間に押し込む．歯肉を押し下げて唾液を吸い取ることによって歯石が見えてくる．

3．スケーラーの先端を歯石の下にあてがう

スケーラーの把持法と歯周ポケット内でのスケーラーの動かし方はこの処置の重要なポイントなので，しっかり学んでおこう．

スケーラーは，ペンを持つように把持する．歯石に対して力がかかるように，過度の手の動きをコントロールしながら引っ張るようにする．

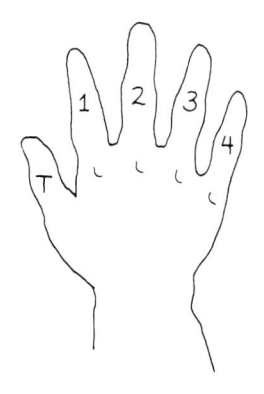

操作に際しては，引っ張る力をコントロールすることが非常に大切である．スケーラーの先端は鋭利なので，注意を怠ると歯肉を傷つけることになる．

やさしく，急がず，そして歯肉を突つかないように，スケーラーの刃は常に歯に接しているようにする．

薬指を近くの歯の上に置く．こうすれば手が安定し，歯肉縁下での鋭いスケーラーの操作を注意深く容易に行うことができる．

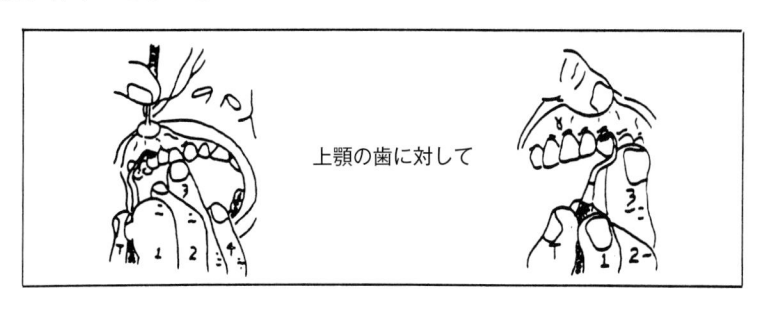

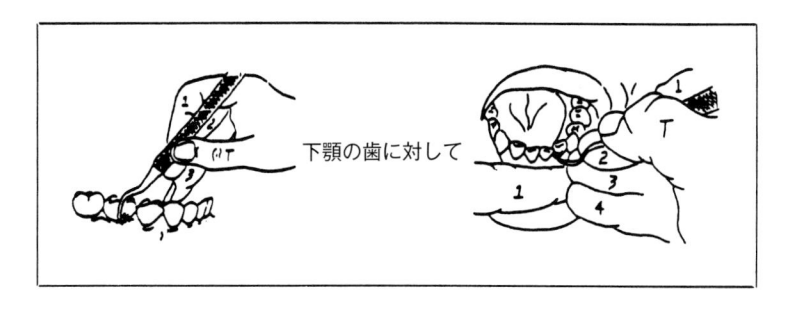

上顎の歯に対して

下顎の歯に対して

歯の近くの歯肉は端は折りかえす様にしてポケットを形成している．**歯周ポケットは一つひとつの歯の全周を取り巻いている．そしてポケットは浅かったり，深かったり様々である．深くなったポケットは感染による炎症がその部位にあることを意味している．**

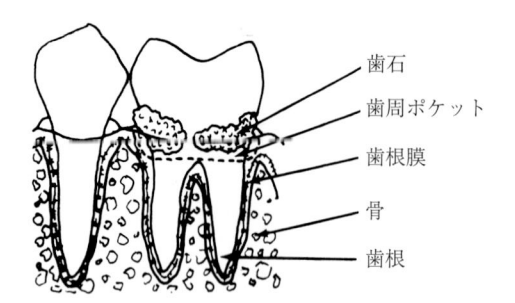

歯石　
歯周ポケット　
歯根膜　
骨　
歯根

歯石はポケット内面の深いところでき始める．したがってスケーリングでは，歯肉の上に付着している歯石を取り除いただけでは十分ではない．深部に残った歯石を除去しなければ感染は治まらない．感染は歯石がある限り継続する．

スケーリングの**最初**は，先端のとがったスケーラーを使用して見える歯石を除去することから始まる．

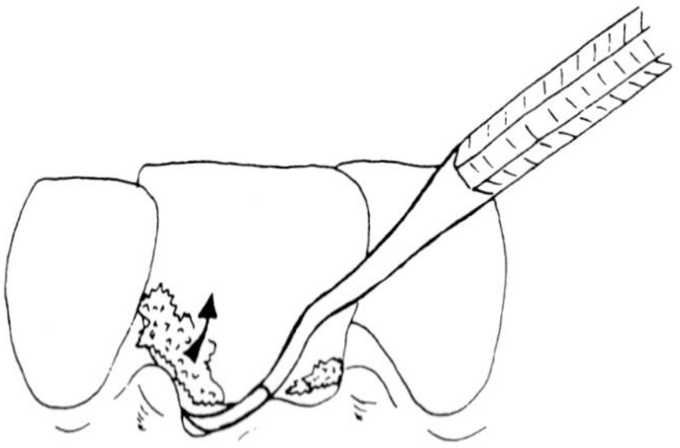

その後，先端が丸みを帯びたスケーラーにより残っている歯石をより深いところで除去する．

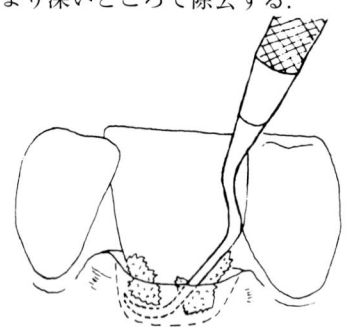

先が丸みを帯びたスケーラーを歯周ポケットの内側に挿入するときは，注意深く行う．

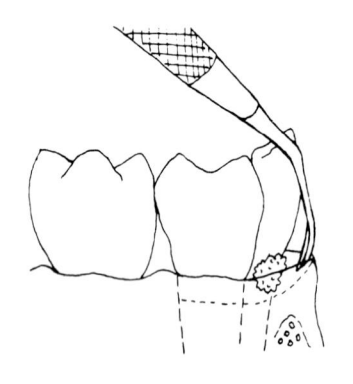

---

a．スケーラーの刃の鋭面を歯に接してあてがう．そして歯に沿って歯周ポケット内を移動させる．

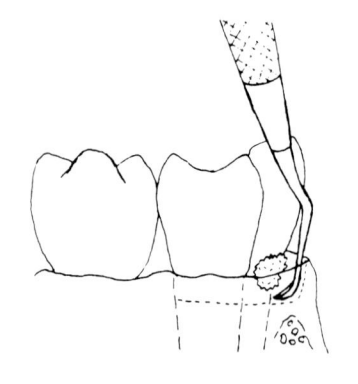

b．器具の先端でざらざらした歯石の端を触知することができる．歯周ポケットの底部を感じたらそれ以上深部には進めない．

4. スケーラーを歯の表面にしっかり当て，強く引く

スケーリングでは一回のアクションでできるだけ多量の歯石を除去すべきで，一回の操作で少ししか取れないならば，そのことはあまり良いことではない．なぜなら，取り残した歯石はだんだんなめらかになり，除去するのが難しくなっていくからである．

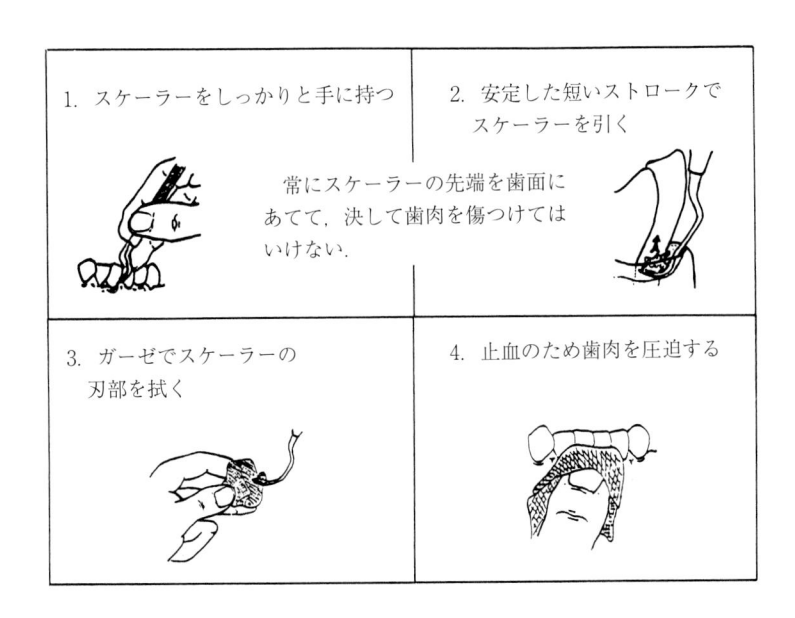

1. スケーラーをしっかりと手に持つ	2. 安定した短いストロークでスケーラーを引く
常にスケーラーの先端を歯面にあてて，決して歯肉を傷つけてはいけない．	
3. ガーゼでスケーラーの刃部を拭く	4. 止血のため歯肉を圧迫する

5. 歯の表面がなめらかになったことを確認する

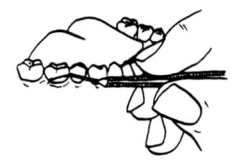

探針を用いて，歯の表面がざらざらしているところを探る．

全ての面が滑らかになったら，次の歯へ移動する．

時間を十分にかけて注意深く全ての歯石を取り除くことが重要で，決して急ぐ必要はない．別の歯石が沢山着いている場合には，歯列の半分だけまずはスケーリングを行い，残りの半分はできるだけ早めに別の機会をつくって実施するようにしよう．

最終的に歯面がきれいになるようにしよう． 鋭利なスケーラーを使い，歯の表や裏側にある黒い沈着物を取り除こう．

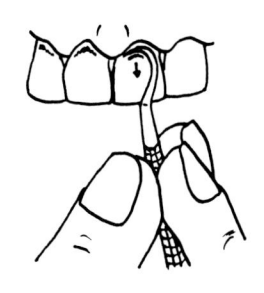

そもそも歯自体が黒くなることはなく，その色は沈着物によるものである．肉，お茶，そしてタバコが歯の沈着物の原因となっている．

食物残渣や本来は白い歯の付着物を，機械的に取り除くことはできるが，毎日注意深く歯を磨かないと再び歯が黒くなるということを**忘れてはならない．**

6．処置の内容の説明とともに，予後について患者に話そう

歯石除去後に歯肉が数日間痛むことがあっても，通常さしつかえはない．

処置後にはさらに，歯肉を丈夫で健康にするために何をしたらよいかを説明する．

・柔らかめの歯ブラシで歯を磨く．歯ブラシが歯周ポケットの内部と前歯の裏側に到達するようにしよう．そこは歯石が最もつきやすい場所である（71頁）．

・歯と歯の間をきれいにする．歯ブラシやヤシの葉の茎，あるいは強くて細い糸を使おう（73頁）．

・温かい塩水で洗口する．歯肉を強くするために，最初のうちは1日に4カップ，その後は1日1カップの温めた塩水で洗口する（9頁）．

・歯肉を強くするローカル・フードを食べる．グアバやオレンジのような新鮮な果物や緑色の濃い新鮮な葉野菜は歯肉にも良い．

III．歯肉縁下のスケーリング

歯と歯の間の歯肉に発赤や，腫脹がある場合，歯周ポケットの内部に何かが残っていることが多い．その様な場合，患者に食事の内容をまずたずねてみよう．魚の骨・マンゴーの繊維，またはザラザラした歯石のかたまりが残っている可能性がある．

探針で歯肉ポケットの中をまず探ってみよう．そして，スケーラーや強い糸を使ってそれらを除去しよう．

先の丸いスケーラーを用い，歯石を取り除くのと同じ要領で行う．

何かをポケット内に触知したならば，その下にスケーラーの先端を静かにあてがい上に向かって引き上げる．

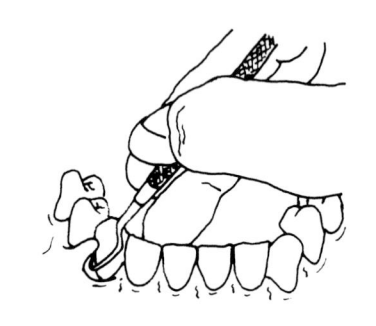

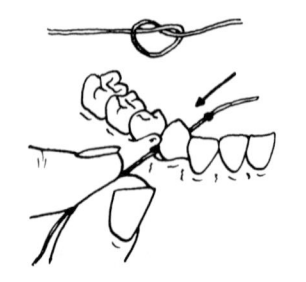

または

糸で結び目を作って歯と歯の間に入れる（73頁）．その際糸の結び目を上下に動かすのではなく外側に引張って，歯石や異物を外に押し出す*．

*歯ぐきが腫瘍のように腫れあがっている場合（**エプーリス**），経験をつんだデンタルワーカーは，それを切除することになる．

Ⅳ. スケーリングに用いる器具を鋭利に，そして清潔に保つこと

　鋭利なスケーラーは，刃がなくなったスケーラーに比べて歯石への食い込みが強い．スケーラーが歯石の上を滑っていると感じたならば，直ちにスケーラーの刃を研ぐようにしよう．

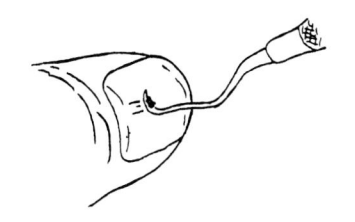

　時々スケーラーの刃の切れ具合を確認しよう．
　スケーラーを指の爪の表面ですべらせてみる．刃で爪の表面を削ることができなければ，歯石を除去するのに十分な鋭利さがないことになる．

　スケーラーの刃を粒子の細かい砥石（アーカンサス・ストーン）で鋭利にする．その際スケーラーが滑りやすいように，油か水を石の上に数滴落とすとよい．

　中指か薬指を抑えとして，砥石の横側に置く．
　砥石上で刃を前後に動かして研磨する．
　刃が鈍化しているスケーラーは，研いだ後でひっくり返し反対側も磨く．これによって，丸みを帯びた刃の切れ味が維持できることになる．

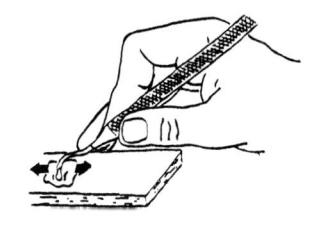

　スケーラーは使用後に血液で汚染されていることがあるので，滅菌されていなければならない．これをおこたると肝炎ウィルス等が血液を介して伝染する機会を作ることになる．（*Where There is No Doctor* 172頁）滅菌の方法は，90～91頁を参照してほしい．

　歯科用ミラー，探針およびピンセットは常に滅菌状態を保つ必要はない．滅菌後は消毒された環境での保存によって十分清潔に保つことができる（92頁）．すべての器材を清潔なタオルで拭ききれいな布でくるんでいつでも使えるようにスケーリング器具収納箱に入れておくと良い．

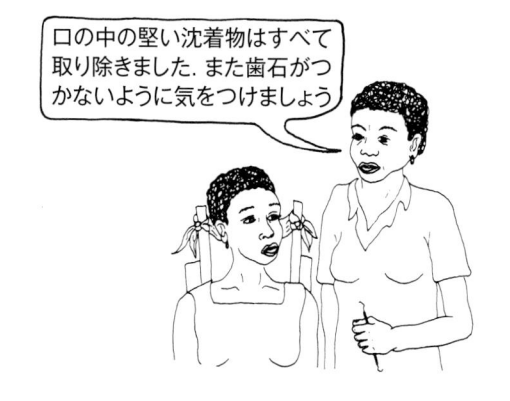

　口の中の堅い沈着物はすべて取り除きました．また歯石がつかないように気をつけましょう

　スケーリングは，治療ではなく，歯の健康づくりの一歩であることを一人ひとりに伝えよう．健康な歯肉を保つことは，患者自身の努力によってのみ可能である．歯に付着している硬い沈着物を取り除き，その後患者が注意深く歯を磨くようになれば，歯石は，短期間で再びつくことにはならないだろう．

第9章　口腔内への注射

　痛みを与えないで，歯の治療を行うことは可能である．それには局所麻酔の注射をすればよい．注射は神経の近くに行うが，上手に注射をするためには，神経がどこにあるかを知っていなければならない．

　局所麻酔の注射は，経験で上達する技術である．これを身につける最善の方法は，書物から学ぶのではなく，注射の経験が豊かな人から学ぶことである．

経験豊富なデンタルワーカーが注射をするところをよく見る．次に，その人があなたのやり方を見て，注射を慎重かつ安全に行うにはどうすればよいかを指導してくれるはずである．

　局所麻酔薬は注射用に調合された薬剤である．この薬剤が神経に及ぶと，その神経に支配された歯は約1時間ほどしびれたような，あるいは死んだような感じになる．このことによって，動揺してはいないが抜く必要のある歯の抜歯や，深いむし歯のセメント充填に十分な時間をかけることができる．

Ⅰ．注射に必要なもの

　口腔内に局所麻酔薬を注射するときに使用する注射器には2種類ある．1つは金属製，もう1つはガラス製である．金属製注射器には，カートリッジに入った局所麻酔薬を使用し，ガラス製注射器には，びんに入った局所麻酔薬を使用する．

金属製注射器

これは歯科用注射器である．特殊な注射針を使用するもので，局所麻酔薬はガラス製のカートリッジに封入されている．注射したあとは，注射針とカートリッジは安全に廃棄されなければならない（211, 212頁参照）．

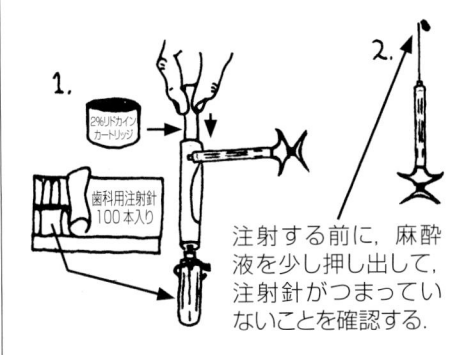

注射する前に，麻酔液を少し押し出して，注射針がつまっていないことを確認する．

患者一人ひとりに対して新しい注射針と局所麻酔薬のカートリッジを使用する．

ガラス製注射器

この種類の注射器は，本来ペニシリンなどの薬剤を注射するときに使われるものだが，これを口腔内への注射に用いることができる．使用前・後には，必ず注射器と注射針を煮沸する（90, 144頁）．消毒した注射針は，別の患者に使用することができる．

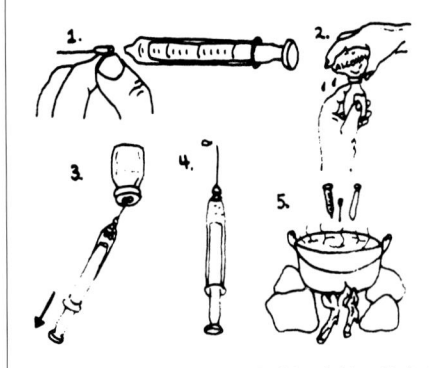

注射針に手を触れない．針刺し事故に注意する！

金属製注射器を選ぶ方が無難だがどちらの注射器を選ぶかは，入手できる局所麻酔薬によって決まる．使用する注射器の種類に適合した注射針を注文する．

金属製注射器

注文：
1．注射器：吸引型歯科用カートリッジ注射器，1.8 ml（1 ml=1 cc）
2．注射針：歯科用カートリッジ注射器用ディスポーザブル注射針（27ゲージ，長針）．1箱100本入り，それぞれの針は，プラスチックカバーの中に入っている．
3．局所麻酔薬：歯科用注射器用局所麻酔薬カートリッジ．密封かん1個に2%リドカイン（リグノカイン）のカーリッジ50本入り．

ガラス製注射器

注文：
1．注射器：容量3 ml（1 ml=1 cc）の標準ガラス製注射器．
2．注射針：24ゲージ，長針（40 mm×0.56 mm前後）
3．局所麻酔薬：2%リドカイン（リグノカイン）の20 ml入びん

あるいは，入手できない場合：1%塩酸プロカインの2 mlアンプルを注文する．

メモ：リドカインは，エピネフリンを加えることによって，歯の麻痺をより長時間持続させることができる．しかしエピネフリン含有リドカインはエピネフリンを含有しないものよりは高価であり，また心疾患のある人には用いるべきではない（143頁）．

II. どこに注射をするのか？

局所麻酔薬を次の場所に注射することにより神経を麻痺させることができる：
1. 歯根の内部に入る**小さな神経分枝**の周辺
2. 小さな枝に分岐する前の**神経本幹**の周辺

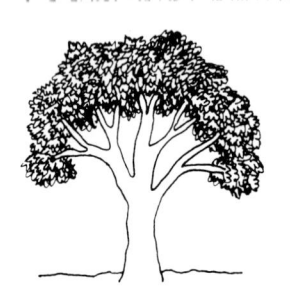

主要神経からより細い神経が枝分かれする様子は，樹木の幹から枝が出ているのによく似ている．
　1本の細い神経は，さらにすべての歯の歯根に入っていく．

上顎の歯では，歯根近くに注射をする

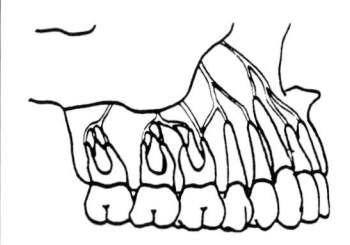

上顎骨は軟らかくて多孔性である．
　上顎の歯の歯根近くに局所麻酔薬を注射すると容易に骨内部に侵入し神経に到達することができる．
　この注射は，また歯の周囲の歯肉をも麻痺させる．

下顎の歯に対する注射は上顎への注射より難しい

　下顎骨は上顎骨よりも厚い．下顎の歯の歯根近くに注射をしても，局所麻酔薬は，上顎の時のように容易には神経に達することができない．

メモ：小児の下顎前歯や，成人の動揺の強い下顎前歯の場合には，歯根近くに注射をしてもよい．
　下顎の歯を完全に麻痺させるには，主要神経（a）が下顎骨内に入る手前でブロックしなければならない．
　大臼歯の治療の際には，さらに神経（b）に第2の注射を行わなければならない（146頁参照）．

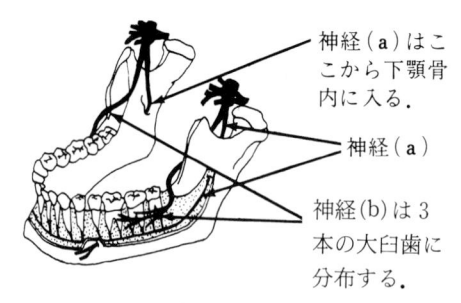

神経（a）はここから下顎骨内に入る．
神経（a）
神経（b）は3本の大臼歯に分布する．

これら2つの麻酔は，歯の周りの歯肉もしびれさせる．

Ⅲ．いつ注射するか？

治療が患者に痛みを与えるおそれがある場合には，必ず局所麻酔薬を注射する．注射の後に患者が歯の痛みを訴えた場合には，親切に対応する．いったん治療を中断し，もう一度注射を行う．

> 局所麻酔薬は，ゆっくり注意深く注射する．そうすれば患者に苦痛を与えることなく，悪くなった歯の治療を進めることができる．

Ⅳ．注射の方法*

正しく安全に注射を行うために，以下の5つのことを忘れてはならない！

1. **腫れている部位には注射を行わない**．注射によって感染を広げるおそれがある．また内部の膿が，局所麻酔薬が正常に作用するのを阻害するからである．それよりも腫脹に対する処置をまず行って（97頁），その後に抜歯する．

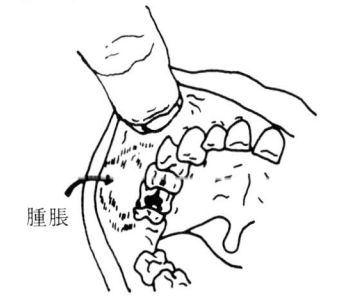

腫脹

2. **患者が心疾患を持っている場合には，1回の診療で行う麻酔注射は2回までにとどめる**．また，このような患者には，エピネフリンを含有した局所麻酔薬の使用を避けるのが最も良い．リドカインのみ，または3％メピバカインを使用する．

3. **注射針を皮下に刺入する前に，針のとがった先端が正しい方向に向いていることを確認する**．

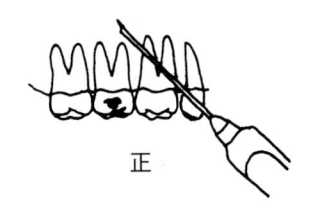

局所麻酔薬は，神経が走っている骨の方向に向かって注入すること．

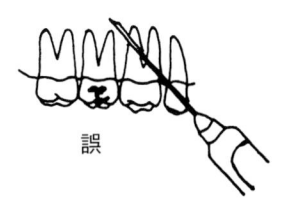

正　　　　　　　　　　　　　　　　誤

*局所麻酔薬は，口腔内に用いられる唯一の注射剤である．抗生物質の注射については216頁を参照のこと．

4．局所麻酔薬に際しては注射器のピストンを押す前に，注射器内に血液が流入してくるかどうかを見るために少し待つ（メモ：この確認は吸引可能な注射器についてのみ可能である）．

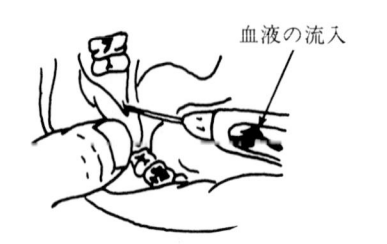

血液の流入

注射器の内筒を少し引きもどす．注射器内に血液が入ってくれば，針で血管を突き刺したことを意味する．その場合には途中まで針を引き抜き，ゆっくりと動かして針の先端を別の部位に移動させる．

局所麻酔薬を誤って血管内に注入すると，後になって腫脹をきたしたり，患者が失神する（ショック症状を示す）ことがある．失神した場合には次の処置を行う．
・あお向けに患者を寝かせる．
・シャツの襟をゆるめる．
・両脚を頭より高い位置まで持ち上げる．

5．使用する注射器と注射針が清潔で滅菌されていることを確認する（89～94頁参照）．汚染した注射針を使用することにより患者間に感染を伝播させないように注意する．

ガラス製注射器の消毒：
ふたをした鍋で，注射器と注射針を熱湯中で20分間煮沸消毒する（91頁）．金属製注射器も，同じように煮沸消毒した方がよい．

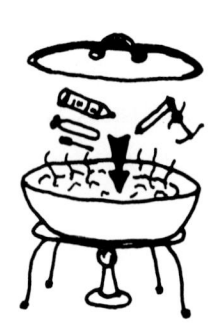

金属製注射器の場合：
・注射を必要とする患者一人ひとりに新しいカートリッジを使用する．別の患者に使用したカートリッジの注射液を使ってはならない．
・使い捨て注射針は，1回限り使用のこと．使用済みの注射針は，211，212頁に示したような箱に捨てる．もし，どうしても再使用しなければならない時には，注意深くキャップをして，その針を洗浄，滅菌する時間ができるまで安全な場所（例えば漂白剤を満たしたトレーのような場所）に保管する（90，91頁参照）．

V．上顎の歯への注射

治療しようと思う歯の歯根付近に局所麻酔薬を注射する．

前歯は1本，臼歯では2本以上の歯根がある．

1本の歯を完全に麻痺させるには，それぞれの歯根に進入する小さな神経に局所麻酔薬が到達するようにしなければならない．

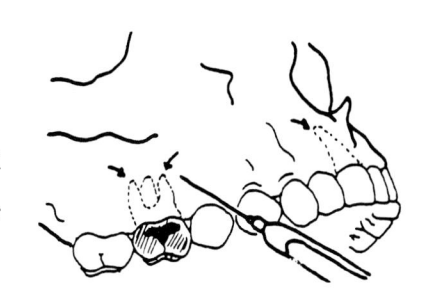

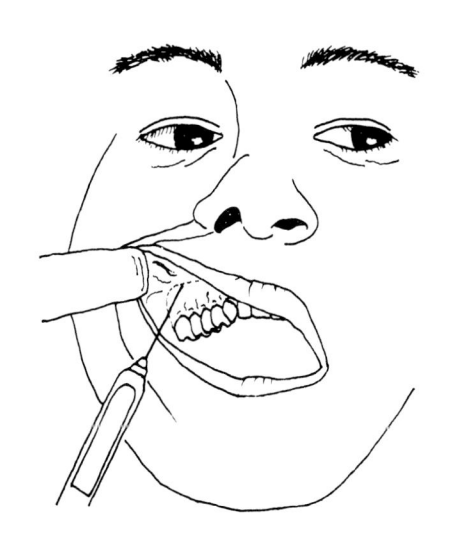

1．まず最初に注射する部位を決める．

　口唇または頬部を持ち上げて，歯肉と口唇または頬部が接する線を確認する．

　その線に向かって注射針を刺入する．

2．歯根をねらって注射針を押し進める．針が骨に当たったら止め，局所麻酔薬を約1ml（1カートリッジの1/2）を注入する．

　注射針を途中まで引き抜き，次の歯根の方向へ動かして，再び注射を行う．

抜歯を行う場合には，以下の処置のために注射液を1/4ml残しておく．

3．抜歯をする場合には，口蓋の歯肉にも注射を行う．

　患者に大きく開口してもらう．残りの注射液（1/4ml）を抜歯する歯の後方に直接注射する．

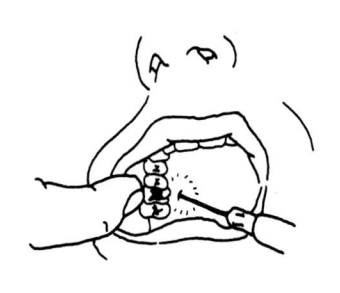

　1回の注射で6本の前歯の裏側の歯肉を麻痺させることができる．中切歯の裏側にある歯肉の盛り上がったこぶ状の部分に注射をする（メモ：この注射は痛い．「圧迫麻酔」を利用すると良い．147頁）．

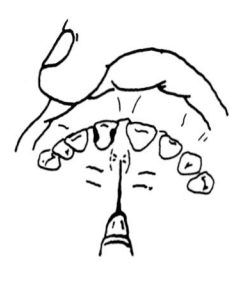

4．歯が麻痺するまで5分間待つ．

VI. 下顎の歯の注射

神経をブロックすると，その神経の支配領域の全ての歯および歯肉が麻痺する．しかし成功させるためには，練習が必要である．**経験豊富なデンタルワーカーに頼んで，注射の正しい方法を指導してもらおう．**

注射を行う部位がよく見える位置に立ち，患者に大きく口を開けてもらう．

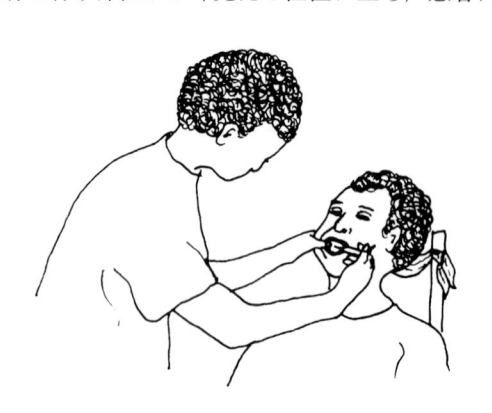

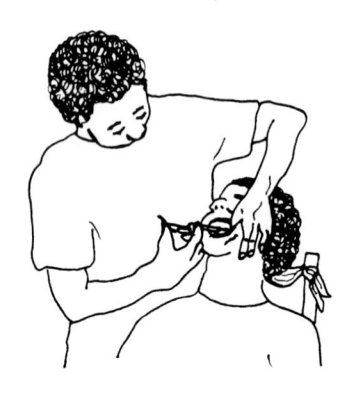

1. 最初に注射する部位を指で触れてみる

親指を最後臼歯の横に置く（最初に手を洗って手袋を着用しておくこと！ 89頁参照）．下顎骨が上方に角度を変える場所を触診する．親指で下顎骨の内面にあるくぼみを確認する．

2. 口腔粘膜を親指の先で押さえる

口腔粘膜はV字形になっており，このV字の中に注射針を刺入しなければならない．

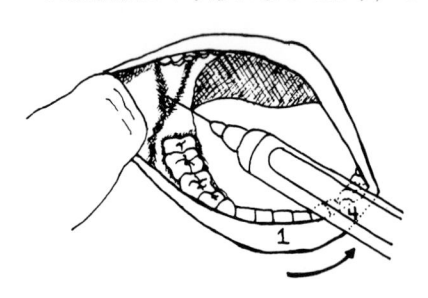

注射器を反対側の前から4番目の歯の先端の上でささえ，注射針をV字形の部位にねらいをつける．

下顎骨に当たるまで，注射針を刺し込む（長い針の長さの約3/4）．吸引型注射器の内筒を引き戻して，血液混入の有無を調べる（144頁）．

局所麻酔薬1.5 ml（1カートリッジの3/4）を注入する．

手さぐりで進むこと：もし骨にぶつかるのが早すぎたら注射針を途中まで引き抜き，口腔のもっと後方部に向かって針を移動させ，もう一度やってみる．

もし骨にぶつからないときは，針が奥に入りすぎている．そのため，針を途中まで引き抜き，もう少し手前をねらってもう一度針を押し込む．

3. 後方の歯の外側に第2の注射をする

後方の歯の充塡もしくは抜歯を行うときは，頰部と歯肉が接しているあたりで，歯の外側に麻酔液を注射する．

局所麻酔薬 0.5 ml を注入する（1カートリッジの 1/4）．

この注射は前歯には必要ではない．主たる神経をブロックするだけで十分である．

4. 歯が麻痺するまで5分間待つ

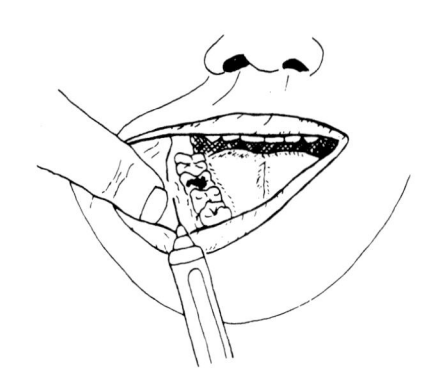

子どもには，時間をかける

1. 注射をする前に，表面麻酔薬を使用する．その時に塗布する部位の歯肉が乾いていることが重要である．綿で歯肉を拭いておくと，表面麻酔薬は流れないで長くとどまっている．注射をする前に，表面麻酔薬が効果を現すまで1分間待つ．

    表面麻酔薬がない場合には，圧迫してみることをすすめる．口蓋のような敏感な部位に注射を行うときにはいつでも，「圧迫麻酔」を試みるとよい．

    マッチ棒の先端に綿を巻きつけ，悪い歯の後方を1分間強く加圧する．その圧迫により生じたへこみにすばやく注射する．

2. 注射をする時に，麻酔薬を温めておこう．使用する前に，カートリッジまたはびんを手の中で数分間にぎって温めてやる．

3. 新しくて鋭利な注射針を使用すること．

4. 子どもの見えない所で注射器を手渡してもらう．注射器が目にはいらなければ，子どもは怖がることは少ない．

5. 子どもが注射器をつかむことのないように気をつけること．

6. 麻酔薬はゆっくりと注入する．急いではいけない．注入が早すぎると急激な圧迫を生じ，その結果子どもは痛がり，恐怖心を抱くことになる．

Ⅶ. 注射をしたあと

　治療を始める前に，歯と歯肉がしびれていることを確認する．麻酔薬が効き始めるまで5分間待って，患者に口唇がどのように感じられるかをたずねる．患者は「鈍い」，すなわちしびれていると感じていなくてはならない．そして確認のためのテストを行う．

　清潔な探針で歯と歯の間の歯肉を突いてみる．
　患者の眼をよく見ると，痛いときにはすぐにわかる．もし患者がなおも痛みを感じるようであるなら，いったん処置を中断する．そして，注射の方法を再確認したのちもう一度注射を行う．

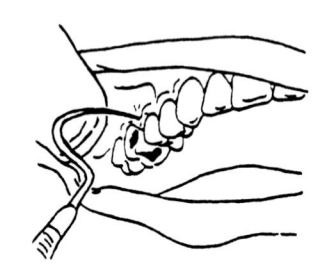

　治療を終えたあとは，必ず患者にどんな治療をしたか説明する．またどのような経過が予測され，口の中の麻痺した部位についてどのような注意が必要かを話しておく：
・麻痺した部位は約1時間もすれば再び正常な感覚に戻るだろう．
・感覚のない部位を噛んだり，こすったりしてはいけない．
・熱いものを口に入れないこと．口腔粘膜がやけどをする危険がある．

　小児の場合には，麻痺した部位が正常の感覚にもどるまで2時間，注射をした側の歯に綿を咬ませておく．母親にそのことを頼んでおき，家に持って帰る予備の綿を渡しておくこと．小児が麻痺した口唇や頬部を咬むよりも，綿を咬んでいたほうが安全である．

全ての患者に痛みを与えないように努力すること．局所麻酔薬を適切な部位にゆっくりと，しかも注意深く注射すれば，悪くなった歯を容易に，より早く，無痛で治療をすることができる．

第 10 章　どのようにむし歯の穴を埋めるか

歯が痛い時に必ずしもその歯を抜く必要はない．治療によって歯を残すことができる．悪い歯を抜くべきかどうかについては慎重であって欲しい．

この章では，う窩（むし歯の穴）の充填（訳者注：詰めものをすること）について述べる．

この章であなたは以下のことを学ぶことができる．

・どのような時にむし歯を充填するか，あるいはどのような場合にその歯を抜いてしまうのか．
・仮のセメント充填の方法．
・ART 技法*を用いた永久充填の方法．

Ⅰ．充填をしない場合

歯に膿瘍ができていると判断した場合は充填してはいけない． 下記のサインを見落とさないでほしい．

・顔が腫れている．
・歯根の近くの歯肉に泡状の膿瘍ができる（78頁）．
・歯が絶えず痛み，寝ている時にも痛む．
・歯を軽くたたいた時に鋭い痛みがある．

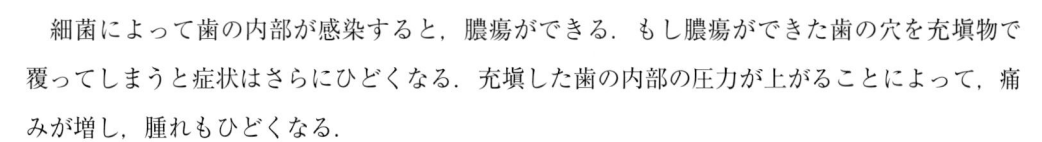

細菌によって歯の内部が感染すると，膿瘍ができる．もし膿瘍ができた歯の穴を充填物で覆ってしまうと症状はさらにひどくなる．充填した歯の内部の圧力が上がることによって，痛みが増し，腫れもひどくなる．

もし歯に膿瘍ができていて，あなたが歯の神経の治療（根管治療）ができない場合には，抜歯することになる（11章を参照）．

*訳者注：ART（Atraumatic Restorative Treatment）技法とは，手用器具のみを使用してむし歯部分を取り除き，粘着性充填材であるグラスアイオノマーを充填して，歯を修復する方法である．ART 技法は，電気がない地域や電気があっても歯科設備の整わない地域の人々に対してむし歯治療を行うことができることから，ＷＨＯが推奨する技法である．

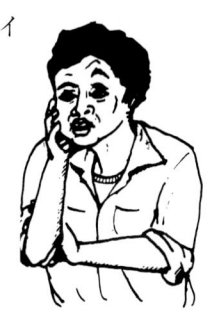

Ⅱ．充填をする場合

歯に膿瘍がない時には，充填することができる．次のような場合は，膿瘍はできていないと考えてよい．
・顔やむし歯の近くの歯ぐきが，腫れていない．
・歯の痛みが一過性である．たとえば食事をしたり，水を飲んだり，冷たい空気を吸った時だけに痛みがある．
・悪い歯を軽くたたいた時の反応が，他の歯と大差ない．

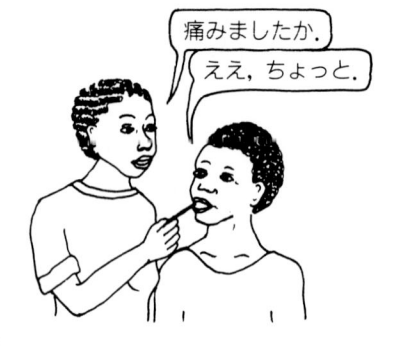

これらの症状は，むし歯が温度変化に反応するほど深いが，歯の神経（歯髄）が感染するほどは進行していないことを示している．したがって膿瘍はできない．できるだけ早くむし歯の穴を充填することによって，あなたは歯を救うことができる．

Ⅲ．充填の効果

充填の効用は，次の3つである．
・う窩に食物や空気，水が入るのを防ぐ．これによって，不快感や痛みは消失する．
・う窩が大きくなるのを防ぐ．これによって，膿瘍ができるのを避けることができる．
・その歯を抜かなくて良くなり，さらに何年もこの歯を使うことができるようになる．

Ⅳ．2種類の充填

永久充填は長持ちする．ART技法に習熟したデンタルワーカーならばグラスアイオノマーと呼ばれる粘着性材料を充填することができる（どのようにARTを行うかについては，157～160頁参照）．また経験のあるデンタルワーカーであれば，歯科用ドリルを用いて窩洞を形成しアマルガムあるいはコンポジット・レジンと呼ばれる，もっと強固な材料を充填することができる（161～162頁参照）．

暫間充填であるセメント充填は，わずか数カ月しかもたない．それは，永久充填ができるようになるまでの間，患者が不快でなく過ごせるようにするためのものである．

> 暫間充填物は，できるだけ早く永久充填物に詰め換えることが必要である．

この章では，まずセメント充塡の方法を示し，次にＡＲＴを用いた永久充塡の方法について説明した．歯科用ドリルの使い方については敢えて説明しなかった．読者の多くは高価な器具を手に入れることができないからだ．多くの患者は，永久充塡までの間，暫間充塡をすることによって，十分にその恩恵を得ることができるということを忘れないでほしい．

セメント充塡は，歯を救うための最初のステップである．

Ⅴ．セメント充塡に必要な器具と充塡材料

多くの地域では，器具やセメント充塡材料のほとんどを政府の医療品取り扱い店で求めることができる．もしこれが無理ならば，歯科医師があなたの必要とする物を注文してくれるだろう．

1．器具

多くの歯科用器具は形が似ている．そして，それぞれの器具の小さな先端は，役割に適した特別な形をしている．下の図に似た器具を求めて，道具箱に納めておく．

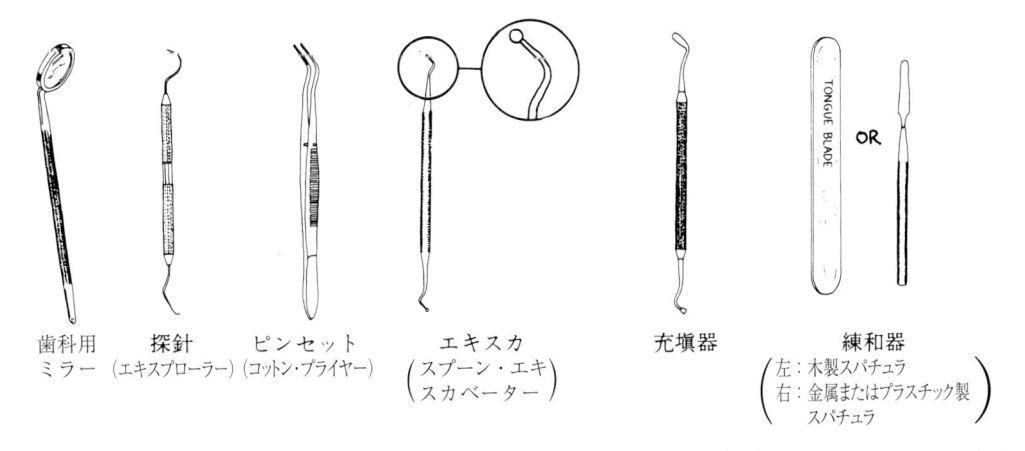

歯科用ミラー　探針（エキスプローラー）　ピンセット（コットン・プライヤー）　エキスカ（スプーン・エキスカベーター）　充塡器　練和器（左：木製スパチュラ　右：金属またはプラスチック製スパチュラ）

道具によっては２つ以上の名前をもつものがあり，この場合，（　）の中に書いてある名前のほうが適切である．注文の時は，こちらの名前を使うとよい．

2．セメント充塡材料

多くの企業が，暫間充塡の材料を販売している．各社ごとに商品名が異なるので，どれを注文したら良いのかわかりにくい．しかし，どの商品も基本的な材料は同じである．つまり，酸化亜鉛と丁子油（ユージノール）を用いている．節約するために，高価な市販の暫間充塡材料の代りに，これらの主要な材料を，個別に注文すると良い．

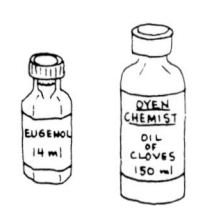

丁子油(ユージノール)は液体である.　　　　酸化亜鉛は粉末である.

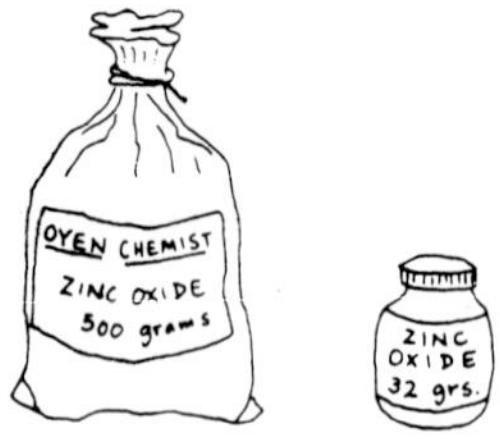

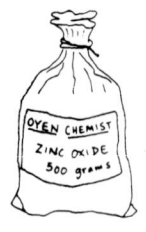

I. R. M. (Intermediate Restorative Material) という，特別な酸化亜鉛を選ぶこともできる．I. R. M.による修復物は，強くて硬いので長持ちする．しかし，普通の酸化亜鉛よりも値段が高い．

VI. セメント充塡の方法

清潔な布の上に必要な器具や材料をならべる．

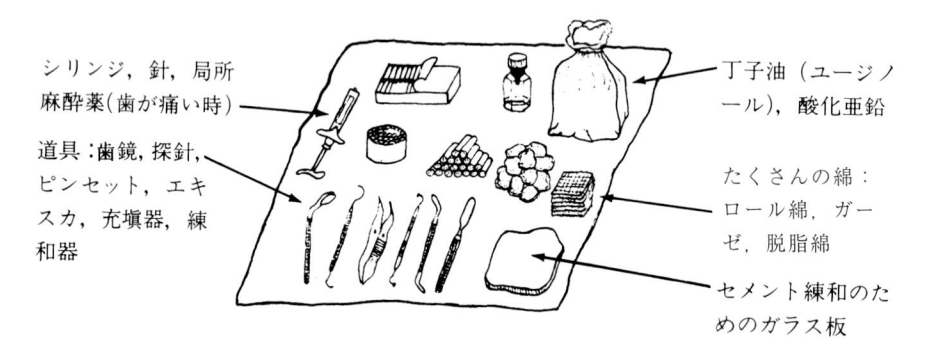

シリンジ，針，局所麻酔薬(歯が痛い時)

道具：歯鏡，探針，ピンセット，エキスカ，充塡器，練和器

丁子油（ユージノール），酸化亜鉛

たくさんの綿：ロール綿，ガーゼ，脱脂綿

セメント練和のためのガラス板

セメント充塡のための5段階（152～156頁）
1. う窩を乾燥させる
2. むし歯のやわらかくなった所を取り除く
3. セメントを練和する
4. う窩にセメントを詰める
5. う窩や歯の周りから，余分なセメントを取り除く

1．う窩を乾燥させる．操作が見やすいように，う窩やその周辺を乾燥させる．重要な点は，乾燥させた窩洞では，セメントの保持が良い，ということである．

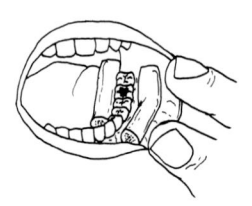

防湿のため，頰と歯ぐきの間に綿を置く．下顎の時は，舌下にも置く綿はどのような種類でもよい．例：ガーゼ，脱脂綿，ロール綿など

綿は湿ってきたら乾いたものに取りかえること．

治療している間，う窩は乾燥した状態に保つ．綿球で，常にう窩の内部を拭くこと．

セメントを練和している間は，綿球をう窩に入れておく．

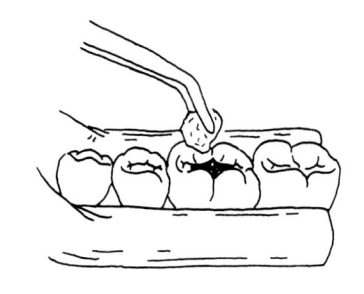

2．**むし歯になった部分を取り除く**．う窩の底のむし歯になった所を，全て取り除く必要はない．むし歯を全部とり除こうとすると，神経まで達するかもしれない．

しかし，う窩の周縁のむし歯の部分はすべて取り除く．そうしないと，細菌や食べ物が，セメントとう窩のすきまから入り込み，内部でむし歯が大きくなる．

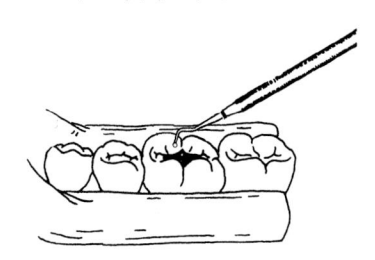

ＡＲＴ技法の場合（157〜160頁），う窩の縁からむし歯を取り除くことは特に重要である．これによって，充塡物の接着性が増すのである．

エキスカを用いて，う窩の壁と縁をきれいに削り取る．もし縁が薄くて弱くなっていたら，慎重に取り除くこと．セメントをう窩の壁の強い部分で支えるようにするためである．脆くなったう窩の縁を充塡器の先端を使って除去することはできるが，先端の曲がりにくい歯科用のみ（チゼル・ハチェット）を使えばもっと簡単である．

エキスカを使って，う窩の内部の軟らかいむし歯の部分を取り除く．深く削り過ぎないように，そして窩洞の底で神経に達しないように注意深く行わなければならない．この処置は技術を伴う．もし治療中に患者が痛がったら，その場で止めて局所麻酔を行う．

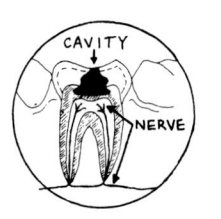

除去したむし歯の削り屑を，患者が飲み込まないようにガーゼで集める．歯鏡を使って，う窩の周辺に取り残したむし歯がないかどうか，よく調べること．またセメントの練和中は，窩洞に綿を入れておき，清潔で乾燥した状態を保つようにする．

3．**平らなガラスの上でセメントをまぜる**．ガラスの上に，粉末の酸化亜鉛と，数滴のユージノールを別々に置く．

練和器で，少量の粉を液体にまぜる．このようにして，セメントが粘りをもつまで，少しずつ粉を加えていく．

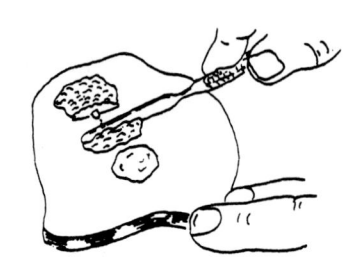

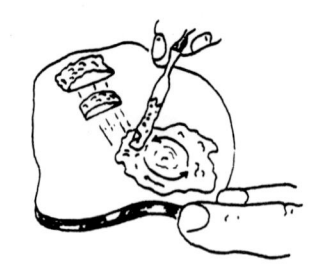

助言：事前にまぜる練習をしておけば，セメントが固まる時間を予知することができる．
セメントは，適度な硬さでねばねばしすぎないほうが扱いやすい．

指の間で丸めた時に，指にくっつくようではまだ不十分である．さらに粉末を加えて，もう一度チェックする．

ここでう窩に入れておいた綿をとり出し，中が乾燥していることを確認する．もし，歯の周りに防湿のためにおいた綿がぬれてしまったら取り換えること．

4．**う窩にセメントを詰める．**充填器の先に小さなセメントの玉をのせる．う窩にそれを運び，う窩の底面や周縁に広げる．

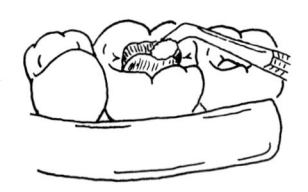

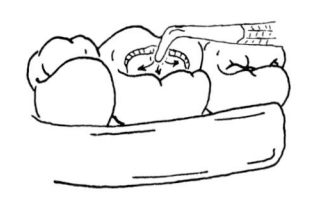

さらにその上にセメントの玉を足して，すでに充填されているセメントの上やう窩の壁に圧接する．

覚えておくこと：むし歯は，セメントが完全かつ緊密にう窩を覆っている期間内だけ，進行が止まる．

セメントはう窩を全ておおうまで足していく．そしてう窩の縁からはみ出したセメントは除去する．

もしう窩が隣り合った2本の歯の間まで広がっている場合には，もうひと手間必要となる．セメントが歯肉を圧迫して傷つけないように気をつけなければならない．**セメントを練る前に，2本の歯の間に薄い隔壁か楔状のものをはさんでおく．**

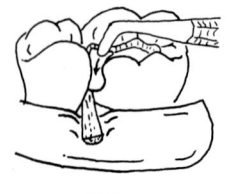

歯肉のための空間を作る

術前　　　術後

たとえば，椰子の葉の葉脈，つまようじ，櫛の歯などをこれに用いる．歯肉を傷つけないように，それらの先端は丸めておく．

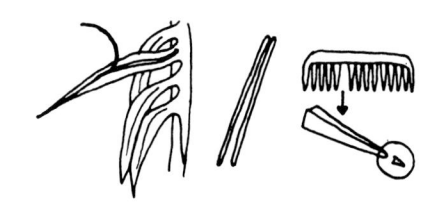

5．セメントが固まる前に，余剰なセメントを除去する．充塡器の平らな方をセメントに押しつけて，う窩の辺縁となめらかに移行させる．

セメントの面をなめらかにする際には，正常な歯と同じ形（咬合面）にする．その際，上下の歯が充塡したセメントを壊さないように調整する．

葉柄やつまようじを取り除いてから（155頁），さらにセメント表面をなめらかにする．**歯肉と接しているセメントがなめらかだと，歯肉の清掃が簡単で健康状態を維持できる．**

セメントが突出して凹凸があると歯肉を傷つけ，またセメント自体が後に壊れやすい．そこから唾液や細菌がう窩の内部に入り込んで，再びむし歯は広がりはじめる．

歯と歯肉の間に残ったセメント片は，歯肉に炎症をひき起こすので，丁寧に探して除去することが大切である．

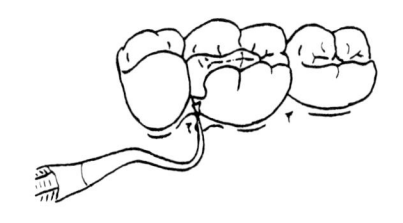

探針の先を用いて歯肉溝に優しく入れて，そこにあるセメント片を除く．探針の先は，その都度ガーゼで拭うこと．

口の中に入れていた綿を取り除いて，患者さんにゆっくりと咬んでもらう．歯は自然に咬み合うようにして，セメントの部分が最初にあたらないようにする．

咬み合わせた時にセメントに加わる力が強すぎると，セメントにひびがはいって壊れてしまう．

充塡したセメントが高くないかどうか，以下のようにして調べる．
(1) まだセメントが軟らかいうちは，咬み合う歯が当たったところが平らになる．そこで，その場所のセメントを削り取る．
(2) セメントが固まっている場合は，カーボン紙を患者さんに噛んでもらう．もしセメントが高ければ，その部分が印記される．着色した余分なセメントを削り取る．

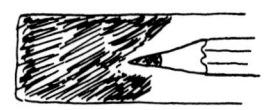

カーボン紙がないときは，鉛筆で紙を黒く塗って使う．

> 　充塡した歯が対合歯と適正に咬み合っていることを確認できるまで，患者を帰してはいけない．

Ⅶ．充塡治療のあとですること

充塡物を長持ちさせるためには，どんなことに気をつけたら良いかを患者に説明する：
・セメントが硬まり，強くなるまで1時間は食べたり飲んだりしてはいけない．
・永久充塡物が入るまでは，なるべく充塡した歯を使わないこと．セメントやう窩の縁は脆く，過剰な圧力に耐えられない．

セメント充塡をした後，歯がさらに痛むならば，膿瘍ができている可能性が高い．その場合は抜歯する．腫れているためにすぐに抜けない時は，歯の中の圧力を和らげるためにまずセメントを取り除く．腫脹に対する治療が終ってから抜歯する（96頁）．

1．治療が終ったら器具をきれいにしておくこと

セメント充塡の器具は煮沸消毒する必要はない．煮沸すると器具の先端は脆くなる．

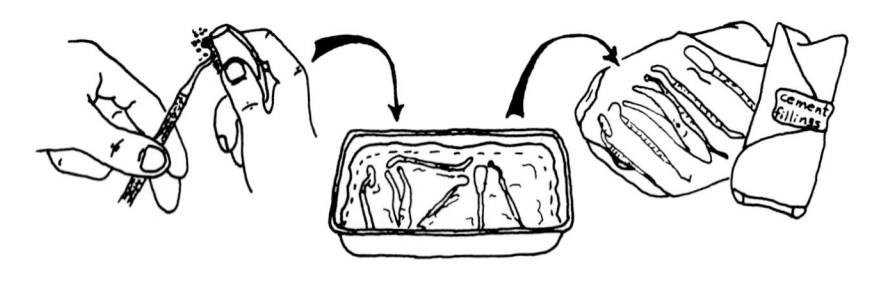

まず最初に，充塡器や練和器についた乾いたセメントをこすり落す．そして石けんと水で洗った後，消毒液の中に20分浸けておく（92頁）．最後に器具をまとめて清潔な布で包み，またいつでも使えるようにしておく．

> 　覚えておくこと：セメント充塡は暫間的なものである．良い充塡物は6カ月程度は保つ．この間に患者は，永久充塡の設備（ARTや歯科用ドリル）をもったデンタルワーカーを訪ねなければならない．このため患者は歯科クリニックまで旅をしたり，デンタルワーカーが村にやって来るのを待たなければならない．

Ⅷ．ＡＲＴ技法を用いた永久充填の方法

ART（Atraumatic Restorative Treatment）とは，高価な歯科用ドリルを用いないで永久充填をする方法である．この治療法は，東アフリカのタンザニアで開発された．そして現在では世界中の多くの場所でデンタルワーカーによって応用されている．

ART技法で永久充填をするプロセスは，暫間的なセメント充填と同じである．しかし，セメントの代わりにグラスアイオノマーと呼ばれる接着性の材料を使う．グラスアイオノマーは窩洞に充填されると，フッ化物を放出して（233頁）むし歯の進行を予防する．

ARTに必要な器具と充填材料

ARTに必要な器具は，151頁に示したセメント充填の器具と同じである．ワセリン（Petroleum jelly）とグラスアイオノマーを用意する．グラスアイオノマーは，粘度によって低，中，高の3種類がある．高粘度のグラスアイオノマーがARTに適している．強度があって長持ちするからである．

グラスアイオノマーは高価であるが，地方政府が安価で斡旋してくれる場合もある．グラスアイオノマーは，液と粉末でワンセットになっていて，それを混ぜ合わせて使う．

グラスアイオノマーは，涼しい場所で保管することが大事である．

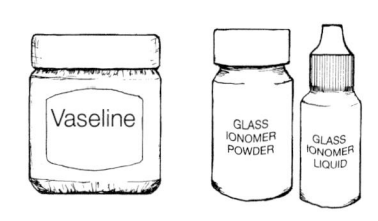

ART技法による充填の6つのステップ：

1. う窩を乾燥した状態に保つ（152頁参照）．グラスアイオノマーは，乾燥した窩洞で接着性が増すため，乾燥は特に大事である．
2. 軟らかくなったむし歯部分を除去する（153頁参照）
3. う窩を清掃する（158頁参照）．
4. 充填する直前にグラスアイオノマーを練和する（159頁参照）．
5. 直ちにグラスアイオノマーを窩洞に充填する（160頁参照）．
6. 硬化する前に余剰のグラスアイオノマーを取り除く（160頁参照）．

ステップ1, 2については, 152〜153頁で説明した. ステップ3〜6については以下に述べる.

3. う窩を清掃する. むし歯を除去したあと, 窩洞内を清掃する. そうすることでグラスアイオノマーはより良く接着するだろう. そのために, グラスアイオノマーの溶液を利用すると良い.

グラスアイオノマー液1滴をガラス板の上に滴下する. ピンセットで綿球をつまみ, 水で湿らせてからグラスアイオノマー液に浸ける. そしてその綿球で窩洞内を洗う.

水だけで湿らせた別の綿球で窩洞内を拭き, さらに別の綿球で窩洞内を拭き取って乾燥する. グラスアイオノマーを練和している間, 窩洞内に新しい綿球を置いて窩洞を乾燥させる.

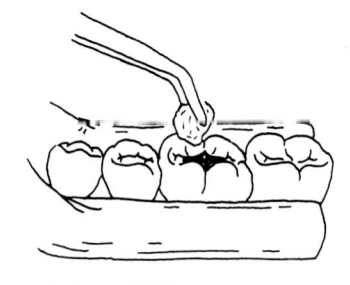

あなたが使用するグラスアイオノマー液は酸を含んでいる. 水だけだったら酸性ではない. もしあなたのグラスアイオノマー液が水だけだったら, ポリアクリリック酸またはコンディショナーで窩洞を拭く.

もし, 隣接する2本の歯の間にむし歯がある場合には, 別のステップが必要となる. グラスアイオノマーが他方の歯にくっつかないように, また歯肉を圧迫して傷つけることのないように注意しなくてはならない.

グラスアイオノマーを練る前に, 歯と歯の間に何か細長いもの, たとえば椰子の葉の柔らかい葉柄とか, 爪楊枝とか, 櫛の歯のようなものを挟んでおく. 錫箔の小片やポリビンの小片も役に立つ. 歯肉を傷つけないために縁は丸めておくこと.

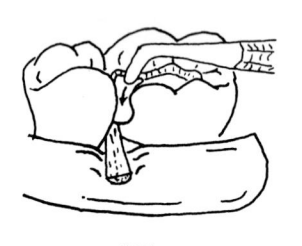

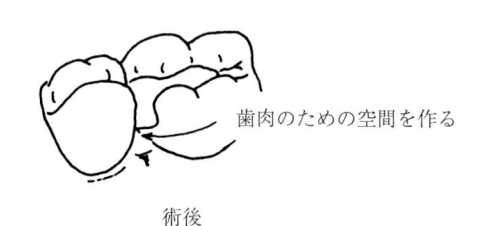

術前　　　　　　　術後

歯肉のための空間を作る

4．実際に使用する前に，平滑なガラス板の上で**グラスアイオノマー**を練ってみよう．

グラスアイオノマーのパッケージには，溶液のビンと粉末のビン，軽量スプーン，そして使用説明書が入っている．スプーン一杯の粉末をガラス板上に取ったら，すぐに粉末のビンに蓋をする．

溶液を1滴，ガラス板の離れた場所に滴下する．この際に，溶液には空気の泡が含まれていないことが重要で，もし最初の1滴に空気が混じっているならば，ビンをしばらく逆さにしておく．ガラス板上の他の場所に2滴目を垂らしてこれを混和に使う．

液を周りに少し広げ，粉末の半分を練和用スパチュラで液の方に引いてくる．素早く，注意深く練和する．粉末を少しずつ加えていき，教わった通りの分量を全て混ぜることが大切である．充填物を強固にするためには決して液を追加してはいけない．練り上がったものは，チューインガムのように硬く滑らかになる．

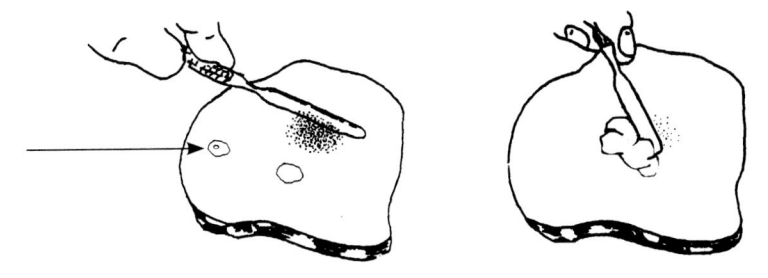

空気の混じった最初の1滴を，ステップ3の窩洞の清掃に用いても良い．

窩洞から綿球を取り出し，中が乾いているかどうか確認する．防湿のために歯の周囲に置いた綿が湿ってきたら取り替える．

5．グラスアイオノマーを窩洞に正しく充填する．充填器を用いて，練り上ったグラスアイオノマーを少量窩洞に運ぶ．窩洞壁に充填物を注意深く押し付ける．さらに充填物を窩洞の中央に盛っていく．窩洞から溢れるまで詰めていく．余ったグラスアイオノマーを窩洞の周りのへこんだ穴にも詰める．ワセリンを指に塗って，充填物の上から数秒間しっかり押し付ける．指を回転させながら窩洞の端から端まで動かす．これによって詰めたものの表面が滑らかになる．

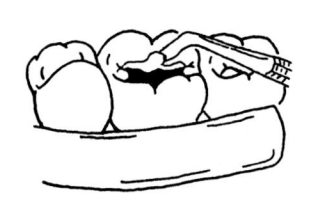

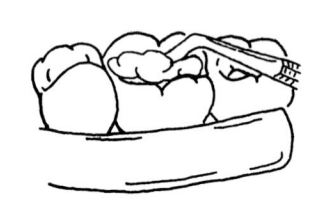

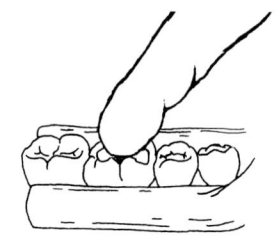

歯の端から注意深く指を動かす．そうすることで詰めた物を浮き上がらせることを防ぐことができる．

6．歯に付着した余剰のグラスアイオノマーを，硬化する前に取り除くこと

スプーンエキスカベータまたは充填器を使って，素早く，そして注意深く，溢れたグラスアイオノマーを取り除く．グラスアイオノマーが固まってから1分以内に，患者に軽く噛み合わせるように指示する．正しくそして最初は強く噛まないようにする．

詰め物の一部が高過ぎないかどうか調べるために，カーボン紙を噛んでもらう．過剰に詰めたときには，カーボン紙によってその場所が黒く印記される．充填器でその場所を削り，もう一度チェックする．

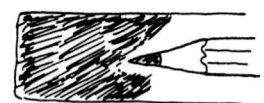

カーボン紙がないときは，鉛筆で紙を黒く塗って使う．

> 患者は，詰めた歯が対合歯と適度に当っていることを確認できるまで，診療室を離れてはいけない．

歯がお互いに咬み合っていることを確認できたら，ワセリンを指につけて充填物の上から塗る．ワセリンは，充填物が硬化するまでの約1時間，充填物を水や唾液から保護する．そしてワセリンを綿花で拭き取る．

充填が終ったら，患者に注意すべきことを説明し，器具を清掃，消毒する（156頁参照）．

Ⅸ. 歯科用ドリルを用いての永久充填

　この章ではセメントを用いた**暫間充填**，また ART 技法を用いた**永久充填**の方法について述べた．この本では歯科用ドリルを用いた永久充填の方法について十分な情報を載せていない．しかし，もし読者が歯科用ドリルの使用法について既に訓練を受けているならば，器械の調達や資金の入手方法について，本書の 223，227〜229 頁を参考にしてほしい．

シンプルな歯科用ドリル

　う窩から全てのむし歯を除去したり，永久充填物の保持を良くするための窩洞を形成するために歯科用ドリルを用いる．高価なドリルは電動であるが，電気の代わりに人力で動かすものもある．

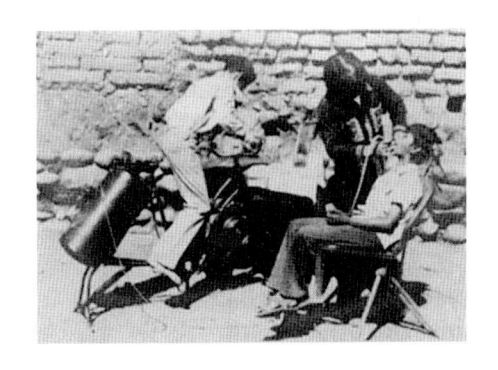

　メキシコの西部山岳地帯の村のデンタルワーカーは，圧縮空気を作るために，自転車の力を利用している．圧縮空気は，ドリルを速い速度で回転させることができる．
　地域の若者や家族が自分の治療を待つ間，圧縮空気を作るのを手伝ってくれる．

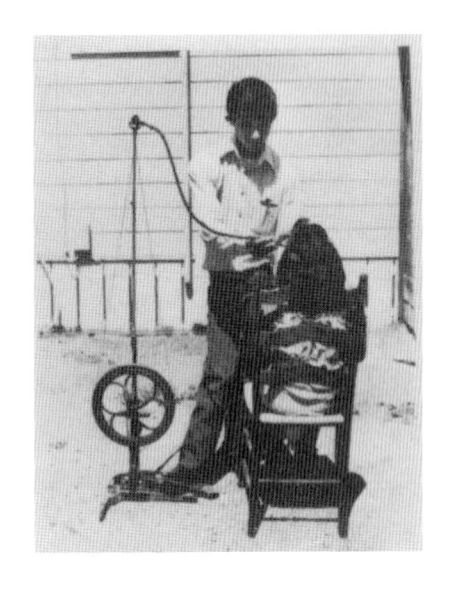

　インドやグアテマラでは，ヘルスワーカーはドリルを動かすのに足踏ペダルを使っている．ミシンを動かすのと同じ要領である．この種のドリルは，圧縮空気を使うものより回転速度が遅く，摩擦により高い熱を発生する．そこで，歯が熱くなって神経が死ぬことがないように注意しなければならない（162 頁）．しかし，これは永久充填をするのに，もっともシンプルでコストのかからない方法の 1 つである．

X. 歯科用ドリルの使い方

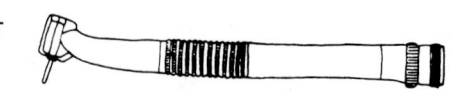

もし歯科用ドリルを手に入れたならば，使った経験のある人から，永久充填の方法について教えてもらうことが重要である．

ドリルの先端（ドリルに取りつけた切削用バーの刃）はとがっている．歯の温度が上がらないように，水をかけながら作動するドリルもある．冷やしながら削ることは，低速の足踏み式ドリルの場合特に重要である．ドリルに水を噴射する装置がついていない場合，削っている歯に助手が水をかけてもよい．

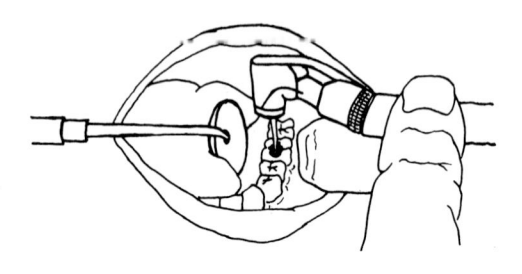

ドリルの刃をゆっくり前後に動かすと，う窩をさらに拡大することができる．そうすることによって，むし歯全体がより見やすくなる．むし歯はエキスカベーターで取り除く（151頁）．

ドリルの刃によって，う窩の形を変えることができる．永久充填物の保持が良いように，詰める穴の形を整える．

金属やプラスチックの充填材料は，強度がある．患者が食べ物を噛んだり，充填物が唾液にさらされても壊れることはない．

しかし残念ながら，最適の充填材料は，練和したり充填の際に特別な器具を必要とすることである．

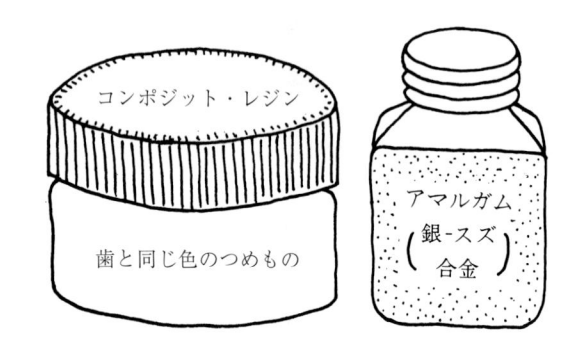

第11章 抜　歯

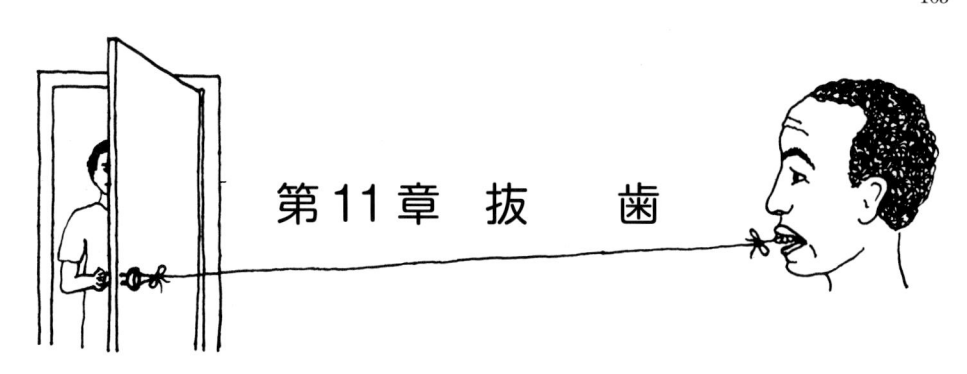

　痛む歯は，すべて抜かなくてはならないわけではない．病気がどの程度重症なのかを見極め，さらにあなたが治療によってその歯を救えるかどうかの判断をしなければならない．膿瘍をもった歯の根管治療をするとか，動揺する歯の結紮固定をするような場合には，経験を積んだデンタルワーカーの技術が必要である．たとえ全ての人をあなたが治療できなくても，より経験を重ねたワーカーがもっと困難な歯の問題に対処して，あなたを手助けしてくれるだろう．

　抜歯は，その処置が必要な場合に限ってのみ行いなさい．次に述べるのは，抜歯を行う3つの適応症である．

- 常時痛む，あるいは夜間痛みで目が覚めてしまうような場合．
- 歯に力を加えた時に，その歯に動揺と痛みがある場合．
- 歯根が破折していたり（99頁），歯冠が破折して神経が露出している場合．

　書物だけからではなく，他の人から学ぶことも重要である．歯をどうやって抜去するかをあなたに示し，そしてあなた自身が抜歯するのを見て助言してくれるような経験を積んだデンタルワーカーを見つけなさい．

Ⅰ．処置を始める前に患者に質問をしなさい！

　抜歯を行う前に，患者の健康状態について知る必要がある．そのためには，予測されることを患者に話して，下記の質問をしなさい．

- 皮膚を切ったときに出血は多いですか？（もしそうならば，抜歯中にも出血が多いかもしれない）
- 足がむくんでいて呼吸が苦しくはありませんか？（そうならば，心臓病の可能性がある）
- アレルギーはありませんか？（あれば，抜歯をする時に投与する薬に対してアレルギー反応を起こすことがある）
- 糖尿病患者ですか？（もし糖尿病があれば，傷口が治癒するのに長期間かかるだろう）
- 妊娠してますか？（妊娠中に治療することは，何かトラブルをひき起こす可能性があるの

で，治療を延期する方が良い．17〜18，81，105，160頁を参照のこと）

患者がこれらの質問のいずれかに「はい」と答えたら，あなたはその患者に特に注意を払ってほしい．以下を参照のこと．

注意すべき5つの問題

1．**出血の多い患者**は，術後の出血をどのように防ぐかを知っておく必要がある．172頁で述べた止血の仕方も患者に十分に説明する．さらに内・外側の歯肉をしっかりと固定するために縫合をすることもある（173〜174頁）．

2．**心臓病を持つ患者**は，血液を固まりにくくする作用を持つアスピリンや**抗凝固剤**と呼ばれる薬を服用していることが多い．どのような薬を服用しているか，患者にたずねなさい．ヘパリンやワーファリンは抗凝固剤の1つである．ジギタリスも心臓の薬であるが，抗凝固剤ではない．服用している薬が抗凝固剤でない場合，抜歯は可能である．しかし，**局所麻酔薬のカートリッジを2本（3.6cc）以上使用してはいけない**．局所麻酔薬中に含まれているエピネフリンは弱った心臓に対して有害である（143頁）．

3．**アレルギーをもつ患者**は，アスピリン，ペニシリン，エリスロマイシンや他のよく使用される薬に対してもアレルギー反応を示すことがある．どのような薬がアレルギー反応を起こしたのかを見つけ出し，それとは違った薬でアレルギーを生じないものを投与する．

4．**糖尿病患者の傷は感染することがある**．抜歯した部位を注意深く観察し，もし感染が始まっていたら抗生物質を投与する（97頁）．

5．**妊娠の最終月**，妊婦は抜歯の際に特に不安になる．感染を予防するためにペニシリンを5日間投与する（97頁）．そして抜歯は出産後にする．妊婦の血圧が高い場合には，抜歯後に多量の出血の恐れがあるので，延期した方が良い．妊婦の治療に対する諸注意は，81頁と17〜18頁の物語を参照してほしい．

忍耐強く，慎重で，そして思いやりの気持ちをもつこと．

・局所麻酔薬は，正しい部位にゆっくりと注射する．歯はしびれて，抜歯時に患者が痛がることはない．注射後に患者が痛みを訴えるようならば，それはおそらく本当である．その場合には，もう一度麻酔注射を行う．

・正しい方法で，正しい器具を使用すること．注意深くやれば，歯の破折を起こさなくてすむ．乳歯を抜歯する場合には，乳歯の下で成長しつつある永久歯を傷つけないように，より注意を払う必要がある．

・患者に全てのことを説明しなさい．注射などにより，たとえ少しであろうとも痛みが生ずるようならば，前もってそのことを話しておく必要がある．抜歯をする時には，例えば「押される感じがしますよ」と説明する．それがどのような感じであるかを示すために患者の腕を押さえてみるのも良い．抜歯が終了したら，どのような処置を行ったのか，口の

中の傷が早く治るために，患者が家庭でどうしたらよいかについて説明しない．

II．抜歯に必要な器具

　器具の種類は多く，購入にあたって迷うかもしれない．しかし，実際には是非とも必要な器具は，わずか数種類である．下記に示した4種類の基本的な器具があれば，ほとんどの抜歯は可能である．

　器具を注文する際には，正しい器具の名称を使う必要がある．多くの会社は，器具を表示するのに番号を使用しているが，会社が異なると違った番号を使用してるいことがある．図に示した番号と共に正式の器具の名称を用いると，たいていの会社は，あなたがどの器具を購入したいのかを理解することができる（219頁参照）．

4種類の基本的器具
ほとんどの歯の抜歯は，これら4種類の器具で可能である．

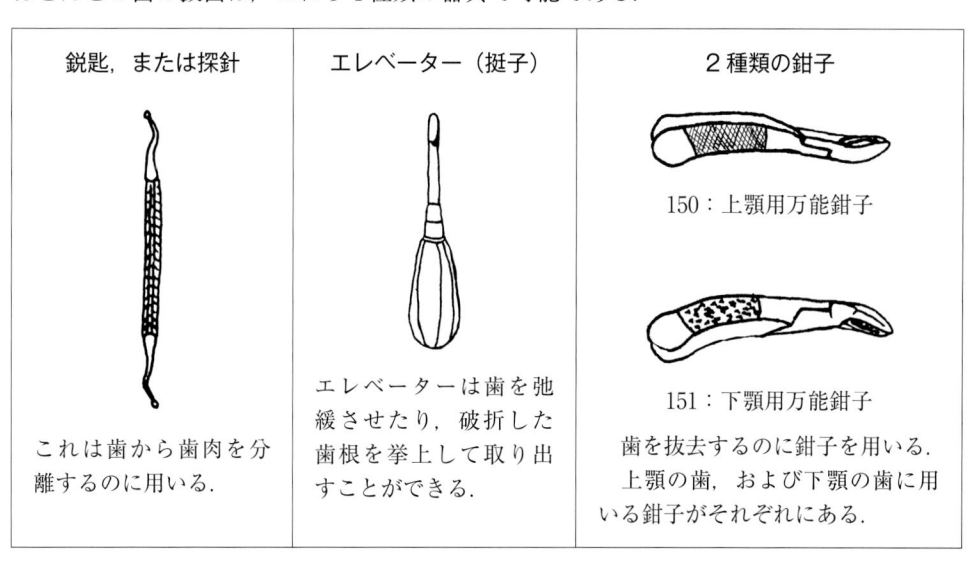

鋭匙，または探針	エレベーター（挺子）	2種類の鉗子
		150：上顎用万能鉗子
		151：下顎用万能鉗子
これは歯から歯肉を分離するのに用いる．	エレベーターは歯を弛緩させたり，破折した歯根を挙上して取り出すことができる．	歯を抜去するのに鉗子を用いる．上顎の歯，および下顎の歯に用いる鉗子がそれぞれにある．

その他の抜歯鉗子も有用で，特に強固な大臼歯の抜歯に適している．これらの鉗子は鋭いくちばし状の形をしており，その部分を大臼歯の歯根の間に適合させる．その結果，大きな歯をより確実につかむことができる．

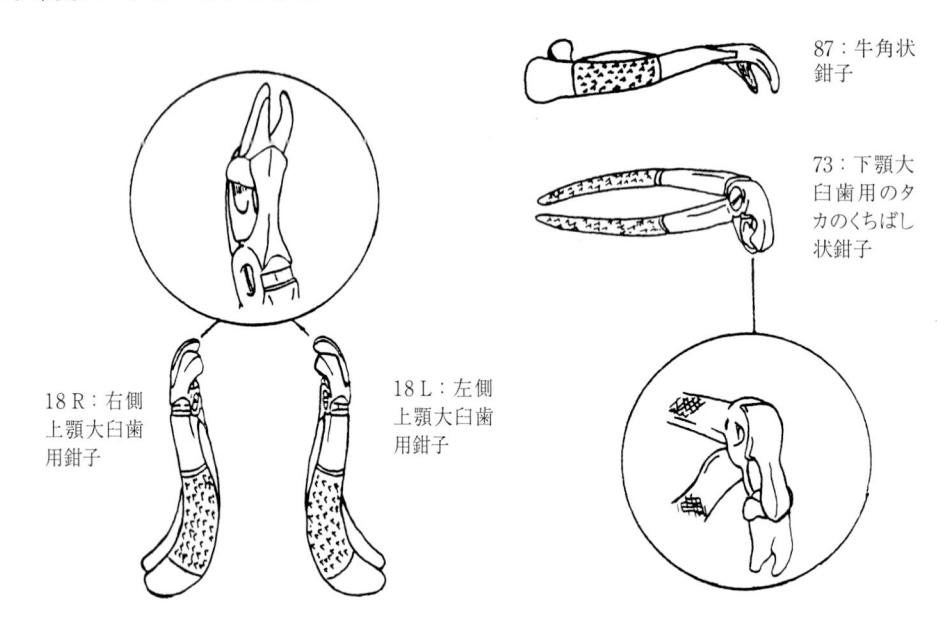

87：牛角状鉗子

73：下顎大臼歯用のタカのくちばし状鉗子

18R：右側上顎大臼歯用鉗子

18L：左側上顎大臼歯用鉗子

屈曲したエレベーターは破折した歯根を抜去するのに適している．このエレベーターは，尖った先端を歯根とそれが埋っている骨の隙間に容易に適合させることができる．

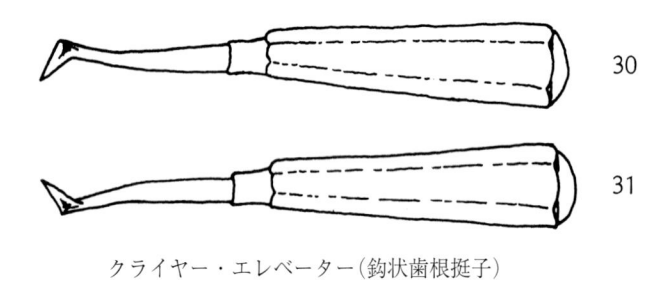

30

31

クライヤー・エレベーター（鉤状歯根挺子）

残念ながら鉗子やエレベーターは高価である．もし4種類の基本器具（165頁）以外のものも同時に購入しようとする場合には，価格についても考慮しなければいけない．

Ⅲ．どこで処置を行うかは重要である

処置を行う場所は，明るい所でなくてはいけない．どんな処置が必要かが見えなければならない．太陽光線，あるいはランプの光で通常は十分である．歯科用ミラー（歯鏡）を用いて口の中により多くの光を送るようにする（151頁）．

椅子は，患者の頭を支えられるように，高い背もたれのものを使用しなさい．そしてあなたがどの位置に立てば最も楽な姿勢で仕事ができるかを考えなさい．

下顎の歯を抜歯するためには，まず押し下げ，次に引き上げる動作が必要である．

そのためには，患者を低い位置に座らせるべきである．

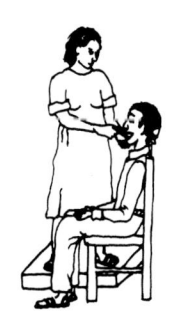

箱の上に術者が立てば，患者の位置は低くなる．

上顎の歯を抜歯するためには，まず押し上げ，次に引き下げる動作が必要である．

そのためには，患者を高い位置に座らせるべきである．

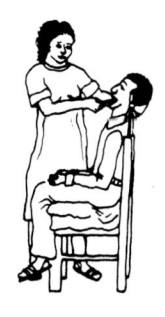

座ぶとんなどの上に座らせると，患者の位置は高くなる．

Ⅳ. 抜 歯 の 方 法

どの歯を抜去しなければならないかが決まったら，必要とする器具を選ばなくてはならない．抜歯に先立って，清潔な布の上に器具を広げておく．

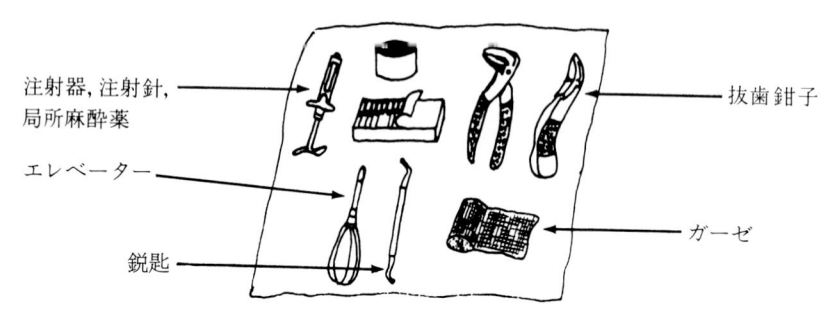

注射器，注射針，局所麻酔薬 ── 抜歯鉗子
エレベーター
鋭匙 ── ガーゼ

自分の器具に触れる前に，手は必ず清潔にしておく．手は石けんと水を用いて洗い，プラスチックまたはラバーの手袋をする（88～89頁参照）．もちろん器具も必ず清潔にしておかねばならない（90～93頁参照）．

感染防止のためには清潔に保つことが重要である．

抜歯は，次の8つのステップに従って行うこと（168～175頁）．
1. 今から何をしようとしているかを説明する．
2. 局所麻酔の注射を行う．
3. 歯と歯肉の付着部を切断する．
4. 歯を弛緩させる．
5. 抜歯する．
6. 止血する．
7. 傷を保護するために，患者が家庭で何をなすべきかを説明する．
8. 歯の欠損部に義歯を作成する．

---

1. 患者に十分説明してから，処置を始めること

どういう理由で抜歯を行い，何本抜歯するのかを説明すべきである．患者がそれらのことを理解・納得してから処置を開始する．

2. 正しい部位に局所麻酔薬をゆっくりと注射すること

第9章で述べたように，下顎の歯に対する注射は，上顎の歯に対するのとは異なっている点を思い出してほしい．麻酔が効くまで5分間待ち，さらに歯がしびれていることを確認する．

思いやりの気持ちをもち，事を始める前には必ず確認をすること．もし患者が痛みを訴えたなら，麻酔を追加しなさい．

3．歯と歯肉の付着を切断する

歯肉は歯肉ポケットの内側で歯に付着しているので，抜歯する前に歯肉を歯から剥離する．もし行わないと歯が抜け出てくる時に，歯肉が裂けることがある．歯肉が裂けると，出血が多くなり治癒も遅くなる．

切断のためにどちらかの器具を使用する．

器具の先端を歯に沿わせて，歯肉ポケットの中にすべり込ませる．ポケットが最も深い所で，歯肉が歯に付着している部位を触知できる．

この付着部位と歯の間に器具を押しつける．そして器具を前後に動かすことにより，歯を歯肉から分離する．

この操作を頬側（外側）と舌側（内側）の両方で行う．

歯に付着している歯肉は強いけれども薄い．器具の操作を注意深く行って，歯に付着している部分のみを切断する．深くいき過ぎないようにする．

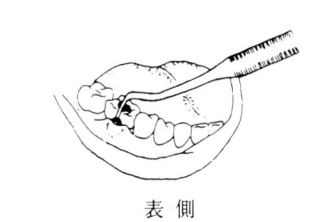

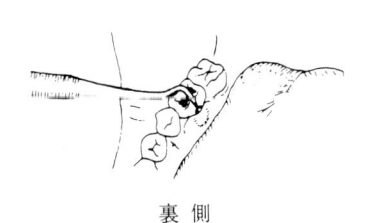

表　側

裏　側

4．歯を弛緩させる

弛緩した歯は，抜歯をする時に破折しにくい．しっかり植わっている歯を抜く前には，いつもまっすぐなエレベーターを用いて歯を弛緩させておく．

> 注意：まっすぐなエレベーターを正しく使わないと，それは有用な器具ではなく，むしろ有害になる．

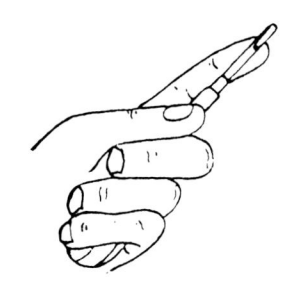

まっすぐな形をしたエレベーターを正しく握ることが重要である．人差指は，エレベーターのハンドル部分を回転させる間は抜く歯の隣の歯によりかからせておく．これにより，エレベーターをうまく操作することが可能になる．エレベーターの鋭利な先端部分（刃）は，滑ると歯肉や舌を傷つけることを忘れないでほしい．

刃の部分は健康な歯と悪い歯の間に挿入する．その際にエ

レベーターの刃のカーブした内面は，抜歯しようとする歯の側に向ける．

刃部は歯の側面に沿わせて歯肉の下方へ向かって滑り込ませる．

次に悪い歯の歯冠が後方へ動くようにエレベーターのハンドルを回転させる．

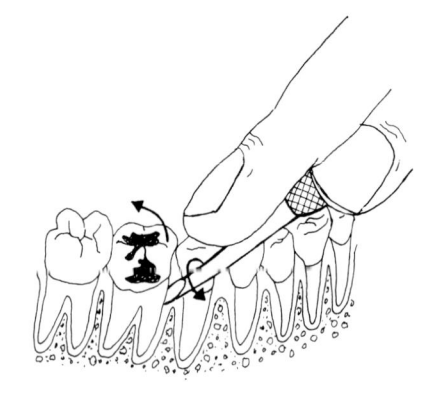

隣在歯ではなく，骨に力を加える．健康な歯を脱臼させないように注意すること．

5．抜歯をする

鉗子は，できるだけ歯の上方に押し込み，鉗子のくちばし状の部分で歯肉の下にある歯根を把持しなくてはいけない．

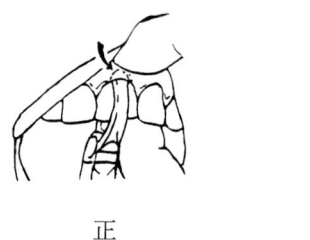

正　　　　　　　　　誤

空いている手の指で，歯の周囲の骨を支えてやる．そうすれば，歯が抜け出る時に骨がわずかではあるが拡がるのを指に感じることができるだろう．練習を重ねると共に，歯根を破折せずに抜歯するには鉗子で歯をどのくらい動かしたらよいか，決められるようになる．

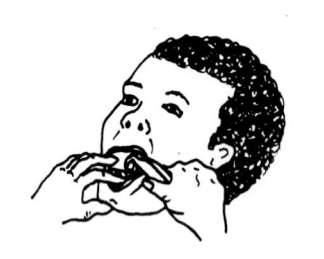

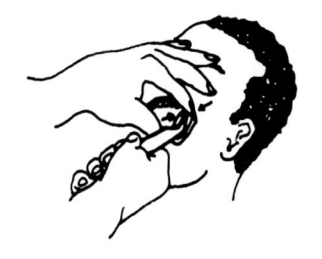

歯をどのように動かすかは，抜く歯の根が何本あるかによって決まる．

第11章 抜　歯　171

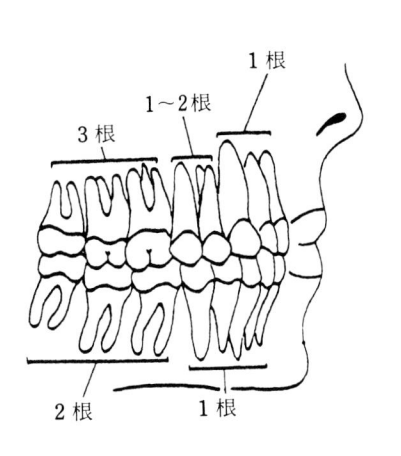

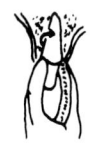

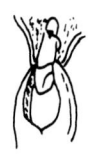

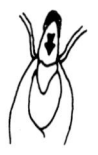

1根の場合は，歯を回転させてもよい．

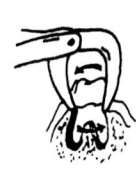

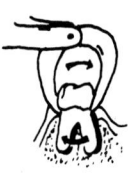

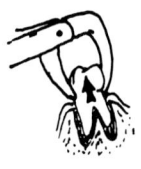

2～3根の場合には，前後（左右）に倒すことが必要である．

時間をかけなさい．歯を抜くことを急いで鉗子をあまりに強く握りしめると，歯を壊す危険性がある．

抜歯は，たとえるならば地面から杭を抜くようなものである．

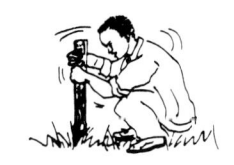

杭を前後（左右）に少しずつ動かしていくと，杭は抜き取るのに十分なほどぐらぐらになる．

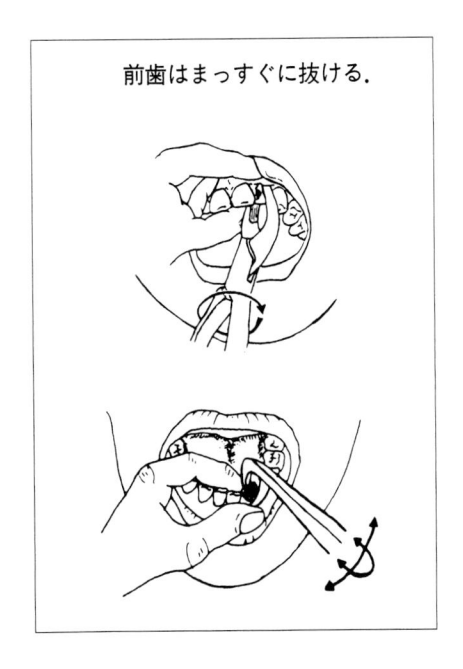

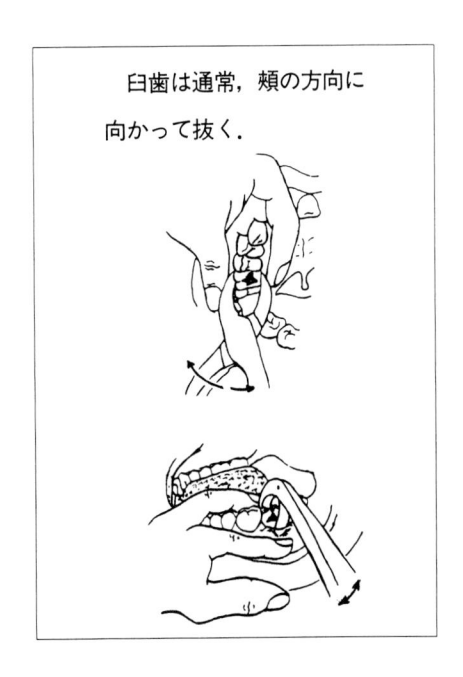

前歯はまっすぐに抜ける．

臼歯は通常，頬の方向に向かって抜く．

下顎の大臼歯を，下顎臼歯用の牛角状鉗子で抜去する場合は，前頁とは異なった方法で使用する．

- 鉗子の先端部を歯肉の下で歯根と歯根の間に適合させる．
- 鉗子のハンドル部分を緩く握ったのちに，鉗子を上下，そして側方へ動かす．この動作により鉗子の先端を歯根の間により深く食い込ませ，歯を上方に持ち上げて抜去する．

注意：下顎大臼歯では，舌側に向かって抜け出てくるものもある．

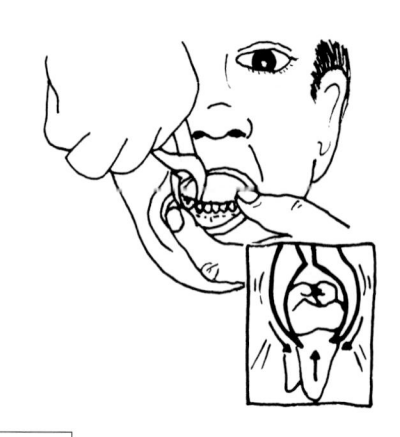

注意：牛角状の鉗子は，乳臼歯の抜歯には使用してはならない．鉗子の先端が，下で成長しつつある永久歯を傷つけるからである．

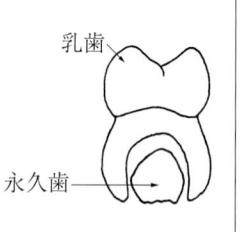

抜歯をしたら，歯の一部が骨の中に残っていないかを確かめるために，抜いた歯の根を注意深く調べよう．取り残した根がのちに骨の中で感染を起こさないように，可能な限り取り除くべきである．

6．止血する

抜歯窩（抜歯した後にできる穴）の両側の歯肉を圧迫してもとの位置にもどしてやる．次に抜歯窩の上にガーゼを置き，患者にそのガーゼを30分間しっかりと咬ませる．小児には2時間位，ガーゼをしっかりと咬ませるべきである（148頁参照）．

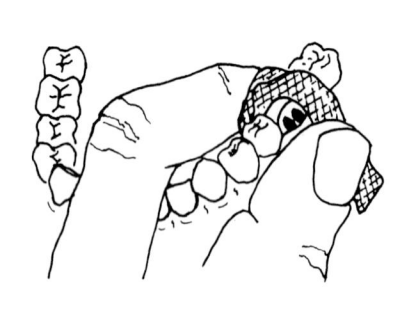

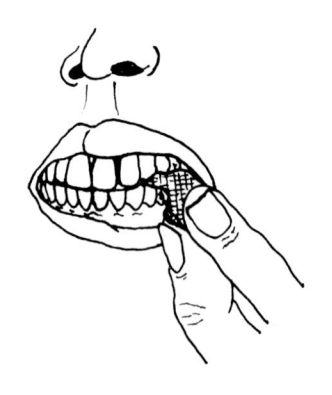

歯肉がたるんでいる状態のときには，互いの歯肉をくっつけるようにする．出血を止めて傷を治癒させるには，歯肉を骨に向かってしっかり押しつけて保持しなくてはいけない．

縫合の仕方

並んだ歯を2本またはそれ以上抜歯した際に，歯肉の**縫合**を行うのは良いことである．縫合が1カ所以上必要な場合には，最初の縫合は，口の前方に近い部分に行い，次に後方に向かって縫っていく．

使用する針と糸は，消毒しておくこと．針と糸は，30分間煮沸する（91頁）．

縫合には，針をしっかりと把持する器具（ヘモスタット：持針器または止血鉗子）や糸を切るための鋏が必要である．

a) 針をゆるんだ歯肉に通すが，このときに最も簡単に動かせる側の歯肉より行う．次にしっかりとした付着歯肉に針を通す．

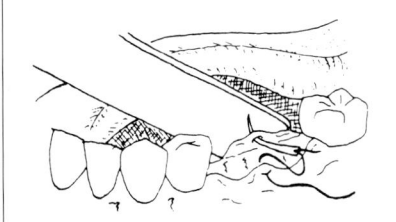

緩くたるんだ歯肉が外側にあるときは，針は舌の方向に向けて通してよい．この時に，舌圧子や歯科用ミラーで舌を保護する．

上顎，下顎どちらの歯肉であってもこの方法で縫合を行うべきである．

糸を歯肉に通した後は，2回結んだのちに糸を切る．

b) 糸の端が最初に通した歯肉の側に4cmほど残るまで糸をひっぱる．

持針器の先に，長い方の糸の端を2回巻きつける．さらに持針器の先端で，短い方の糸の端をつかみ，針を指で保持しながら，短い糸の反対方向に持針器を引っぱる．それにより1回目の結び目ができる．

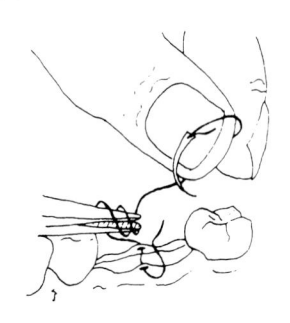

傷口の真上ではなく，側方に結び目がくるようにする．

c) 1回目の結び目がゆるまないようにするために，さらに2回目の結び目をつくる．

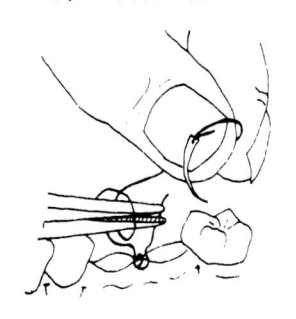

持針器の先に糸を1回巻きつける．

次に先程やったように，持針器の先端で糸の端をつかんだのち，糸の2つの端をそれぞれ反対方向に引っぱる．

それにより，2回目の結び目を1回目の結び目の上に作ることができる．

d）結び目から約5cmの所で糸を切る．糸が長すぎる場合には，患者の舌に不快感を与えるし，短かすぎる場合には結び目が解けることがあるので気をつけたい．
　次に縫合した部分をガーゼで被い，患者に以下のことを命じる．
　・止血するまで約1時間ガーゼを咬んでいること．
　・抜糸するために1週間後に再来すること．
　自然に消滅する特殊な種類の糸がある．これは，患者が抜糸のために再来しなくてもよいので便利である．しかし残念ながら，その糸は高価である．もし金銭的な余裕がないならば裁縫用の糸を使用して1週間後に抜糸する．

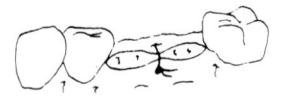

7．患者に行った処置の内容および傷を保護するために家庭で何をなすべきかについて説明する

　患者の口はしびれており，そのために何かあっても患者は気付かないことを覚えておいてほしい．

　抜歯は小さな手術のようなものである．出血があり，後になって痛みと腫脹が見られることがあるが，これは正常で，予期しておくべきことであり，患者にも説明しておく必要がある．以下の助言をしておこう．

・1時間ガーゼをしっかりと咬むこと．それでも抜歯窩から出血するようならば，同じことをもう一度くり返す．

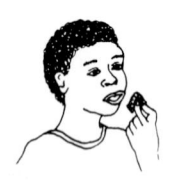

　　　　患者には後出血に備えて余分のガーゼを持ち帰らせる．
　　　　ガーゼの使用法を示す．

・痛い場合には，必要に応じて可及的速やかに，アスピリンまたはアセトアミノフェンを処方する．3〜4時間ごとに服用すること（97〜98頁）．
・休む時には，頭の位置を高くしておくこと．この方法により，高い位置にある局所への血流が減り，出血が少なくなる．また痛みも少なくない．
・うがいをしないこと．ある地方では，人々は，抜歯後すぐに食塩水でうがいをし，つばを沢山吐くべきであると信じている．しかし，これは間違っている．抜歯窩の中に血液の塊を貯めておくことは大切であり，洗い流してはいけない．

- 熱い液体をは飲んではいけない．紅茶やコーヒーなどは出血を助長する．冷たい液体なら良い．水を沢山飲みなさい．
- 食事は食べてもよいが，軟らかくて咀嚼しやすい食物にすること．食べ物は傷口の反対側で噛むようにする．
- 口を清潔にしておくこと．ブラッシングは抜歯後2日目より開始し，抜歯窩が治癒するまで行う．まず温かい塩水で口をゆすぎ（9頁），歯を磨く（71〜74頁）．特に抜歯窩に近い歯は清潔に保つ必要がある．

V．義　歯（入れ歯）

　抜歯した後に，その部位に義歯を入れるのは良いことである．もし義歯を入れないでいると，歯を抜いた後の空間にすぐに他の歯が移動を始める．

　歯根のまわりの骨は弱くなり，移動した歯は何年か後にはゆるんで痛みを覚えるようになり，抜歯しなくてはならなくなる．

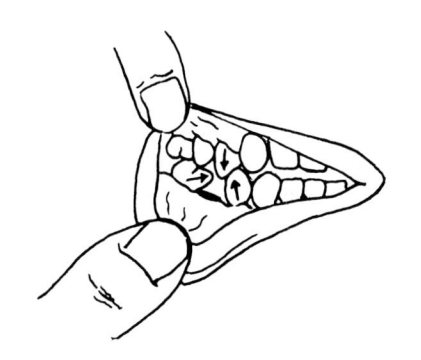

なぜ義歯が役に立つか

　抜歯するということは，壁の中央のレンガを取り除くようなものである．スペースができた周りの部分は弱くなり，壊れていく．

　これを防ぐには，抜歯によってできたスペースにプラスチック製の義歯を入れることである．義歯は，食べ物を噛むためではなく，残っている歯を正常で，健康な状態に保つためのものである．

　総入れ歯は，患者が健康を維持するために必要な食物を咀嚼するのに必要である．さらに歯は容貌を整えるのに役立っている．

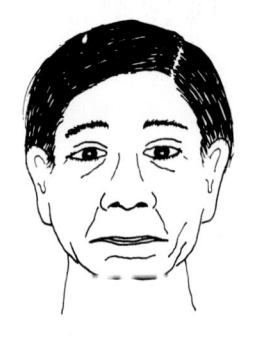

歯が何本もない人は老けて見える.

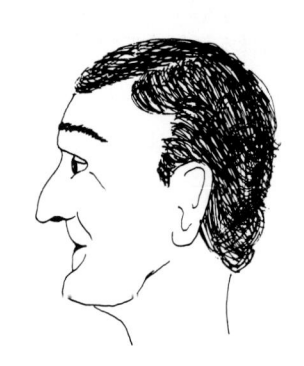

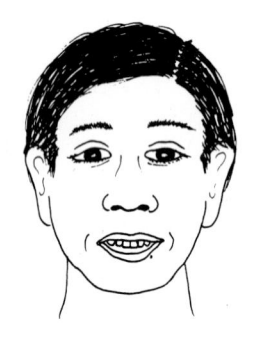

新しいプラスチック製の義歯を入れることで, 同一人物であってもずっと若く見えるようになる.

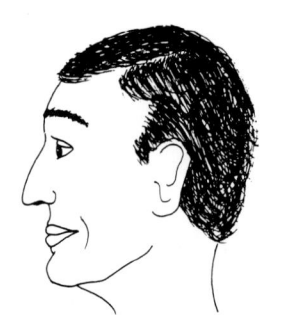

　できることなら, 抜歯した後にプラスチック製の義歯を入れることを患者に勧めよう. どこで義歯を作ってもらえるか, またその費用はどのくらいかかるか調べておこう. そして以下のことを説明しよう.
- 残っている歯の状態を悪くしないために歯の清掃方法を教える（71〜74頁）.
- 抜いた部位に入れるプラスチック製の義歯はどこで作ってもらえるか伝える.

VI. 抜歯によって起こりうる問題

　慎重に行ったにもかかわらず, しばしば問題が生じる. その際に, あなたとしてはできる限りの処置をすべきである. もしあなたが対応できなければ, 患者をすみやかに医師か歯科医師に紹介しなさい.

1. 歯根の破折
　根が見えるようだったら, 抜去を試みるべきである. 破折した根を内部に放置すると, 感染を起こすことがある.

上顎の破折した歯根の除去

まっすぐなエレベーターを使用する．破折した歯根に触れるまで，エレベーターの先を抜歯窩壁に沿ってすべり込ませる．

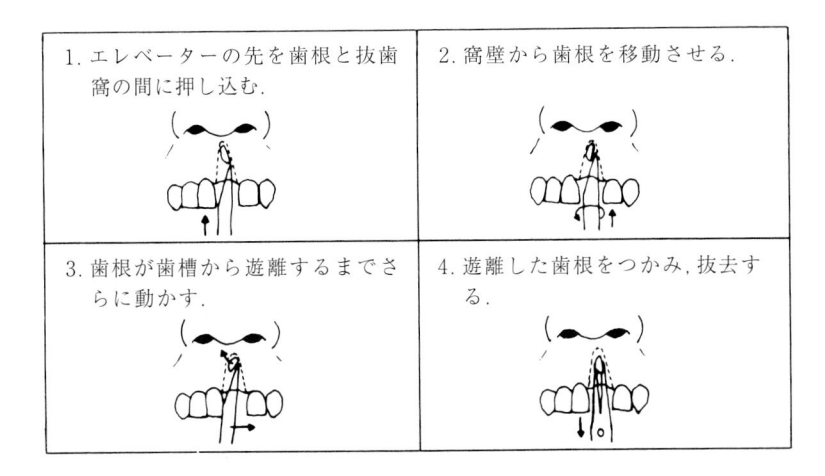

1. エレベーターの先を歯根と抜歯窩の間に押し込む．	2. 窩壁から歯根を移動させる．
3. 歯根が歯槽から遊離するまでさらに動かす．	4. 遊離した歯根をつかみ，抜去する．

下顎の破折した歯根の除去

まっすぐなエレベーター（もしあるならば彎曲したエレベーター）を使用する．破折した歯根が大臼歯ならば，破折根の側方にエレベーターの先をすべり込ませる．

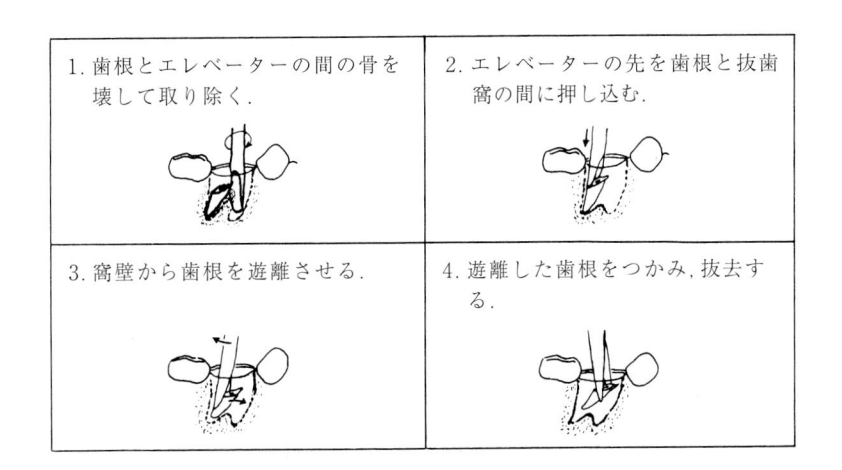

1. 歯根とエレベーターの間の骨を壊して取り除く．	2. エレベーターの先を歯根と抜歯窩の間に押し込む．
3. 窩壁から歯根を遊離させる．	4. 遊離した歯根をつかみ，抜去する．

注意：破折した歯根が小さければ，抜歯窩の中に放置しておいたほうがよい．1週間くらいで歯根は自然とゆるくなり，抜去しやすくなるだろう．

2. 上顎洞内へ押し込んでしまった歯根

上顎の歯根が消えてしまったように見える場合には上顎洞に入り込んでしまった可能性が高い（98頁）．その場合には，**歯根を探そうとしてはいけない**．そのかわりにガーゼで抜歯窩をおおい，患者を病院へ送る．上顎洞を開くためには特別な手術が必要であり，それによって歯根を探しあてて除去する．

患者には，鼻をかまないように指示する．鼻をかむと空気が上顎洞穿孔部を通って流れ，治癒を妨げるからである．

3. 骨のかけらと垂れ下がった肉片

抜歯窩中の遊離した小さな骨片は，出血の原因となり，治癒をさまたげる．

エレベーターや鋭匙の先端を抜歯窩の中にそっと入れる．骨片を触知したなら，それを注意深く持ち上げて取り出す．
必要に応じて局所麻酔をする．

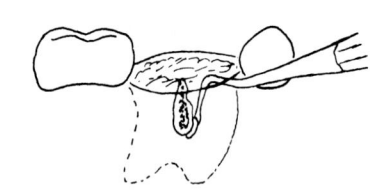

処置が終了したならば，止血するまでガーゼを噛ませる．

垂れ下った肉片は重大なことではないけれど，患者がそれに不快感を抱く．ピンセットで肉片をつかみ，滅菌した鋏で注意深く切除する．

温めた水によるうがいは，歯肉をしっかりさせ，治癒を促進する．しかし，術後24時間はうがいをしてはいけない（174頁参照）．

4. 出　血

167頁に示した最初のガーゼで抜歯窩からの出血が止まらない場合には，別のガーゼを咬ませて5分間待って止血を確認する．それでもまだ止血しないならば173～174頁で述べた縫合を行う．

5. 腫　脹

冷たい水でぬらしたタオルを顔に押し当てる．これは**腫脹の防止**に役立つ．抜歯が困難であったり，時間がかかった場合には，試みるべき良い方法である．

すでに腫れている場合には，**顔を温める**と腫脹の軽減に役立つだろう．熱い湯で湿らせたタオルを，腫れた部位に30分間押しつけ，そのあと30分間タオルを離しておく．**皮膚をやけどしないように注意する**．

腫脹が強い場合には感染していることが多い．その場合には他の治療が必要となる（120頁参照）．

6．抜歯後の痛み

抜歯後は，一両日痛むことが多い．そのような痛みをやわらげるには普通はアスピリンまたはアセトアミノフェンで十分である（97頁）．

数日強い痛みが続く場合には，患者がドライソケットと呼ばれる状態にある徴候である．この特別な症状の治療法は，120頁に記載した．

7．脱臼した顎

抜歯中に患者の下顎を押した際に，時々脱臼を起こすことがある．顎は正しい位置から押し出され，もとの位置に戻らなくなる．

脱臼した顎の治療法については，116頁に記載した．

> 最も大切なこと：あなたが治療した患者一人ひとりに「もし症状が悪化するようなら，すぐに戻ってきて私に見せなさい」と告げておくこと．

Ⅶ．処置が終ったら使用器具は清潔にしておくこと

器具が不潔な場合には，破傷風（122頁）や肝炎（*Where There Is No Doctor* の172頁参照）をひき起こす病原菌を媒介する恐れがある．

不潔な器具に付着した病原菌は，抜歯窩の中へ入り込み，感染をひき起こす．

歯科用の器具は清潔なだけではなく，滅菌されていなければならない．そのために使用前に器具をごしごしと洗い，さらに煮沸する必要がある（89〜92頁）．

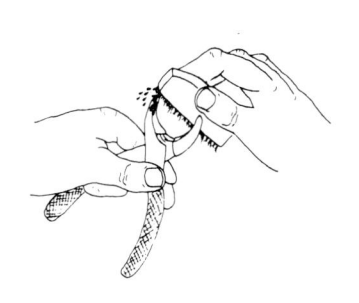

ブラシを用いて，それぞれの器具を石けんと水で洗う．
　古く乾燥した血液は，全て丁寧にごしごしと洗い落すこと．

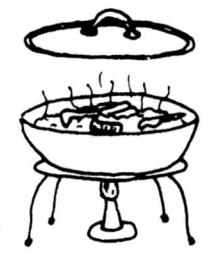

さらに器具類をふたをした鍋の中で30分間煮沸して，殺菌する．

第12章　HIV患者のための歯と歯肉のケア

　1983年に *Where There Is No Dentist* の初版本が出版されて以来，世界中でさまざまなことが変わってきた．もっとも重大な変化の1つは，世界的な規模でのHIVとAIDSの拡大である．何百万もの人々がHIVに感染しているにもかかわらず，この病気についてはいまだ恐怖や誤った情報が蔓延している．この章ではHIVとAIDSについて，感染してしまった患者にとってそれはどういった意味をもつのか，デンタルワーカーにとってはどうなのか，そして，HIVの拡大を阻止するために，私たちはどのように協力できるかということについて説明したい．

> HIV患者にとって，良い歯科医療を受けることは，生と死を分けるほどの重要な意味を持っているのよ．

> もしHIV患者の口の中が清潔で健康であれば，彼らは良く食べることができて，心身ともにより強くなり，長生きすることができるでしょう．

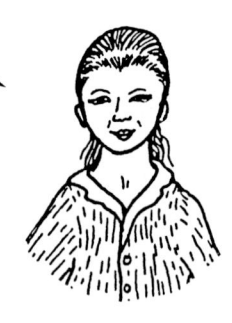

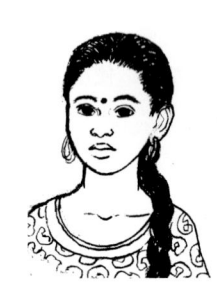

　メアリーとデービッド
　メアリーは17歳．彼女とボーイフレンドのデービッドとの間に赤ちゃんができた．デービッドはメアリーの初めてのボーイフレンドで，彼はとても思いやりがあり彼女に対してとても親切だった．しかしデービッドは最近体調が優れなかった．彼の口の中はこのところ痛みがあり，常にいやな口臭があった．彼は歯には問題はないように見えたが，ものを噛んだり飲み込んだりするのが困難で，上顎の口蓋には白い斑点が現れ始めた．メアリーは，彼がヘルスセンターにいるデンタルワーカーを訪ねて診てもらうべきだと感じた．デービッドは，最初それを拒否した．彼は不安げな声でそのことに関しては話したくないと言った．しかし最終的には

第12章　HIV患者のための歯と歯肉のケア　181

メアリーも一緒に行ってくれるならヘルスセンターに行っても良いと承諾した．

　デービッドは1人でデンタルワーカーと話したいと言ったので，メアリーはデービッドが診察を受けている間，待合室で待っていた．

　しばらくするとデンタルワーカーが待合室に来て，メアリーに診察室に入るように伝えた．デービッドは心配そうな面持ちで椅子に座っていた．彼はメアリーに向かって無理に笑顔を見せたが，彼女はその笑顔には気持ちがこもっていないことに気がついた．デンタルワーカーはデービッドに，自分がメアリーに彼の口の中の状態について伝えても良いかと訊ねた．デービッドが承知したので，デンタルワーカーはメアリーにデービッドの歯には何も異常がなかったことを説明した．しかし，彼の口の中，特に歯ぐきや喉には感染があり，このことが彼の口の痛みや常にいやな口臭がする原因であった．

　デンタルワーカーは，デービッドに必要な治療を行うことを伝えた．そして彼女は，デービッドの問題は HIV と呼ばれるもっと深刻な感染症によってひき起こされているのではないかと考えており，このことが，彼の身体が弱って，口の中の感染を撃退できない理由であろうと伝えた．そして本当に HIV に感染しているかどうかを確かめるために，デービッドは HIV の血液検査を受けるべきであり，HIV は人から人へと感染するため，メアリーにも血液検査を受けるようにと薦めた．HIV に感染していることの発見が早ければ早いほど，早く薬を飲み始めることができて，あなたとあなたたちの赤ちゃんが健康で長生きすることができるのだと彼女は説明した．

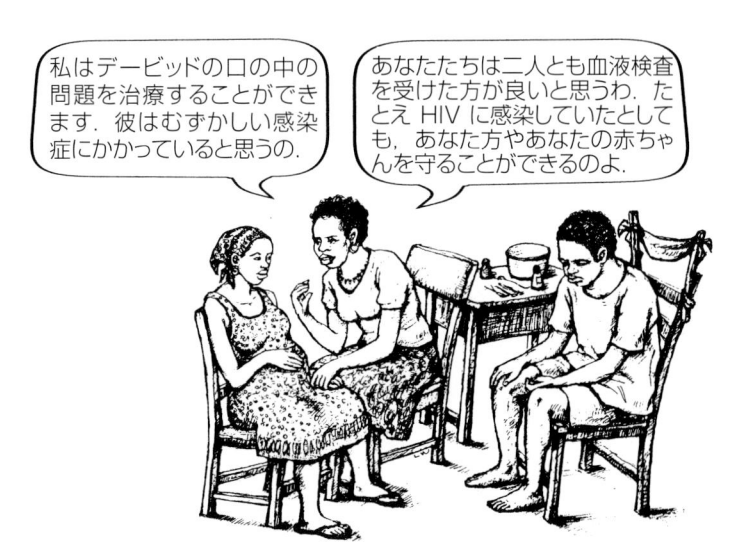

> 私はデービッドの口の中の問題を治療することができます．彼はむずかしい感染症にかかっていると思うの．

> あなたたちは二人とも血液検査を受けた方が良いと思うわ．たとえ HIV に感染していたとしても，あなた方やあなたの赤ちゃんを守ることができるのよ．

正しい情報があれば，デンタルワーカーは全ての患者に対して良い治療を施すことができる．

　この話は，HIV によってひき起こされ増悪する口腔感染症について，デンタルワーカーが知っていることがいかに重要かということを示している．デンタルワーカーが，最新の正しい

情報を持つことによって，全ての患者に対して良い治療を施すことができ，患者以外の他の人たちへの，あるいは彼ら自身への HIV 感染を予防することができる．

> 　ヘルスワーカーやデンタルワーカーは，HIV 患者に対して彼らが必要とする治療を施さなければならない．あなたの国の保健システムは，あなたが良い治療を行うための資源（器材や薬剤）を十分に用意しているかどうか，もう一度確かめてみよう．

Ⅰ．HIVとAIDSとは何か？

　HIV（ヒト免疫不全ウイルス：Human Immunodeficiency Virus）は，感染症や病気を撃退する身体の免疫機構を弱らせることによって，AIDS（後天性免疫不全症候群：Acquired Immuno-Deficiency Syndrome）を発症させる病原体である．

　HIVに感染した人は通常の人よりも病気にかかりやすくなったり，症状が慢性化してなかなか治らないなどの症状からAIDSが疑われる．AIDSの症状としては，体重減少や癒えない痛み，ひどい咳，夜間の発汗，下痢，肌荒れ，熱，常時感じる倦怠感などがある．

　AIDSにかかっている人が免疫力を高める治療を受けないでいると，免疫力は次第に弱くなり，病気への抵抗力がなくなってくる．AIDS患者のほとんどは，様々な病気が原因で亡くなる．彼らの身体にはもはや戦う力がなくなってしまうからである．

　HIVに感染した患者の多くは，数年間は病気を発症することはない．このことは患者がHIVに感染していても，本人は健康に感じているので病気に気付かないことがある，ということである．しかし，HIVは感染した直後から他人に感染する可能性がある．自分が感染しているかどうかを確かめる唯一の方法は，HIVテストと呼ばれる血液検査を受けることである．この検査は多くの診療所や病院，その他の場所でも行われている．

　抗レトロウイルス薬あるいはARVsと呼ばれる薬は，HIV感染者がもう一度健康を取り戻し，その後を健康に過ごせるように彼らを助けることができる．ARVsは，HIVが胎児に感染することや，感染の危険にさらされた人々への拡大を抑制することができる．しかしARVsはHIV患者を治療することはできない．この薬は毎日，一生飲み続けなければならない．

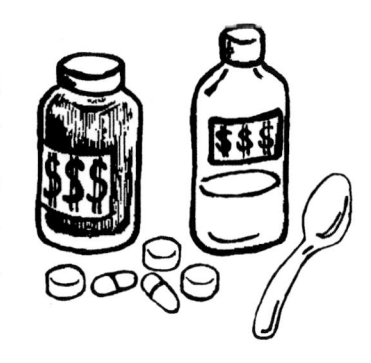

　多くの国々で，HIV感染者が低価格で薬剤を買えるような仕組み作りに努力してきたにもかかわらず，いまだに抗HIV薬は高価である．多くの政府や組織が，自己資金あるいは国際的ドナー機関からのサポートによってARVsを無料で提供している．HIV治療のためにどこを訪ねたらよいかを知るために，HIV関連の仕事に携わったことのあるヘルスワーカーに相談しよう．

Ⅱ．HIV はどのように拡大するのか？

　HIV は血液や精液，膣からの分泌液など体液中に生存し，ウイルスはそれらの体液が他の人の体内に入ったときに増殖する．HIV は以下のような形で感染が拡大していく．

- ウイルスに感染している人と，安全でない危険性の高い性行為を行った場合（204 頁参照）．
- 滅菌消毒されていない注射器や注射針を使用した場合（90 頁参照）．
- 麻薬の刺し回しや刺青，ピアスの穴あけ，割礼，あるいは歯科治療などで不潔な器具を使用した場合．器具を洗浄して一見清潔に見えても細菌は残っており，滅菌消毒処理が行われていなければ HIV 感染は拡大する（90 頁参照）．

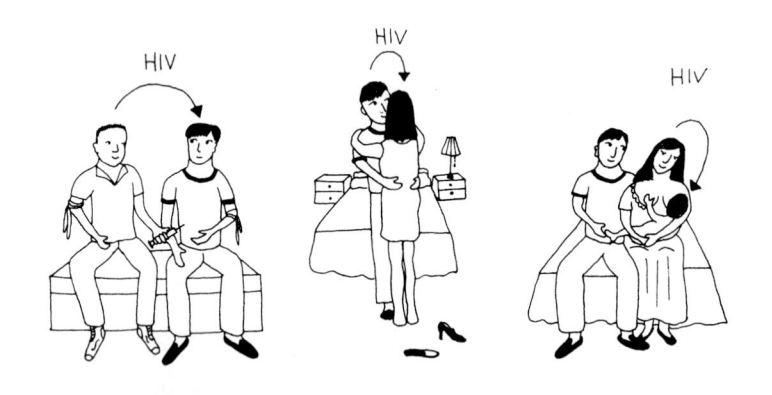

- 感染した人の血液に触れたり，輸血された場合．
- 妊娠，出産，授乳を通しての母親から子どもへの感染．
- 血液の飛沫による目や口からの感染．

　ウイルスが体外で生存できるのは，ほんの数分間である．HIV ウイルスは，空気中や水中では自分だけでは生きられない．**日常の接触の中で HIV ウイルスを人に感染させたり，人から感染させられることはないことがわかっている**．たとえば HIV に感染した人と遊んだり，一緒に仕事をしたり，握手したり，食事をしたり，唾をはいたり，くしゃみ，咳，涙，汗，虫にかまれたりといったことから感染することはない．

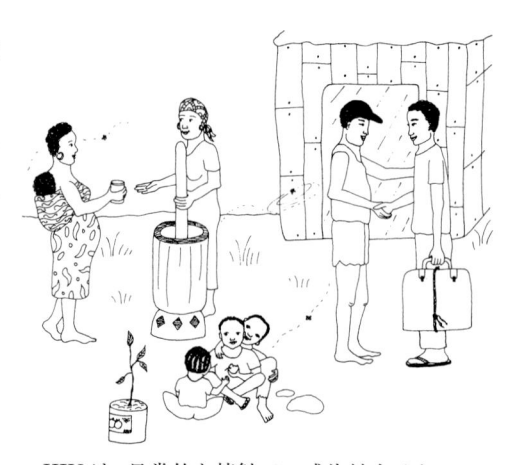

HIV は，日常的な接触での感染拡大はない．

Ⅲ. 誰がHIVに感染するのか？

　世界中で多くの人々がHIVに感染している．身体が丈夫な場合には，HIVウイルスは数年にわたって潜伏状態を保ち，AIDSが発病する前にゆっくりと人の免疫システムを弱体化させていく．もし身体が弱っている場合には，AIDSはより早く進行するだろう．

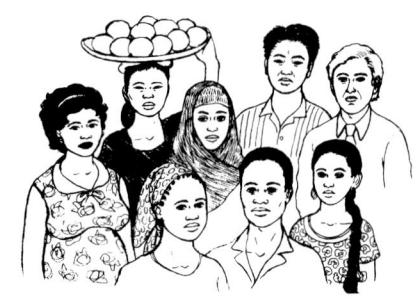

　豊かな人も貧しい人もHIVに感染する危険性は等しいが，病状は貧しい人のほうがより重篤となる．なぜならば貧しい人々は体力を弱らせるようなさまざまな感染症にかかりやすく，以下のような環境が保障されていないからである．

・安価な医療
・栄養価が高い食べ物
・きれいで安全な飲料水
・安全で混雑していない生活環境
・良い公衆衛生環境

　これらの環境を改善するために努力することは，HIVの拡大予防やHIV患者の生活向上のために重要なことである．

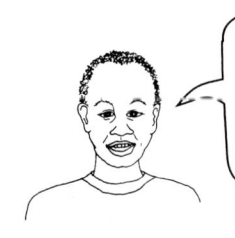

> 多くの口腔感染症はHIVによってひき起こされるものではないが，しかし口腔感染症はHIVに感染した際にはより重症化する．

Ⅳ. HIVはどのように口の中に影響を与えるか？

　HIV患者は，HIVに感染していない健常者に比べて口の中に問題が生じやすい．彼らの身体は弱いために，傷や感染が健常者よりも早く拡大するからである．HIV感染者が健常者よりもデンタルワーカーの定期的な注意深い手助けを必要とする理由でもある．

　HIV感染者の多くは，病気の間に少なくとも一度は口の中の感染を経験したり，それに関する問題を抱えることになる．もし治療しなければ患者は痛みに苦しみ，食物を摂ることもできなくなる．そしてもっと深刻な健康問題に発展する．

　HIVに関連した口の中の感染症は，軟組織に発症する．たとえば口唇や頰，粘膜，舌，軟口蓋，舌下部，歯の周りの粘膜（歯肉）などである．HIVは歯そのものに直接影響を与えることはない．AIDSの最終段階には，歯を正常な位置に維持している歯肉や顎骨を破壊する．HIVはまた口腔乾燥症をひき起こす．特に抗レトロウイルス薬（ARVs）を服用している患者に起こりやすい．口腔乾燥があると，むし歯が発生しやすくなる．

V. HIV や AIDS の症状についての口腔診査法

重要事項：その人が HIV に感染しているかどうかは，外見からでは分からない．

デンタルワーカーは，歯科治療中に患者から別の患者へとウイルスを感染させないように常に気をつけなくてはならない．

またデンタルワーカーは，治療中の患者からウイルスに感染しないように自分自身を守らなくてはならない．したがって HIV に対する感染予防対策は，診察する患者全てに対してとられるべきである．

最善の予防策は，常にラテックスグローブかビニール袋で手指を覆い，マスクを着用し，目を保護すること，そして清潔で滅菌された器具のみを使用することである．器具の洗浄，滅菌の仕方に関する情報は 89 〜 94 頁を参照のこと．

患者を診察するときは常に以下のことを守ること：

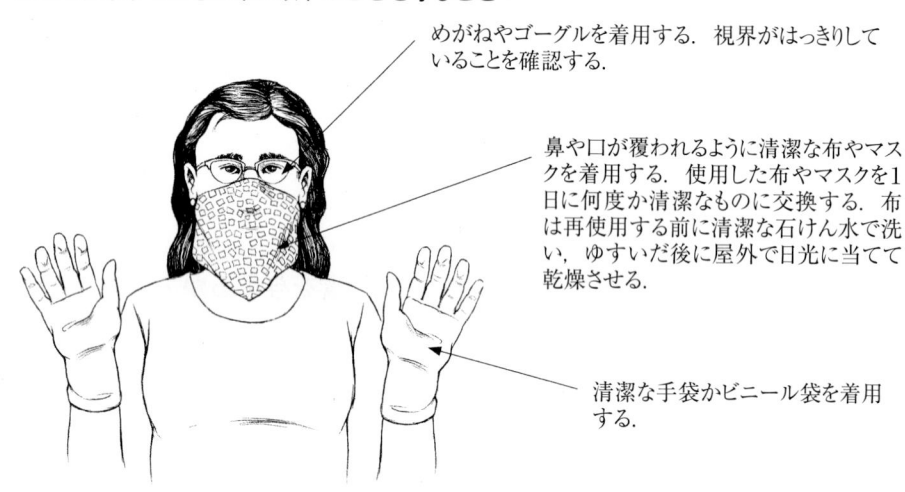

めがねやゴーグルを着用する．視界がはっきりしていることを確認する．

鼻や口が覆われるように清潔な布やマスクを着用する．使用した布やマスクを1日に何度か清潔なものに交換する．布は再使用する前に清潔な石けん水で洗い，ゆすいだ後に屋外で日光に当てて乾燥させる．

清潔な手袋かビニール袋を着用する．

可能な限り，デンタルワーカーは上に示したような予防対策をとるべきである．そうすることによって，HIV 感染から，自分自身はもちろん自分が治療する患者，その家族，そして彼らの性的なパートナーを守ることができるのである．

歯科的な問題を抱えて来院する患者に対して，口唇や顔面，口の中をよく診査する．腫

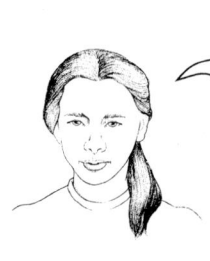

患者を診察する前にはいつも，これから何をしようとしているかということを丁寧に説明すること．

脹や亀裂，傷，発赤，感染，異常な変色がないかどうかしっかり観察してほしい．HIV に起因するごく一般的な問題についての情報は 190 頁を参照のこと．

　頬と唇の内側をよく観察すること．舌の下面がよく見えるように患者に舌を挙上させ，さらに舌を突き出してもらう．清潔な小さい布で舌の先端を包み，優しく前に引っ張り，さらにできるだけ咽喉を奥の方に押し下げることで，舌の側面や奥の方がよく見えるようになる．口腔と歯の診察方法に関する情報は第 6 章 77〜87 頁を参照のこと．

　患者の全身的な健康状態について問診することも大切である．HIV に関係する他の症状，例えば発熱や夜間の発汗，慢性的な倦怠感，体重減少，下痢などがあるかもしれない．また HIV に感染した人の多くは結核や癌にかかっていることも多い．もし患者がこれらのいずれかの問題を抱えていたら，HIV を扱ったことのあるヘルスワーカーあるいは医師の診察を受けるように勧めよう．

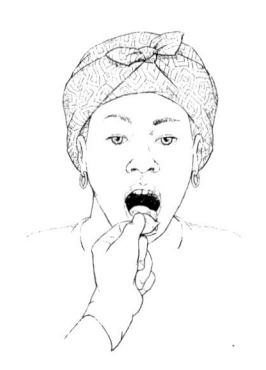

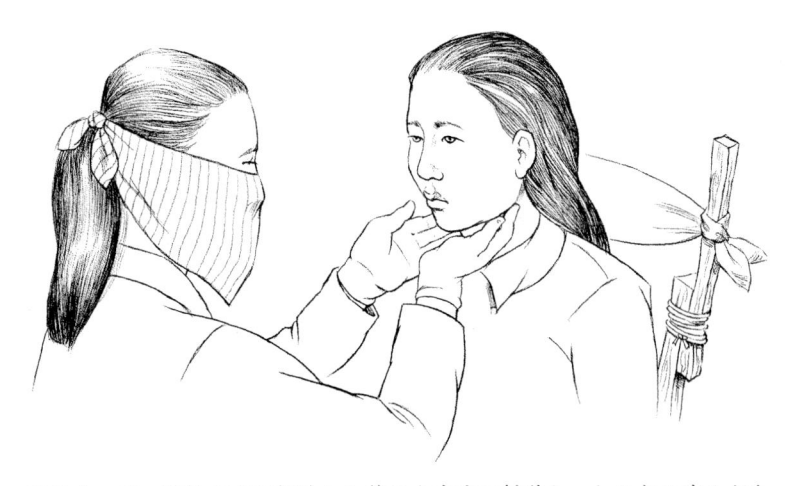

顎にそって，顎骨の下の部分から首の上方まで触診し，しこりや痛みがないかどうか診査する．

　患者に対して，自分がこれからどういった治療をしようとしているのかを常に伝えるようにしよう．診察の後に所見を説明し，それを悪化させないためにどのようなことができるか，また予防できるかについて説明する．あなたがどの患者に対しても行っているように，HIV 感染者からも治療について事前に同意をもらうべきである．

> その患者さんが知っていてほしいと望む人を除いて,他の誰にもその患者さんが HIV に感染しているということを知らせるべきではないわ.もしあなたがその患者さんが HIV に感染していること伝えなければならないと思う人がいるならば,まずはじめにそのことについて本人の許可をとってからにしましょう.

> もしある人が HIV に感染していることを知ったり,あるいは感染が疑われる場合でも,他の人には,たとえその人の家族であっても,絶対に言ってはいけません.

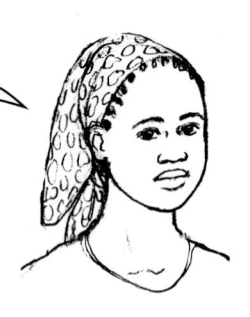

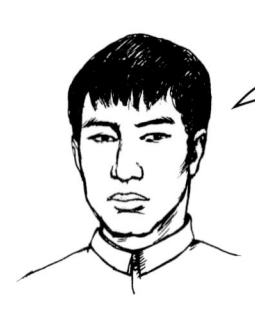

歯科治療を受けにあなたのもとに来る人たちと同様に,HIV 患者のプライバシーを尊重しなさい(204 頁"全ての人に対して尊敬の念を持って治療する"を参照).

Ⅵ. HIV に感染している人に対する歯科治療

　一般的に HIV に感染しているという理由で治療方法を変える必要はない．このことはまさに，HIV に感染していてもその症状がないということと同じである．もしすでに口の中に感染が認められた場合には，治療の前に洗口液を使おう（190，191 頁の枠で囲んだ「一般的な治療」参照）．洗口液は感染が悪化することを防ぐのに役立つ．

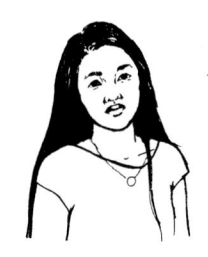

> HIV に感染している人は誰でも，最善の歯科医療を受ける権利をもっています．そして治療は敬意をもって行われなければなりません．

　HIV に感染している人に対して，簡単な歯の詰め物を行ったり，入れ歯を装着することは何の問題もありません．しかし HIV 感染が AIDS へと進行したとき，もしあなたがその人にこれから起こり得るであろう健康問題をあらかじめ知っているなら，より良い歯科医療を提供することができるだろう．例えば，もし抜歯の必要があった場合には，あなたはさらなる感染をひき起こさないために特別な注意を払わなくてはならない（88～94 頁参照）．いつも清潔で，滅菌消毒された器具を使うこと，注射を行うときには，清潔で滅菌消毒処理された針と注射器，あるいは使い捨てのものを使用することを忘れないでほしい．そうすれば，あなたが患者の感染をひき起すことはない．もしあなたが誰かの健康に関して心配なことがある場合には，ヘルスワーカーに相談すると良い．

歯を抜くこと

　抜歯に関しては，第 11 章，168 頁に記載されているガイドラインに従う．さらに，HIV に感染している人の感染拡大を防ぐために，抜歯を行う前にその人の口の中をできる限り清潔にしよう．洗口液が役に立つだろう（190，191 頁「一般的な治療」を参照のこと）．

　感染を予防し，回復を促進するために，全ての歯から歯石を慎重に除去しよう（第 8 章参照）．抜こうとする歯の周囲の歯肉や骨をできるだけ傷つけないように注意する．HIV 感染者の抜歯窩（抜歯後に残る穴）は深刻な問題をひき起こす可能性がある．抜歯後の問題に関しては 176～179 頁参照のこと．

　AIDS へと進行した HIV 感染の後期においては，血液は通常の速さでは凝固しない．抜歯を行う際はできるだけ丁寧に行う．一度に行う抜歯は 1 本までとし，出血がコントロールされるのを待ってから次の 1 本の抜歯を行うようにしよう．

Ⅶ. HIVによってひき起こされる一般的な問題とその治療

　口の中に起こる感染症は，口唇ヘルペスや歯肉炎などいろいろある．それら感染症の大部分はHIVが原因ではなく，通常は重症化することはない．しかし，HIV患者にとっては全ての感染が深刻な事態につながる．なぜならウイルスはその人の身体を弱らせ，感染を撃退できなくするからである．喫煙や噛みタバコもまた，口腔内の問題を悪化させる．HIV患者に発症する多くの症状は，口腔内の感染も含めて，480mgのコトリモキサゾール（訳者注：ST合剤：TrimethoprimとSulfamethoxazoleの合剤）を1日2回，大量の水とともに飲むことによって防ぐことができる．

HIV感染者の口腔内に見られる主な問題は：

1. 白または黄色い斑点
2. 口内炎
3. 歯肉の感染
4. 口唇ヘルペス
5. 黒色の斑点
6. 口腔や咽頭の乾燥や疼痛

一般的な治療

通常は，以下の治療を行う前に入れ歯は取り除いておいた方がよい．

この章で扱われるほとんどの問題は，解決できる：

・毎日歯ブラシや爪楊枝を用いて歯を清潔に保つ（入れ歯も同じ）．

・1日に数回，塩と清潔な水から作られた洗口液で口をゆすぐ（9頁参照）．

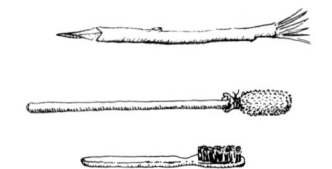

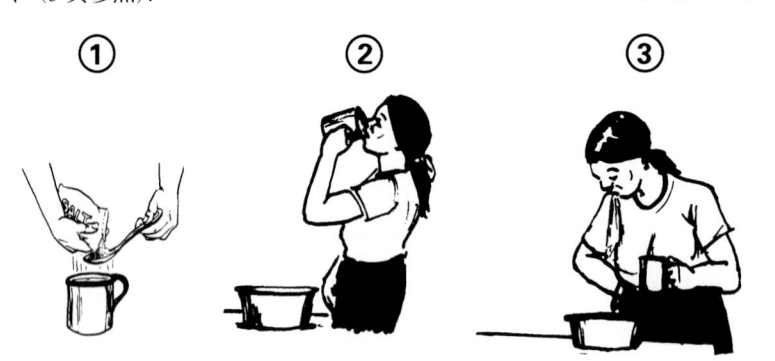

① ② ③

・感染部位や傷口を塩水で湿らせた清潔な布で優しく清拭する．

・口の中（歯，歯肉，全ての粘膜）を清潔な布で優しく拭う．

　爪楊枝は注意深く使用すること．ある種の木はすごく堅くて，歯肉を傷つけてしまうことがある．ニームの木（熱帯の多くの国々で育っている，インドセンダンの木）からとっ

た柔らかい小枝が適している．清潔な布を小枝の先端や爪楊枝に巻いて，歯を1本ずつ注意深く磨くこと（訳者注：ニームには抗菌作用がある）．

他の効果的な方法：
- 0.2％クロルヘキシジン・グルコネート（アルコールが含有されていない洗口液）を1日2回，少量を1分間口の中に含む．口の中全体に行き渡ったことを確認してから吐き出す．この洗口液は時に歯磨剤と反応することがあるので，この洗口液を使用したのち歯を磨くまでに30分間待った方が良い．
- 0.5％ゲンチアナ紫（殺菌性のある紫色の液体）．感染部位に塗る．時には口の中全体に塗ることもある．飲み込まないように注意する．
- 1％ポビドンヨード（殺菌性のある茶色の液体）．1日2回，少量を1分間口の中に含み，口の中の表面全体に広がったことを確認して吐き出す（飲み込まないこと）．14日間以上使用しない．妊娠中や授乳中は使用しないこと．
- 3％過酸化水素と清潔な水（10頁参照）．

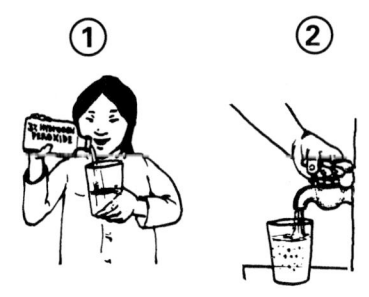

① 過酸化水素と水を均等になるまで混ぜる．その分量は1/2カップの過酸化水素と1/2カップの水である．

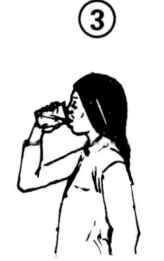

②

③ 少量を約2分間口の中に含む．

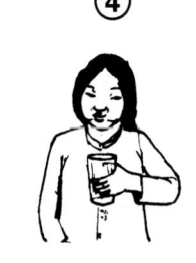

④ 吐き出して，またくり返す．これを起床時に行い，3日間続ける．

1. 口腔内の白色あるいは黄色の斑点（口腔カンジダ症）

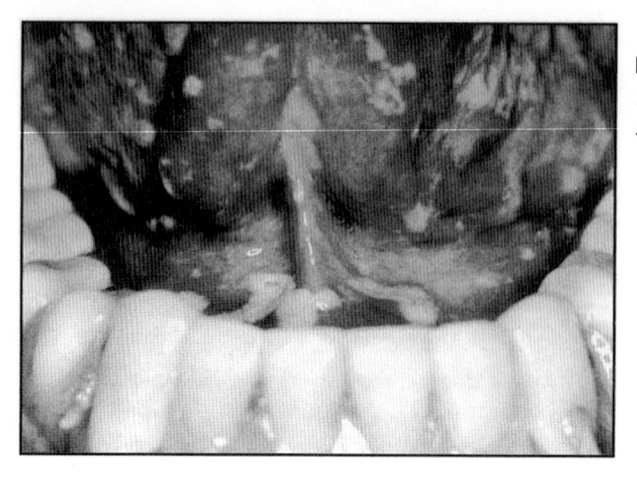

この写真では，白や黄色，あるいは時に赤い斑点が口腔底や前歯部に隠れるように認められるが，しばしば口蓋や舌の上面に出現する．

口腔カンジダ症は，HIV患者の口腔内に見られる最も一般的な感染症である．口腔カンジダ症は，HIVに感染していない人々にとっても問題である．このことに関する詳しい情報は108頁を参照してほしい．

症状：

・特に香辛料の効いた食べ物を食べる際に，口の中に焼けるような痛みや腫れ上がったような感覚がある．痛みのために食べることや飲み込むことが難しくなる．

・口腔粘膜は通常，白色，黄色あるいは赤色をした斑点に覆われている．清潔な布で白斑を取り除くことはできる．しかし，しばしばその下に出血しやすい赤い皮膚が残る．簡単に治らない人もいる．口腔粘膜が赤くしみだらけの状態にもかかわらず，白斑が現れないケースもある．そこはざらざらしているように見える．

・ときに口角部に，痛みを伴うひび割れができる．それは治りにくく，出血することもある．

治療：

1日に3〜4回清潔な布や柔らかい歯ブラシで舌や歯肉をやさしくこすってきれいにする．それから塩水で口をゆすいで，吐き出す（飲み込まない）．さらに可能であれば，以下の治療法のどれか1つをやってみよう．

・2.5 m*l*（ティースプーン1/2杯）のナイスタチン溶液（抗生物質）を口に含み，2分間口の中に含んだままにして，それから飲み込む．これを1日5回，14日間行う．**あるいは，**

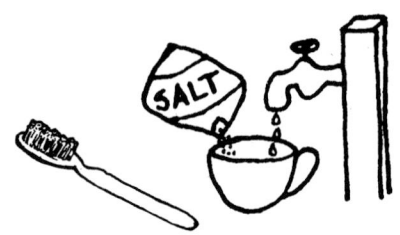

・190，191頁の「一般的な治療」の欄に記述したように，ゲンチアナ紫かクロルヘキシジン・グルコネートのどちらかの洗口液を使う．**あるいは，**

・100 mg クロトリマゾール膣座薬を2つに切るか砕く．朝，1つを口に含み，ゆっくりそこで溶かす．2つ目は夜に使用する．パッケージには「経口投与禁止」と書かれているかもしれないが，これは飲み込んではいけないということである．したがって口の中で溶かすことは安全であり，口の中全体に薬が浸透したら吐き出す．これを1日2回，7日間行う（もし感染が重症であれば14日間行う）．あるいは，

・病状が重篤であるかどうかによるが，100,000（10万）単位のナイスタチントローチを1～2錠，1日4～5回を10～14日間なめる．

もし口腔カンジダ症が重症で，それが喉にも広がってきて物を飲み込むことが困難だったら，上に挙げた治療法の代わりに，以下のより強い薬のうちの1つを使ってみるのも良い．（患者が妊娠中，または授乳中である場合にはどの薬も服用してはいけない）：

・400 mg フルコナゾールを経口投与する．次の日からは，200 mg フルコナゾールを1日1回，14日間服用する．しかし，もし3～5日間以内に体調が良くならない場合には，1回の投与量を400 mg に増量する．あるいは，

・200 mg ケトコナゾール錠を経口投与する．食事と一緒に1日1回，14日間服用する．

人によっては，口の中を少量のティー・ツリー・オイルやヨーグルトを塗布することによって，口腔カンジダ症の症状が軽減する．

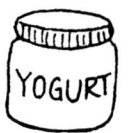

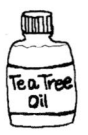

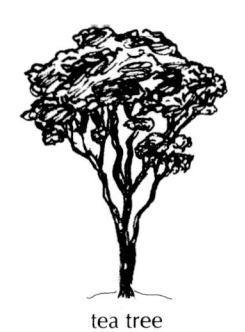

2. 粘膜のただれ（潰瘍）

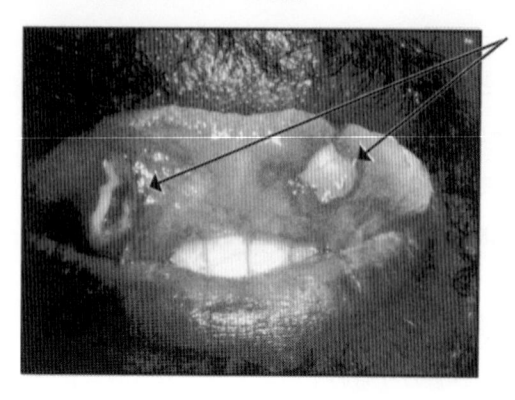

潰瘍は口の中のどこにでもできる．通常，潰瘍の周囲の粘膜は赤くなる．写真の潰瘍は，上唇の内側にできている．

ほとんどの人が時々口の中に潰瘍ができたことがあるだろう．それは，その部分の皮膚が破壊されることによる感染が原因で起こる．それはたいてい痛みを伴い，1～2週間ほど食べたり話したりすることが困難になる．潰瘍は口腔内を清潔に保つことで治っていく．HIV感染者の場合，潰瘍の治癒経過はとても遅く，時に口の中の潰瘍部位はとても大きくなる．これは特にHIVウイルスを弱らせるためのジドブダイン（AZT）のような抗レトロウイルス薬を服用している人に顕著である．

症状：

口腔内の粘膜や舌の表面が破壊される．おそらくその部分は，破壊されていない正常な部位よりも赤く見えるだろう．

治療：

感染をコントロールするために感染した部位を清潔に保つことで，治癒が促進される．1％ポビドンヨードを少量浸した綿棒で傷口をきれいにする．190，191頁の「一般的な治療」の欄に記述してある方法を用いても良い．

さらに以下のような場合には抗生物質を投与する：

- 潰瘍の周辺の腫れがひどい場合，そして
- 柔らかいしこり（リンパ腺）を下顎骨直下に触知する場合．

　　500 mgアモキシシリンを1日3回，7日間，経口投与する．（ペニシリン・アレルギー患者には禁忌である．ペニシリンに対してアレルギー反応を示す患者は，アモキシシリンとアンピシシリンに対してもアレルギー反応を示す）．

　　あるいは，100 mgドキシサイクリンを，1日2回，7日間，経口投与する（妊娠中，または授乳中の女性には禁忌）．

　　あるいは，500 mgテトラサイクリンを，1日4回，7日間，経口投与する（妊娠中，または授乳中の女性には禁忌）．

　　あるいは，500 mgエリスロマイシンを，1日4回，7日間，投与する．

3. 歯肉の感染（ワンサン感染症，トレンチマウス）

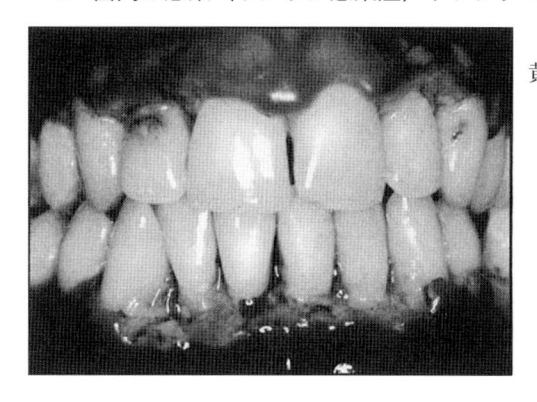

歯の周りの粘膜（歯肉）に痛みがあり，発赤し，黄色い液体（膿）が染み出る状態で腫れている．

多くの人が歯の周りの歯肉に何らかの感染症をもっている．感染の程度は口腔内の清潔度や，その患者が病気を撃退できる体力をもっているかどうかにかかっている．もし口腔や歯肉が清潔に保たれていなければ，感染は悪くなるおそれがあり，顎骨や他の歯周組織に広がり，ついには歯が動揺して抜け落ちるだろう．

HIV 感染者の身体は病気を撃退する力がないため，もし口腔や歯をきれいに保っていなければ，歯肉の感染は急速に悪化する．そして症状はとても重篤になる．もし HIV 感染者が歯を失って食べることができなければ，病気はさらに悪くなる．

症状：
- 歯肉は赤く腫れ，そして強い痛みを伴う．
- 1 歯あるいは多数の歯の歯肉から黄色い液体（膿）が染み出ている．
- 何本かの歯の間の歯肉にただれ（潰瘍）がある．
- 患者の口の中がとても臭い．

もし歯肉の感染がとても悪い状態で進行していれば（HIV 感染者に見られるように），以下のような症状も見られる．
- 赤く，すりむけた潰瘍が歯肉にできる．
- 歯の根が見えてくる．
- 潰瘍の深部に顎の骨の一部が見える．
- 何本かの歯が失われている．

治療：
- 感染をコントロールするために患部を清潔に保ち，皮膚が治癒するのを促進する．190，191 頁の「一般的な治療」の欄に記載されている治療法を試みる．
- 歯の周りに付着した歯石を優しく除去する．特に歯肉に損傷を与えないように注意する（131～139 頁「スケーリング（歯石除去）について」参照のこと）．

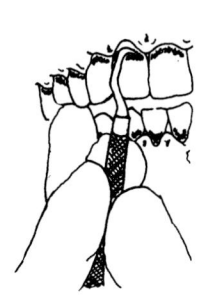

以下の場合には抗生物質も投与する：

・首に疼痛があり，硬直している．そして下顎骨の下に柔らかいしこりがある場合．

500 mg アモキシシリンを1日3回，7日間経口投与する．妊娠中または授乳中の女性であってもこの投薬は可能である．

あるいは，アモキシシリンにアレルギーのある患者に対しては，100 mg ドキシサイクリンを1日2回，7日間，経口投与する．

あるいは，500 mg テトラサイクリンを1日4回，7日間，経口投与する．テトラサイクリンは歯の形成途中の胎児に影響を及ぼすので妊娠中の女性への投与は禁忌である．

あるいは，妊娠中または授乳中の女性とアモキシシリン・アレルギーの患者には500 mg エリスロマイシンを1日4回，7日間，経口投与する．

・歯と歯の間の歯肉に潰瘍があり，口臭が強い場合には，500 mg メトロニダゾールを1日2回，7日間，経口投与する．

いったん患部が清潔になり，感染がコントロールされた時に，動揺が大きい歯は抜歯する（168～172頁参照）．

より深刻な歯肉の感染　（顔面部の壊疽，壊疽性口内炎，ノーマ（水癌））

症状：

最も深刻な歯肉の感染では，顎骨から，頰を通して顔面にまで感染が広がるだろう．顔面や顎の腐敗の一部として，感染は簡単に目で見ることができ，また悪臭がする．壊疽は主に病弱な小児（通常1～4歳）に生じるが，HIVに感染した成人にも発症する．

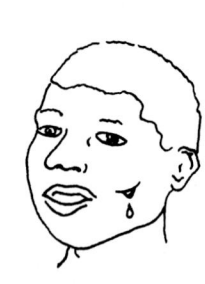

治療：

できる限り早く医学的処置を受ける―可能であれば病院で

まずは，126～128頁に記載されている壊疽に対する洗浄と処置の情報を活用する．127頁に掲載されている薬剤（抗生物質）は小児のための数値であるため，成人には以下の処置をする．

飲み込むことができる成人には：

・400 mg メトロニダゾールを1日3回，10日間，経口投与する．

あるいは，

- もしメトロニダゾールが手に入らない場合には，450 mg クリンダマイシンを1日4回，5日間，経口投与する．

あるいは，

- クリンダマイシンが利用できない場合には，500 mg エリスロマイシンを1日4回，10日間，経口投与する．

> メモ：クリンダマイシン，エリスロマイシン，メトロニダゾールは，妊娠中や授乳中の女性にも投与できる．

飲み込むことができない成人には：

- 2,000,000（200万）単位のペニシリン G を1日3回，7日間，筋肉注射する．

ペニシリン・アレルギーの大人には

- 600 mg クリンダマイシンを1日4回，5日間，筋肉注射する．

薬剤を注射投与する場合には，患者の病状が好転し始めたら経口投与に切り替える．そして，7～10日間経過をみるまでは，投薬を中止してはいけない．

4. 口唇ヘルペスや単純ヘルペス

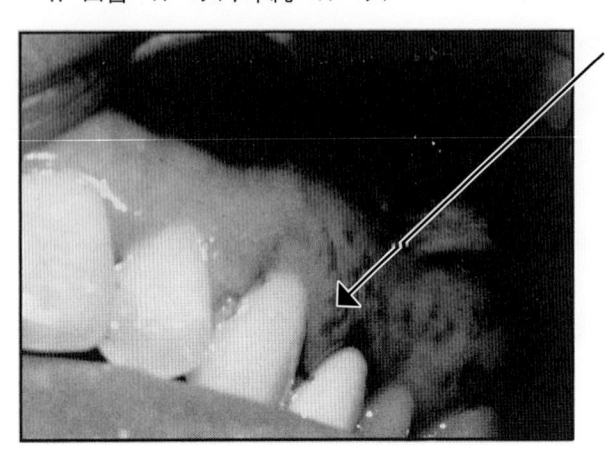

痛みを伴った歯肉の赤い水疱は，いずれ破れて小さな傷となる．

多くの人がヘルペスウイルスに罹患して口唇ヘルペスや単純ヘルペスになる．ヘルペスに感染した人は一生ウイルスのキャリアーとなる．ほとんどの人は幼少期に感染する．ヘルペスのただれは発症と治癒をくり返す．詳細については107頁を参照のこと．

ヘルペスのただれはたいてい1～2週間後には治癒する．しかし，HIVに感染している人の場合には，ただれはもっと頻繁に発症し，症状はより長引く．

症状：

1. 一カ所，または多くの小さくて赤い水疱が唇や口の周りの皮膚に現れる．時に痛みを伴う．HIV感染者の中には，唇の内側や歯肉，口蓋に現れることもある．
2. 水疱が破けると，小さな開いた傷となり，しばしばお互いに広がって一つになる．
3. 唇にできた水疱が破けた後，黄色いかさぶたが傷口の上に形成される．

ヘルペスの傷口は他の感染症にもかかり，特にHIV感染者ではうつりやすい．傷口や水疱の中にある液体は感染を拡大する．**もしヘルペスが目に感染した場合には，失明する可能性がある**．非常に活発なウイルスを含んでいるので，指や手で傷口に触れないように気をつける．顔や目に触れる前後には，手を洗うことが特に大切なことである．

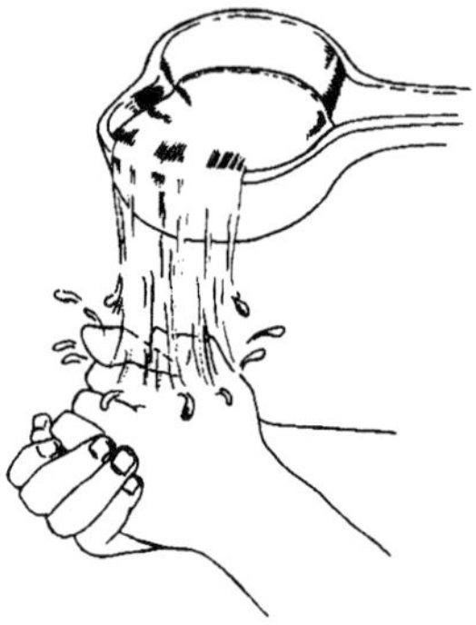

治療：

薬でヘルペスウイルスを殺すことはできない．ただれた場所の感染を予防し，治癒を促進するために患部を清潔に保つことは大切である．手指で傷口に触れないようにして，水分をたくさん摂取する．190, 191頁に記載した「一般的な治療」の様々な治療法を試してみよう．

補足：

・口唇ヘルペスが現れる前に，ひりひりする痛みを感じたらすぐに治療を始めよう．すぐに治療することで，傷口の痛みがひどくなったり，深刻な状態になったりするのを阻止できるだろう．

- アシクロビルという薬も効果がある．200 mg を 1 日 5 回，7～10 日間経口投与する．また，傷口に少量のアシクロビル軟膏を 1 日 6 回，7 日間塗るのもよい．この 2 つの方法を同時に行うこともできる．もしアシクロビルを水疱が破れる前の，感染初期に投与することができれば最も効果的である．
- 傷口が感染した場合は，アモキシシリン 500 mg を 1 日 3 回，7 日間投与する．

  あるいは，アモキシシリン・アレルギーの人には，ドキシサイクリン 100 mg を 1 日 2 回，7 日間投与する．

  あるいは，ペニシリン・アレルギー，あるいは妊娠中や授乳中の女性には，エリスロマイシン 500 mg を 1 日 4 回，7 日間投与する．
- ネオマイシンやバイトラシンなどの抗菌性の軟膏は，傷口からの感染を予防したりコントロールするのに役立つ．アシクロビルの使用を中止し，口腔外の（口腔内ではなく）感染した皮膚に少量の抗菌性の軟膏を 1 日 2～5 回，約 5 日間塗る．
- 口腔外の傷の痛みを軽減するために，アシクロビルの使用を中止し，ベビーパウダーやタルク，あるいはコーンスターチのような乾いた粉末で患部を覆う．塗った時に，ただれた傷口をヒリヒリさせて悪化させるような強い薬を使用してはいけない．粉末を使用する前後にはていねいに手を洗うこと．

5. 口腔内にできる赤や紫の斑点（カポジ肉腫）

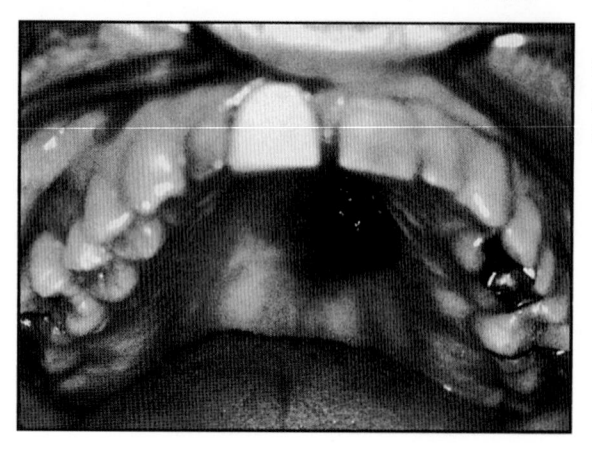

痛みを伴わない，赤や茶，あるいは紫色をした斑点（打ち身で腫れているように見える）．それらが口腔内のどこにでも現れる．写真の斑点は上顎に現れている．

HIV に感染した人の中には口腔内に赤や紫色の斑点ができる人がいる．それらの斑点はカポジ肉腫と呼ばれ，身体中のどこにでも現れる．カポジ肉腫は HIV 感染の初期症状ともいえる．

症状：

口腔内，あるいは口腔周囲に，打撲傷のように腫れあがって見える痛みを伴わない斑点．赤あるいは紫色で口腔内ではひときわ目立って見える．斑点はまれに感染して痛むようになる．通常はそれらが破裂した時に症状として現れる．

治療：

HIV に関連する問題を経験したことのある保健医療従事者あるいは医師からアドバイスを受けよう．抗レトロウイルス薬（ARVs）を服用している人は，この種の癌にかかりにくい傾向がある．そして抗レトロウイルス薬（ARVs）治療を始めると，癌の悪化を抑制することができる．ときに非常に強い抗がん剤が使われることがある．また，静脈瘤の治療に使われるいくつかの薬も有効である．

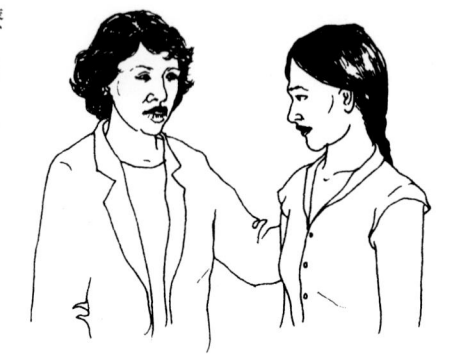

6. 口・のどの渇きや痛み

多くのAIDS患者は，終末期に口・のどの渇きや痛みが原因で食べることが困難になる．しかし，特にAIDSのような深刻な病気に罹患している人は，病気療養中に栄養価の高い食べ物を摂取することはとても大切なことである．もし彼あるいは彼女がよく食べることができれば痛みや感染も少なくなって，もっと快適な人生を送ることができるだろう．

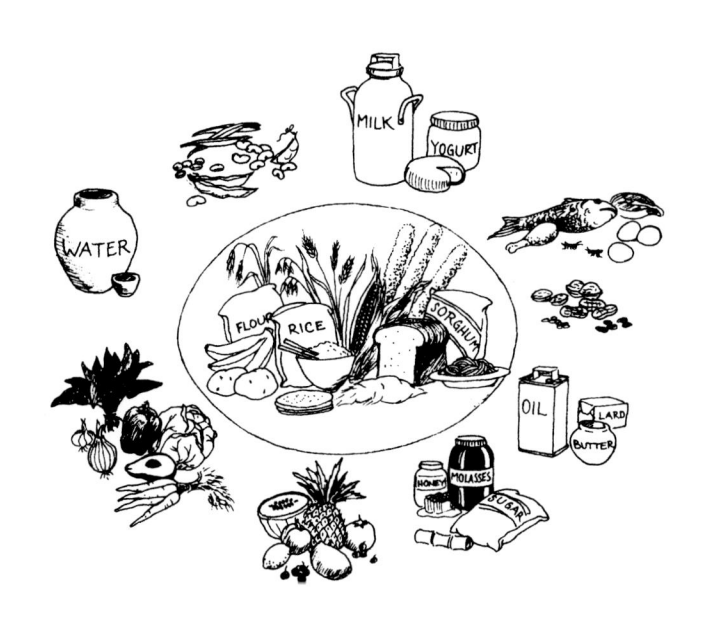

口腔乾燥症は，唾液を産生している口腔内の唾液腺が感染して腫れあがることによってひき起こされる．この症状は抗レトロウイルス薬（ARVs）を服用している人にごく一般的に現れる．HIVやAIDSに追随して発症する他の感染症やトラブルによって，口腔内に痛みが生じることがある．唾液腺の感染症をどのように治療するかについては，123頁を参照してほしい．口腔内が乾燥して痛みがある場合の食事支援については，以下のことを試してほしい．

・噛んだり飲み込んだりしやすくするために，軟らかい食べ物を小さく切り刻んで与える．
・食べ物は軟らかく噛みやすくなるまで調理する．
・飲み込みやすくするために，食べ物は液体と混ぜる．
・常に小さいボトルの飲料水を持ち歩く．
・飲み物を飲むときはストローを使う．
・熱くて香辛料の効いた食べ物は食べない．これらは痛みのある口やのどを刺激する．
・飲み込むのが困難な場合には，少し頭を後ろに傾けるか，あるいは前方に動かす．
・頻繁に清潔な水で口をゆすぐ．口をゆすぐことで食物の残りカスや病原細菌を除去し，治癒を促進する．

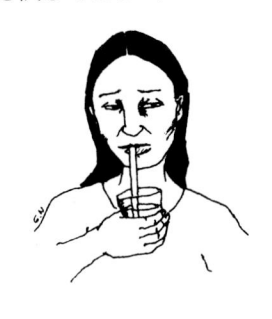

Ⅷ. あなたの地域で HIV 患者を手助けする

デンタルワーカーあるいはヘルスワーカーとしてのあなたの働き方次第で，HIV 患者とその家族がより良い人生を送ることができるかどうかが決まる．彼らに特別な注意を払い，彼らが必要としている治療や仲間との交流を保てるような手助けをしよう．

終末期のケア

ほとんどの AIDS 患者は，終末期を家族と自宅ですごすことを希望している．この時期は患者自身もその家族も，様々なケアと支援が必要となる．社会的あるいは法律的な課題に対する支援と同様，健康問題と個別の必要性に対する配慮が求められる．

もしあなたが地域で以下のことを行うためのボランティアを組織化できれば，家族をサポートすることができる：

・食材を用意し，食事をつくる．
・毎日の家事の雑用を手伝う．
・死を間近にした両親，あるいは親を亡くした子どもたちの世話をする．
・お葬式の準備を手伝う．

他の家族，友人あるいは宗教家といった人たちに，死期が近付いた患者やその家族を訪ねるよう依頼することも支援の1つになるだろう．こういった支援は死を迎える患者の尊厳を尊重し，家族が愛する人を失うことを受け入れて心の準備をする手助けになる．

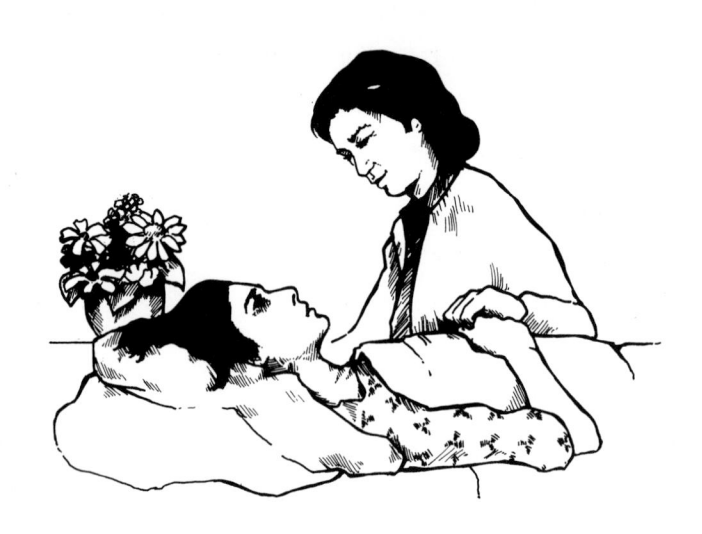

IX. あなたの地域を変えるために活動しよう

デンタルワーカーは，HIV について教え，語ることによって，この病気の拡大を阻止するという重要な役割を果たすことになる．

> HIV 患者を治療することは，HIV の拡大予防につながる

あなたは患者や人々の手助けができる．そのためには：

・HIV の感染はどのように拡大するのか，そしてどうしたらそれを予防できるのか，といったことを可能な限り学ぼう．
・HIV に関してあなたがもっている知識を，地域のミーティングで人々と共有しよう—学校やお店，宗教的な集会，レストランやバー，あるいは軍の基地といった場所で．
・HIV 拡大を阻止するために，どうしたらより安全な性行為が行えるかということを人々に教えよう．安全な性行為とは，性行為によって一方から他方へ体液が移行されないということである．
・注射の際に清潔な針を使用することの大切さを人々に教育しよう．病院やヘルスセンターで，注射針が滅菌消毒されたパッケージに密封された状態から取り出されたものであることを確認しよう．地域で，静脈注射薬使用者に対して針の交換を義務づけるプログラムを定着させよう．

より安全な性行為を行う

より安全な性行為とは：

・あなたとだけ性行為を行うただ1人の相手と性行為を行う．
・性行為を行う時は常にコンドームを使用する．またそれを使用することを男性にどのように説得したらよいか，ということを女性が学ぶ手助けをする．
・喜びを得る他の方法を考える．例えば手で性器に触ったり，体の他の部分をこすったり，マッサージをするなど．
・薬物の注射針の使い回しをした人と性行為をしない．

もし地域社会全体が HIV および安全な性行為について正しい情報を共有できたら，男性も女性も，そして両親も彼ら自身を守るために性生活を変え，それによって，より安心感を持つことができるだろう．彼あるいは彼女が，安全な性行為について率直かつ正直に話し合うことによって，皆が HIV に感染することはなくなるだろう．

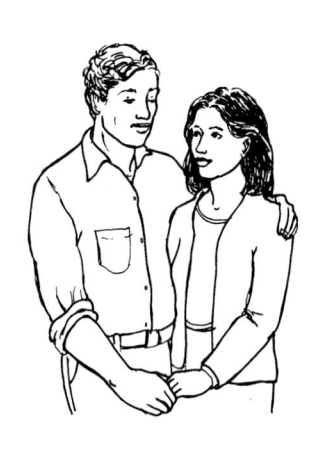

性行為に関することをオープンに話すことは難しいけれども，HIVの拡大を予防するために，何が危険な性行為で，どうしたら安全な性行為となるのかについて話し合うことは必要である．

性行為の種類の違いによってリスクはどう違うのか？

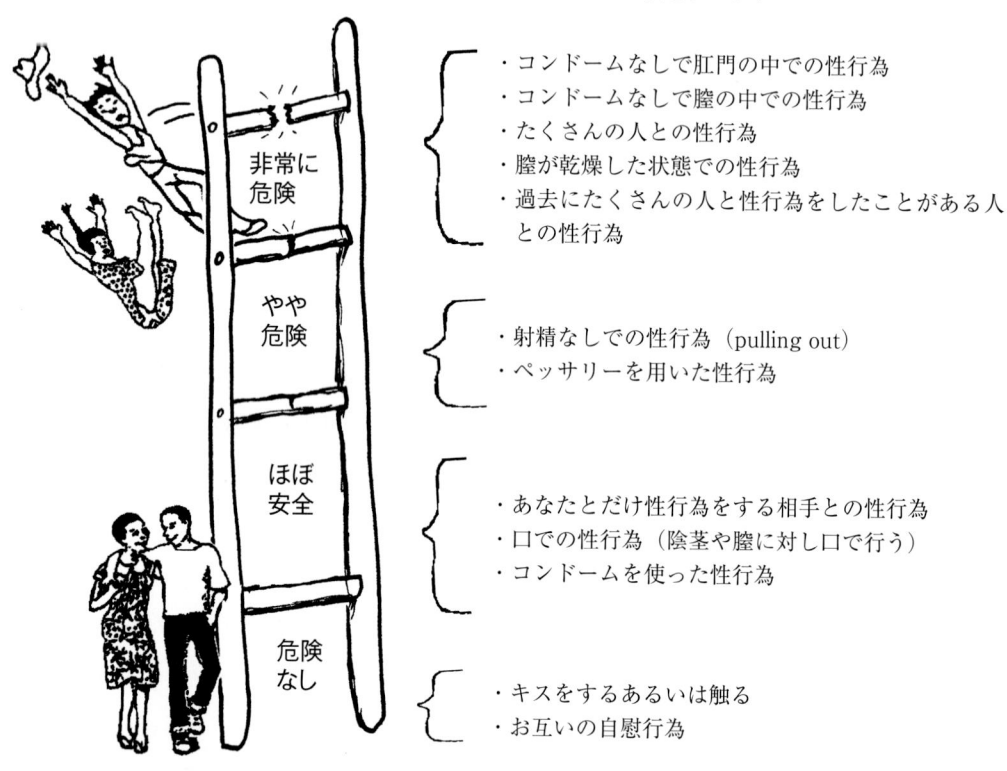

非常に危険
- コンドームなしで肛門の中での性行為
- コンドームなしで膣の中での性行為
- たくさんの人との性行為
- 膣が乾燥した状態での性行為
- 過去にたくさんの人と性行為をしたことがある人との性行為

やや危険
- 射精なしでの性行為（pulling out）
- ペッサリーを用いた性行為

ほぼ安全
- あなたとだけ性行為をする相手との性行為
- 口での性行為（陰茎や膣に対し口で行う）
- コンドームを使った性行為

危険なし
- キスをするあるいは触る
- お互いの自慰行為

全ての人に対して尊敬の念を持って治療する

　HIV患者を含めて全ての人は尊敬される権利を持っている．HIV患者や彼らのパートナー，家族たちと一緒に，地域で支援の事例を示そう．AIDSは「よそ者の病気」とか「悪い人の病気」と考えている人もいる．彼らは自分たちのような「良い」人には感染しないと考えている．しかしHIVは豊かな人にも貧しい人にも，男性にも女性にも，人種・宗教に関わらず全ての人々，保健医療従事者や宗教的指導者であっても感染する．

　多くの人は治療によってさらに悪くなるのではないかと考えて，HIVテストの受診や治療することを恐れている．私たちは，HIVやAIDSに対する偏見によって，治療を受けた人々が不当な扱いを受けることがないように気を配らなければならない．病気になった人は誰でも優しさと尊敬の念を持って対応されなければならない．

　様々な地域で，あなたは保健医療従事者・歯科医療従事者として，また宗教的指導者としてHIV患者が医療を受け，住居や仕事を得られるように手助けすることができる．あなたはまた，人々が互いに尊敬の念を持って治療を受け，HIV患者が治療や地域の活動に参加できる

ように勇気づけることができる．

　あなたは，HIV患者やHIVに罹患していると思われる人々の権利をサポートすることができるのだ，ということを覚えておいてほしい．彼らを差別するということは，彼らの人権を侵すことになるのだ．

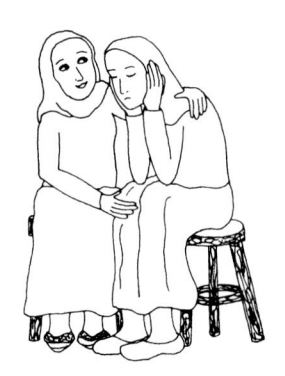

> あなたがHIVにかかったのは，呪いや罰ではないのですよ．

事例を提示して，役立つ情報を共有しよう

　あなたが提示する事例や情報を共有することは，HIVに罹患した人と知り合い，触れ合い，生活をともにすることの不安を払拭してくれるだろう．日々の通常の接触ではHIVは拡散しないことを人々に認知させよう．HIVは，ハグしたり，身体に触れたり，握手したり，ダンスしたり，HIV患者が使用した後のトイレに入ったり，HIVに罹患した人が調理した食事を食べても広がることはない．お皿やタオル，ベッド・シーツなどを共有してもHIVに感染することはない．また，涙やくしゃみ，唾液に触れたり，蚊に刺されたからといって感染することもあり得ない．

　別のウイルス，例えば麻疹や水痘は空気感染で容易に拡散する．しかしHIVは，患者の体液が他者の体内に入った場合にのみ感染する．

　ヘルスワーカーとして，あなたは人々が正しい情報に基づいて，不安に駆られずに意思決定できるように手助けすることができる．まず手始めに，あなたの地域あるいは地方のヘルスワーカーとHIV組織の関係者が，HIVについて議論する場を企画しよう．彼らはヘルスワーカーがHIVについて学ぶことを手助けして，結果として地域の人々に正確で一貫した情報を提供することができるようになる．彼らはまた，HIV患者がしばしばかかる感染症の最善の治療方法についても学ぶことができる．

> HIV患者は，痛み，咳，肌荒れ，発熱，下痢といったごく普通の症状が容易に重症化する．これらの問題に関する情報は，*Where There Is No Doctor* や他の一般的な医学図書を参考にしてほしい．

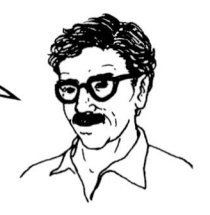

あなた自身が忠告に従おう

　デンタルワーカーあるいはヘルスワーカーとして，もし良い事例を提示することができるならば，あなたは地域の人々の健康や生活に対して大きな影響力を持つことになる．人々に健康について話をして，どう行動すべきかを語るだけでは不十分である．安全な性行為を行うこと

の大切さについて人々に話をするのと同じように，あなた自身が性的なパートナーとより安全な性行為を行わなければならない，ということを肝に銘じておいてほしい．安全な性行為を行っていなかったデンタルワーカーがHIVに感染したら，他の人にそのウイルスを広げることになる．

　以下に，もしデンタルワーカーが自ら忠告に従わなかった場合にどのようなことが起こりうるか，ということの1例を示そう．

　2年前，ある国のある地域で起こった出来事である．その地域には15のヘルスセンターがあり，歯科サービスも提供されていた．現在では，そのセンターのうちの5つがもはや歯科サービスを提供できなくなっている．なぜなら，そこで働いていたデンタルワーカー（全て男性）がAIDSで亡くなったのである．また最近，デンタルワーカー養成コースの15人の学生のうち2人（1人は男性，1人は女性）がHIVに感染した．彼らがどのようにしてHIVに感染したか正確にはわからないが，多くの人々は彼らが性的なパートナーに対して注意を怠っていたからだと考えている．デンタルワーカーや学生は，人々に対してどのように行動したら良いかという健康教育を語ってきた．しかし地域の人々は，彼ら自身がその忠告に従っていなかったということを知ってしまった．

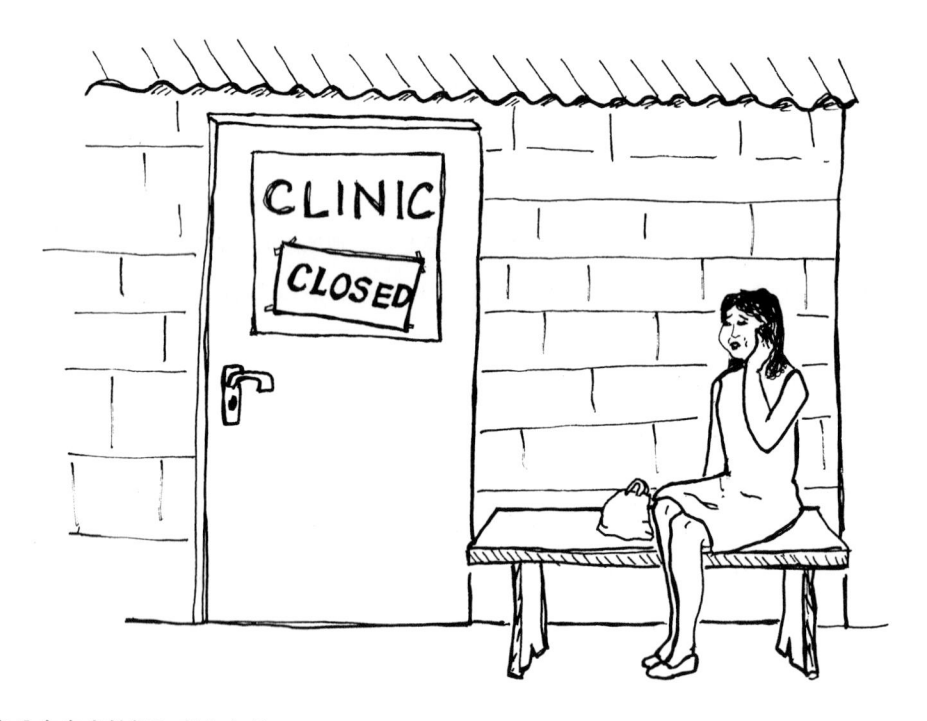

自分自身を教師と考えよう

　デンタルワーカーとして，あなたはあなたの地域の人々の健康を増進することができる．そしてあなた自身を教師と考えるならば，HIVの拡大予防の手助けをすることもできるのだ．地域の人々の健康や生活に関して，あなたが持っている知識を共有することによって，デンタ

ルワーカーとしてのあなたの技術（治療行為）よりもずっと持続性の高い影響力をもつことができる．またHIVに関して他の分野で活動している人々や組織と連携することによって，あなたは新しい情報を入手して自分自身を高め，地域社会に貢献することができるだろう．HIV教育や予防活動，HIV感染者のためのサービスを提供する活動，そして抗レトロウイルス薬（ARVs）や他の薬の入手経路を広げる活動などに携わっている，地域レベル，県レベル，そして国レベルのグループと連絡を取り合おう．

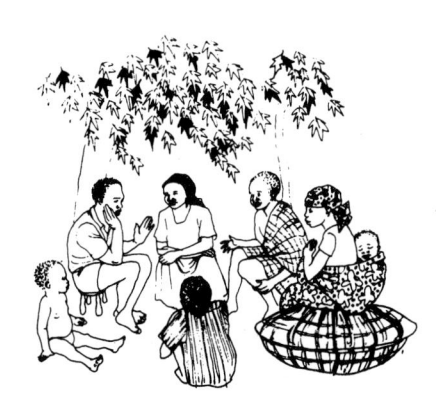

あなたが持っているリソースで人々を支援しよう．そして人々のニーズに合った支援をするために，より多くのリソースを発見できそうな場所がどこにあるか考えてみよう．

もし全てのヘルスワーカーが，同じような正確で最新の情報を提供できるならば，AIDSに関する誤った考えによる恐怖感を防ぐことができる．もし近所の人たちが，HIV患者のお世話をしている人と同じように患者を恐れることがなければ，HIVに感染した人たちは地域でもっと受け入れられるようになるだろう．彼らは，他の人がHIV感染の真の危険性を理解するのを手助けすることになる．だから，HIVについてできるだけ勉強しよう．そしてその情報を皆と共有しよう．

以下を忘れないでほしい：

- あなたが治療する人たちにアドバイスしよう．特に感染の危険性が高い，例えば年齢の若い人，移住者や難民，売春婦，注射針を使い回しする麻薬常習者，そして，信頼できる1人のパートナー以外の複数の人と性行為をしている人などに対して．
- HIV患者が利用できる社会的，法的なサービスを改善するために戦おう．その戦いはHIVの拡大を阻止するための戦いであり，HIVを持つ人々に対するものではないということを覚えておいてほしい．

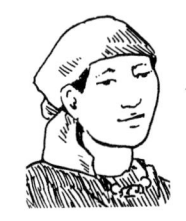

HIV患者に対する差別を無くすために戦おう．差別は治療の障害になる．それは人々が治療を受けに来るのを妨げ，感染拡大予防のためにどうしたら良いか学ぶことを妨げる．

補遺

Ⅰ. 廃棄物のリスク管理 …………………………………211
Ⅱ. 歯科診療基本セット …………………………………213
　1. 薬剤 ……………………………………………214
　2. 消耗材料の補充 ………………………………217
　3. 診療器具 ………………………………………218
Ⅲ. 記録, 報告および調査 ………………………………224
Ⅳ. 情報源 …………………………………………………227
Ⅴ. 用語 ……………………………………………………230
Ⅵ. 索引 ……………………………………………………235
　Other Books from Hesperian …………………………238

Ⅰ．廃棄物のリスク管理

　口腔診査であれ，う窩の充塡処置であれ，あるいは抜歯であれ，実施したあとには廃棄物が常に発生する．例えば，使用済みの綿やガーゼ，使い捨ての注射針や注射器，診療用プラスチック手袋，患者に使用したその他の材料は廃棄されなければならない．しかしそれらを決して安易にゴミ箱に捨ててはならない．それらの廃棄物は細菌に感染している可能性が高く，あなた自身や家族，さらには地域の人々に感染を拡散させることになるからである．それらの廃棄物を取り扱う際には手袋を着用して，感染の危険性を注意深く取り除かなければならない．

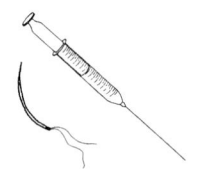

鋭利な消耗品をどのように廃棄するか

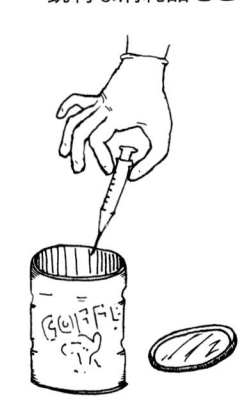

　鋭利な廃棄物は，それを見つけた人を傷つけないためにも専用容器に入れなければならない．容器は，金属や丈夫なプラスチックで作られ，蓋やテープでしっかり密封できる物が良い．

　廃棄物が容器の半分に達したとき，5％の漂白剤溶液（次亜塩素酸ソーダ液）を加えて容器をしっかり密封し，地中深く埋める．

使用済み注射針を廃棄するための箱を注意深く取り扱おう

　金属や丈夫なプラスチックの箱を探そう．そして横長の穴（スリット）を箱の蓋の部分にあける．その横長の穴は，図のように一方が広く他方を狭くする．

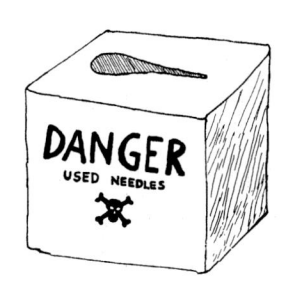

（次のページに続く）

使用済みの使い捨て注射器は，針を箱のスリットに挿入し，スリットの幅広の方から幅の狭い方に向けて横にスライドさせる．さらに手に持った注射器をスリットから引き抜くようにすれば，針は注射器から外れて箱の中に落ちる．そしてプラスチック製の使い捨て注射器は，それ自体を滅菌したのち，下の絵の様な専用ゴミ捨て場に廃棄する．

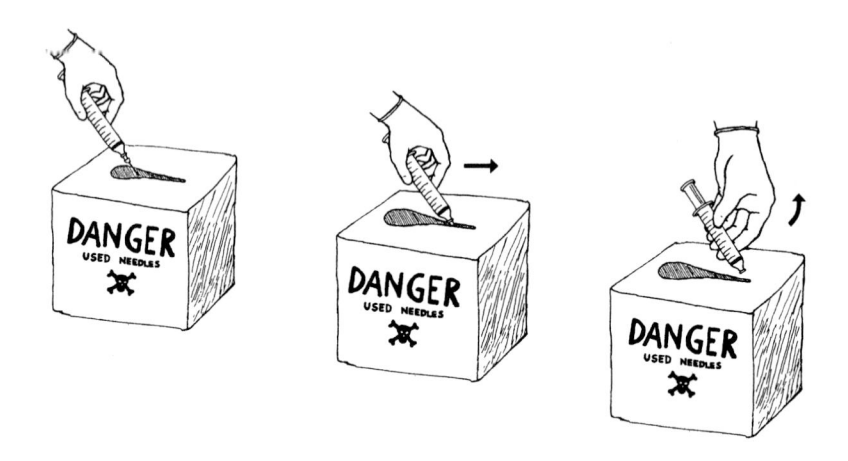

箱の半分ほど注射針が溜まったら，5％の漂白剤溶液を注ぎ，密封して地中深く埋める．

その他の廃棄物

その他の廃棄物，例えば医療用手袋，注射筒，血液に汚染された布類等は滅菌した後に地中深く埋める．滅菌は，漂白剤に20分間浸しておくだけで良い．

注意：医療用手袋（プラスチック製）や注射筒，その他のいかなるプラスチック製の物も焼却してはならない．それらを燃やすと，有害な煙や灰が発生して大変危険である．

廃棄物を埋める

住民の人々の水源地や子どもたちの遊び場からできるだけ離れた場所に埋めること．廃棄場所として安全なところに穴を掘るようにする．

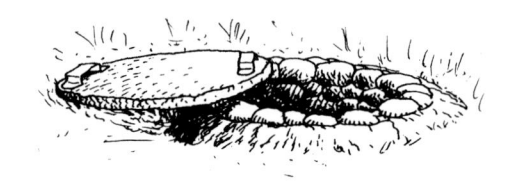

Ⅱ．歯科診療基本セット

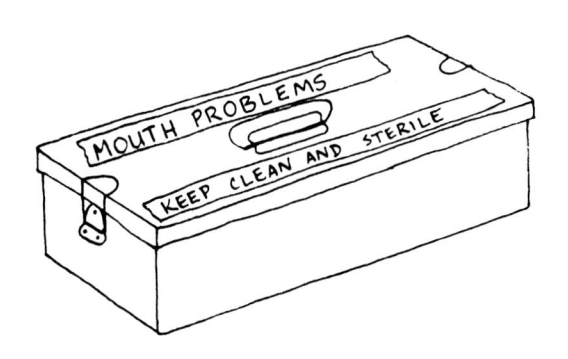

　以下の頁に本書が推奨する薬剤や器具，その他の物品のリストを掲載した．それらは箱の中に1セットにしてまとめておくとよい．あなたは，セットの内容を変更したり，必要とする他の物品を追加することもできる．

　デンタルワーカーとして，あなたはリストアップした物品の多くを役所の保管庫から手に入れることができるだろう．しかし，中には自分で購入しなければならないものもある．それらは高くつくので，お金をかけずに済むためのいくつかの提案をしよう．

　注文をする前に，購入する物品についてそれぞれどれくらい必要であるか決めなさい．1日何人の患者の治療するか，そしてどのような治療内容か，よく考えよう．そして，3カ月分に相当する薬と消耗品を注文しよう．

> メモ：あなたが治療できることを多くの人が知るようになると，より多くの人々が治療を求めてあなたのところにやってくるだろう．このことを物品発注の際に忘れないでほしい．また患者の中には一人で複数の治療を必要とする人もいるということも覚えていてほしい．

　214〜216頁に1つの事例を示した．1日に10人，1カ月に200人の患者を治療すると仮定して，どれだけの薬や消耗品，器具が必要になるだろうか．どのような患者が来るか予測できないので，もちろん正確には準備できないだろう．しかし，平均的な状況を想定することはできる．

　急患で10名の患者が来たとして，
・6名は，1本ないしそれ以上の抜歯が必要である（麻酔の注射が必要となる）．
・2名は，セメント充填が必要である．
・2名は，治療前の投薬が必要となる．

そして上記のうち何人かは治療を続けることになる．

- 5名は，歯石除去を行い，その後も良好な状態を維持するための自己管理について指導する必要がある．
- 1名は，セメント充填が必要になるだろう．
- 2名は，投薬後に治療（抜歯等）を行うことになるだろう．

1．薬　剤

適応症	薬品名	現地での名称 （ここに記入）	3カ月間の 必要量	基本セット 保管量	参照頁
疼痛がある	1．アスピリン 　　300 mg 錠	＿＿＿＿＿＿	2,000 錠	100 錠	97
	2．アセトアミノフェン 　　（パラセタモール） 　　500 mg 錠	＿＿＿＿＿＿	500 錠	10 錠	97
感染症	1．ペニシリン 　　250 mg 錠	＿＿＿＿＿＿	2,000 錠	100 錠	97
	2．エリスロマイシン 　　250 mg 錠	＿＿＿＿＿＿	500 錠	40 錠	97
	3．ナイスタチンまたは 　　ゲンチアナ紫の滴下，塗布	＿＿＿＿＿＿	小ビン12本	小ビン2本	108

　テトラサイクリンのような抗性物質は，本書で書かれている治療のどれにも推奨できない．なぜならば，抗菌スペクトルが広すぎるからである．通常，抗菌スペクトルが狭い抗性物質の方が安全で，歯科疾患に対して効果的である（231頁の「抗性物質」の項を参照）．

　テトラサイクリンを使用する場合は，*Where There Is No Doctor* の355頁を参照し，**妊婦や幼児には投与してはならない**ことを心に留めておいてほしい．テトラサイクリンは発育中の歯の色を黄色に変色させるからである．

　助言：

　①　薬を購入する前に価格を比べること．同じ薬でも異なる商品名で売られていることがしばしばある．ジェネリック薬品名（このページで用いている名称）のものは一般に安価である．それらは薬剤としてはオリジナルの薬と同等の薬効を持っている．オリジナル薬品名でなく，ジェネリック薬品名で注文，購入しよう．

　②　購入に際しては，常にパッケージに記載された年月日に注意しよう．この年月日は有効期限と呼ばれる．もし記載された有効期限を過ぎていれば，購入・使用してはならない．

　③　適切な投与量を守ろう．以下の2頁ならびに第7章の治療に関わる項を注意深く読んでほしい．もし215，216頁の内容が良くわからない場合は，*Where There Is No Doctor* の第8

章（59〜64頁）を読みなさい．

④　重篤な感染症については，216頁を参照すること．

1）適正な投与量

薬剤を処方する前に，患者の体重と年齢を考慮すること．小さな子供には少量の投与で十分である．薬の量は少なくする．例えば，アスピリン（300mg錠剤）やアセトアミノフェン（500mg錠剤）のような鎮痛剤は，錠剤を分割して使用できるようになっている．

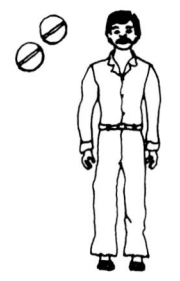

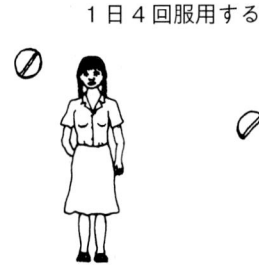

大人は2錠服用　　8〜12歳の子どもは1錠服用　　3〜7歳の子どもは1/2錠服用　　赤ん坊はアセトアミノフェン1/4錠服用

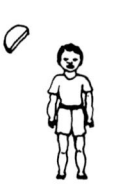

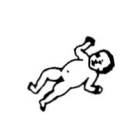

1日4回服用する

注意：う窩にアスピリンを入れないこと．アスピリンは酸性の薬で，その結果歯を痛めることになる．通常この薬は口に含んだら直ちに飲み込む．**強い痛みがあってアスピリンが効かない場合には，大人では30mgのコデインを1日4〜6回必要に応じて服用する．**

2）抗生物質：感染症と闘うために

抗生物質は感染症をひき起こす細菌を殺す．抗生物質の中には，ある種の細菌に対して特異的に効くものがある．可能であれば，どの抗生物質が最もよく効くか，膿の検査をしてみると良い（226頁）．

ペニシリンアレルギーの人にペニシリンを投与してはならない．経口投与であれ注射であれ，ペニシリンを投与する前に患者にアレルギーの有無について尋ねること．ペニシリン注射をする際にはエピネフリン（アドレナリン）を用意して，患者がアレルギー性ショックの症状を起こした場合にはいつでもそれを注射できるようにしておく．あなたは，ペニシリン投与後30分間は患者の傍らについていること．

もし下記の症状が認められたときには，ただちにエピネフリン：大人0.5m*l*，子ども0.25m*l*を注射する．

・寒気，脂汗，顔面蒼白，灰色がかった皮膚（冷汗）　・呼吸困難
・弱くて速い脈（心悸亢進）　　　　　　　　　　　　・意識喪失

必要に応じて，20〜30分後に同量を追加注射する．アレルギー性ショックの詳細については，*Where There is No Doctor* の70〜71頁を参照されたい．

ペニシリンやその他の抗生物質の投与に際しては，たとえ症状が軽くなったとしても規定全

量を投与すべきである．ペニシリンとエリスロマイシンの正しい投与量については，97頁に記載してある．エリスロマシンには液体のものもある．溶液5m*l*中に125mgが，10m*l*（大きめのティースプーン2杯）中に錠剤1錠分250mgを含有している．

重要なのは，ペニシリンにしてもエリスロマイシンにしても初回に十分な容量を投与することである．その後は量を少なくして1日4回，3～5日間継続する．97頁を熟読されたい．

※訳者注：大さじ1杯＝15cc，ティースプーン1杯＝5ccである．

3）注射法：重篤な感染症に対して

薬の経口投与は通常他の方法よりも安全である．しかし，特に感染があまりにも重篤な場合には，注射による投薬が必要となる．**注射法は経験あるヘルスワーカーから学ぼう**．この頁に記した注射法は，本書の第9章に書かれている局所麻酔の注射とは異なっている．ここでは，薬を臀部や腕などの大きな筋肉に注入することを学ぶ．この種の注射法の詳細については，*Where There Is No Doctor* の第9章（65～74頁）を参照されたい．

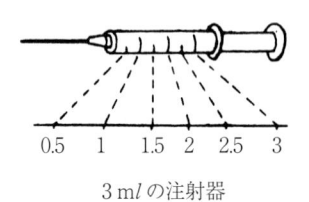

3m*l*の注射器

重篤な感染に対して：2種類の注射用ペニシリンがある．

プロカイン・ペニシリン

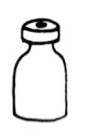

1m*l*中300,000単位入り

通常は水溶性プロカイン・ペニシリンを使用する．1日1回の投与．

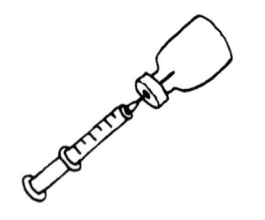

結晶ペニシリン

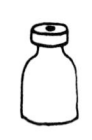

1m*l*中1,000,000単位入り

特に重篤な感染症の場合は，初日に結晶ペニシリンを6時間ごとに注射する．即効性があり，短期的に使用する．

注　射　用　薬

薬品名	備品 3カ月間の必要量	基本セット保管量	投薬量 成　人 (40kg以上)	6～12歳の子ども (22～39kg)	1～6歳の子ども (10～22kg)
1. プロカイン・ペニシリン 300,000単位/m*l* のビン	200本	4本	4m*l* 2回/日	2m*l* 2回/日	1m*l* 2回/日
2. 結晶ペニシリン 1,000,000単位/m*l* のビン	50本	1本	3m*l* 4回/日	1.5m*l* 4回/日	0.5m*l* 4回/日

4）フッ化物

入手可能であればフッ化物の特別な溶液を使うことができるが，フッ化物含有の歯磨剤は安価でより入手しやすい．さまざまなフッ化物含有の歯磨剤を利用することができる（消耗品材料補充の表の5を参照）．その使用法は二通りある．

知覚過敏のある歯を治療する：治療対象の歯の両側，舌側と口唇・頬粘膜側に歯を囲むようにロール綿（コットンロール）を置く．患歯を綿球で拭いて乾燥させ，痛みの原因と思われる小さな溝を探す．その溝をフッ化物含有の歯磨剤で覆い，患者には数分間，唾を吐いたり口をゆすがないように注意しておく．1週間後に同じ処置をくり返す．あるいは患者自身で同じ処置を行えるように指導する．

むし歯予防：フッ化物含有の歯磨剤を入手できない子どもたちのために，週1回自分たちの歯ブラシや歯磨き用のスティックを学校にもってこさせ，それぞれの歯ブラシやスティックにフッ化物含有の歯磨剤を付けて歯磨きをさせる．歯の表面をフッ素でコーティングするために，歯磨きの後は口の中に溜まった歯磨剤を最低1分間口に含んだままにしてもらう．その後，口に溜まった唾液を吐き出させる．30分間は何も食べたり飲んだりしないように指導する．

本書の26頁に，高濃度のフッ化ジェルを年に2回使ってむし歯予防に取り組んでいる子どもたちの様子が記載されている．この方法は有効であるが，フッ化物含有歯磨剤を用いて毎週行う上記の方法の方がより効果的である．

2．消耗材料の補充

目的	品名	現地での名称（ここに記入）	3カ月間の必要量	基本セット保管量	参照頁
止血	1．清潔な綿ガーゼ	_____	100個入り8箱	20片	
	2．清潔なロール綿	_____	50個入り10箱	8個	152
むし歯の充塡	3．丁子油（ユージノール）	_____	50 ml	小ビン1本	151
	4．酸化亜鉛粉末品名	_____	500 g	小ビン1本	151
知覚過敏の治療	5．フッ化物含有の歯磨剤	_____	1本	1本	217（上部）
局所麻酔の注射	6．リドカイン2% 1.8 ml 1.8 ml カートリッジ	_____	100本入り8箱	10本	141
	7．ディスポーザブル注射針29ゲージ，長い針	_____	100本入り8箱	10本	141
	8．リドカイン表面麻酔薬	_____	小チューブ入り5本	1本	147

218

重量（重さの表現）

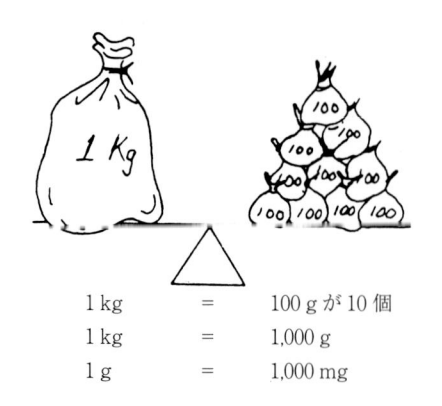

1 kg = 100 g が 10 個
1 kg = 1,000 g
1 g = 1,000 mg

容積（容器に入る量）

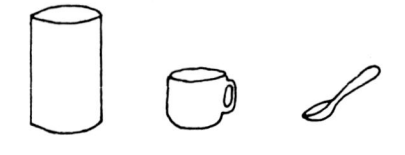

1 リットル（l）　1 カップ　ティースプーン 1 杯

1,000 ml = 1 l
236.5 ml = 1 カップ
5 ml = ティースプーン 1 杯
1 ml = 1 cm^3(cc)

使用目的	品名	現地での名称（ここに記入）	3 カ月間の必要量	基本セット保管量	参照頁
洗口液を作る	1. 食塩	_____	2 kg	100 g	9
	2. 過酸化水素	_____	3 l	500 ml	10
器具を清潔に保つ	1. 95％消毒用アルコール	_____	18 l	1.5 l	92
	2. 消毒用漂白剤（ブリーチ）	_____	2.5 l	125 ml	
器具を鋭利に保つ	アーカンサス・ストーン（砥石）	_____	砥石 1 個	砥石 1 個	139
診察をする	木製舌圧子	_____	50 本入り 8 箱	10 本	79

　助言：消耗品を前もってたくさん注文しておけば，おそらく低価格で購入できるだろう．それらの消耗品を清潔で乾燥した状態で，しかもゴキブリやネズミの入ってこない場所で保存できるならば，3 カ月分ではなく 1 年分の必要量を注文することを検討すると良い．

3. 診療器具

　1 日に何人もの患者を治療する場合には，同じ器具を消毒しながら何回も用いる場合がある（89～92 頁）．したがって，いくつかの器具は複数セットが必要となる．それらの器具は前もって洗浄・消毒しておくことが必要である．

　特に歯科用ミラー，歯科用探針，ピンセットの 3 本は診察する全ての人，全ての治療に必要

である．それらを 15 本ずつ用意し，それぞれの診療用器具箱に 1 組ずつ入れておくこと．次の表には本書が推奨する 15 種の診療器具を記載した．それらを目的に応じた器具セットとして準備しておく．**全ての器具を購入する必要はない**．それらのいくつかは自分で作ることができる（219～222 頁）．表に示した器具を一組購入し，それを自分自身で複製するための見本として用いればよい[*1]．

目 的	品 名	現地での名称（ここに記入）	数 量	参照頁
診査または治療	1. 歯科用ミラー	_____	15	79
	2. 歯科用探針	_____	15	79
	3. ピンセット	_____	15	133
注 射	吸引式注射器（1.8 ml カートリッジ用）	_____	3	140
歯石除去	1. アイボリー C-1・スケーラー	_____	1	132
	2. グレーシー 11-12・キュレット	_____	1	132
セメント充填	1. スプーン・エキスカベーター	_____	1	151
	2. 充填用器具	_____	1	151
	3. セメント・スパチュラ	_____	1	151
抜 歯	1. 鋭匙	_____	3	165
	2. 直のエレベーター（No.34）	_____	3	165
	3. 上顎用万能鉗子（No.150）	_____	3	165
	4. 下顎用万能鉗子（No.151）	_____	3	165

メモ：他にあった方がよいエレベーターや鉗子などについては，もし購入する余裕があれば，165～166 頁を参照のこと．

1）自分用の歯科器具を作る[*2]

費用をかけないで器具を作製するための，ちょっとしたアイデアを示す．自分の住んでいるところで手に入る材料を使って器具を作ってみよう．

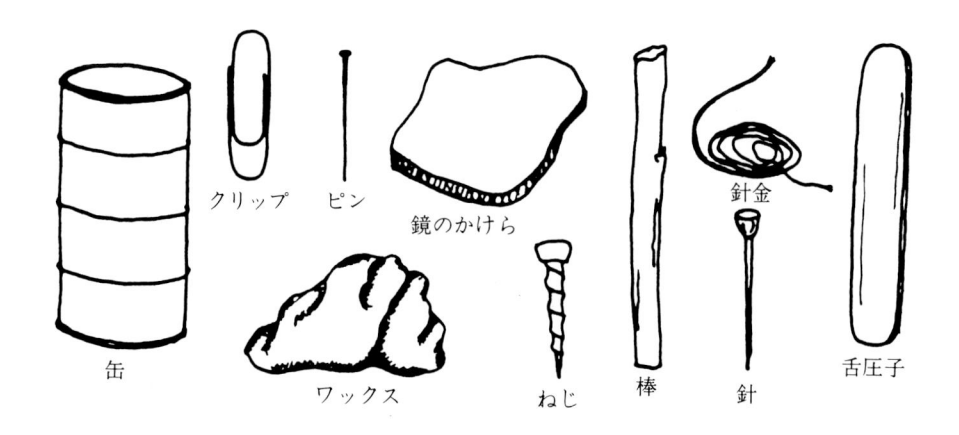

缶　クリップ　ピン　鏡のかけら　ワックス　ねじ　棒　針金　針　舌圧子

他に何か利用できる材料があるかどうか，考えてみよう．

[*1] 注：器具を購入する際に，慈善団体の協力を得たいならば 223 頁を参照のこと．

[*2] 注：この部分のアイデアを提供してくれた Aaron Yaschine 氏に感謝する．

それぞれの器具は2つの部分から成り立っている．つまりハンドルの部分と先端の作業部分である．それらをつなぎ合わせよう．

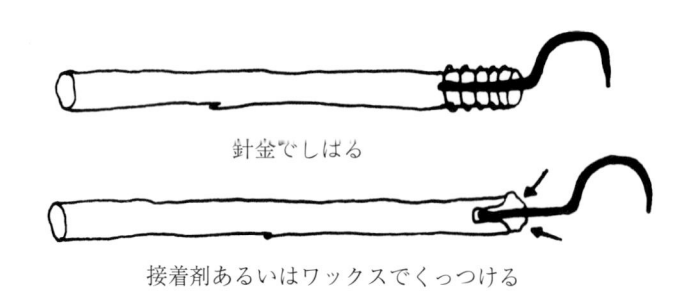

針金でしばる

接着剤あるいはワックスでくっつける

先端を平らにすることで，作業部分が回転しないようにする．金槌で作業部分の端をたたいて平らにし，柄の切り込みに差し込む．そうすれば作業部分が回転することはない．

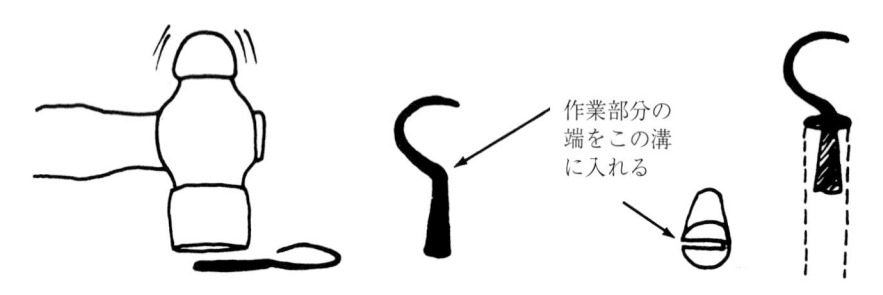

作業部分の端をこの溝に入れる

2) 最もよく用いる3種類の器具を作る

歯科用ミラー：古い鏡のかけらかブリキ片の光沢のある部分を利用する．磨いた銀貨でも利用できる．舌圧子（木製のヘラ）が柄として利用できる．

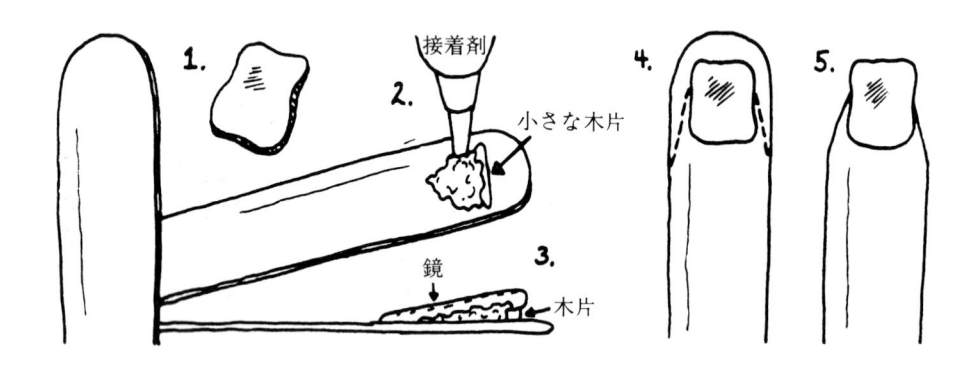

1.
2. 接着剤　小さな木片
3. 鏡　木片
4.
5.

探針：クリップや虫ピン，針の端を作業部分として利用する．それらの先端を鋭利にするために滑らかな石（砥石）で研ぎなさい．作業部分を彎曲させることで，歯の裏側まで届くようになる．作業部分を木の柄に取りつける（220頁）．

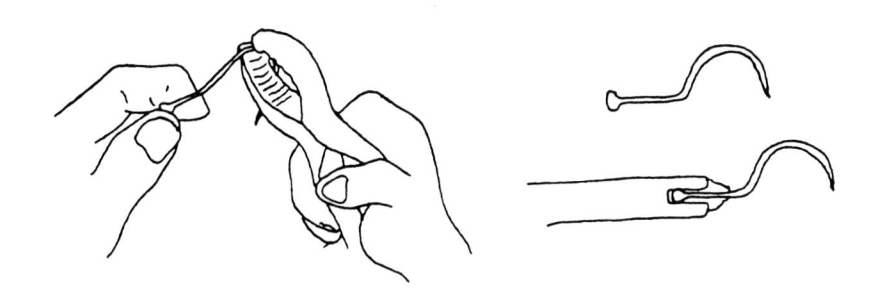

ピンセット：ブリキの空き缶の上にピンセットの形を描き，丈夫なはさみで切り抜く．やすりか砥石を使って，その縁を滑らかにする．それを中心から半分に折り曲げるとピンセットができあがる．

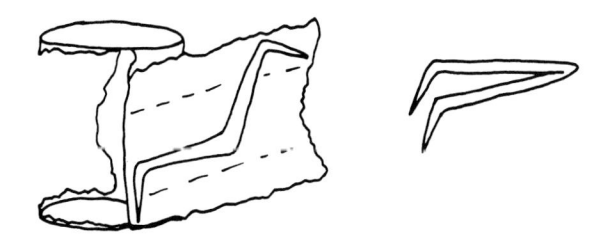

3) その他の器具や材料を作る

スプーン・エキスカベーター：クリップや針を曲げ，端を平らにする．そして，その端を小さな石でたたいてくぼみをつける．2カ所で屈曲させて，木の柄に取りつける．

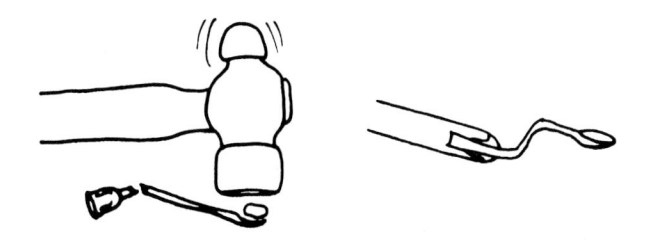

充塡器：2本の長いネジの頭部を切る．やすりと金槌を使って，ネジの1本は先端を平らにし，もう1本は先端を丸くする．それぞれの端を平らな面が横を向くように曲げる．両方の作業部分を柄に取り付ける．

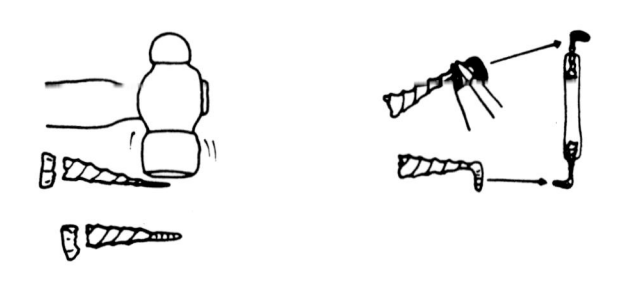

デンタル・フロス：歯間部を清掃するために糸を使う（73〜74頁）．この糸を歯間部に挿入するときにトラブルが生じるかもしれない．また糸がそこで引っかかって，鳥の巣のようになってしまうことがある．デンタル・フロスのトラブルの原因は次の3つである．

① 不適切な充塡物がある場合

充塡物が，丸みをおびて滑らかでなく，段差があって表面がざらざらしている場合．このような場合は，充塡をやり直す．

② 歯の間がきつい場合

フロスを一方の歯に沿わせるようにして歯の間に挿入する．歯肉の方向に押し込んだのとは別の指を使って，糸を歯の間から引き抜く．もし歯に尖ったつめ物がしてある場合には，糸はその充塡物の下を通して引っかからないようにする．

③ 糸が太すぎる場合

図のようにワックスで処理して，細く強いフロスを作る．ワックスによって，フロスは歯の間を滑りやすくなる．

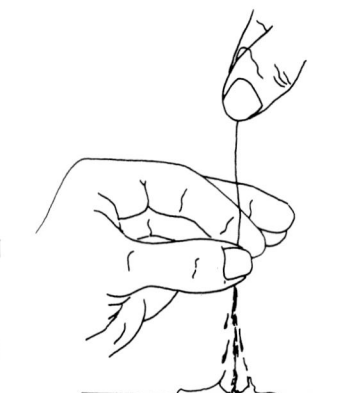

(1)熱いワックスの中に細いフロスを浸す．
(2)余分なワックスを除くために，糸を指の間にはさんで引き上げる．

4）歯科用診療器具の購入

予算が少ない場合は，上手に使わなければならない．歯科用器具を市販の価格で購入すると

大変高価になる．自分の住んでいる地域では，どこで器具を廉価で購入できるか仲間のヘルスワーカーに助言を求めるとよい．あなたの国の歯科医師会に訊ねてみるのも良い．自分の国の歯科医師会がどこにあるのかわからなかったら，FDI（世界歯科連盟）に連絡をとりなさい．

FDI-World Dental Federation
Tour de Cointrin, Avenue Louis Casaï, Case Postal 3, 1216 Geneve-Cointrin, Switzerland
Tel: 41-22-560-81-50, Fax: 41-22-560-81-40
Website: www.fdiworldental.org　　E-mail: info@fdiworldental.org

世界中には，歯科用器具を含む医療器材を寄贈したり低価格で頒布している団体がいくつかある．中には教会がスポンサーになって実施している保健事業を優先的に支援する団体もあるが，一方いかなる団体の事業に対しても必要な器具を提供してくれる団体も存在している．

Dublin PLC は英国の企業であるが，本書に記載されている器具を市場価格より安い価格で販売している．詳しく知りたい方は，下記に連絡を取ってほしい．

Durbin PLC
180 Northolt Road, South Harrow, Middlesex, HA2 0LT, UK
Tel: 44-20-8869-6500, Fax: 44-20-8869-6565
Website: www.durbin.co.uk　　E-mail: cataloguesales@durbin.co.uk

他にもさまざまな団体が支援を行っている：

World Dental Relief
PO Box 747, Broken Arrow, OK 74013-0747, USA
Tel: 1-918-251-2612, Fax: 1-918-251-6326
Website: www.worlddentalrelief.com　E-mail: dentalreliefinc@aol.com

Direct Relief International
27 S. La Patera Lane, Santa Barbara, CA 93117, USA
Tel: 1-805-964-4767, Fax: 1-805-681-4838
Website: www.directrelief.org　E-mail: info@directrelief.org　kkaufman@directrelief.org

Dentaid
Giles Lane, Landford, Salisbury, Wilts SP5 2BG, UK
Tel: 44-1794-324249, Fax: 44-1794-323871
Website: www.dentaid.org　E-mail: info@dentaid.org

Project HOPE
255 Carter Hall Lane, Millwood, VA 22646, USA
Tel: 1-540-837-2100, 1-800-540-4673, Fax: 1-540-837-1813
Website: www.projecthope.org　E-mail: HOPE@projecthope.org

MAP International
4700 Glynco Parkway, Brunswick, GA 31575-6800, USA
Tel: 1-800-225-8500
Website: www.map.org　E-mail: map@map.org

III．記録，報告および調査

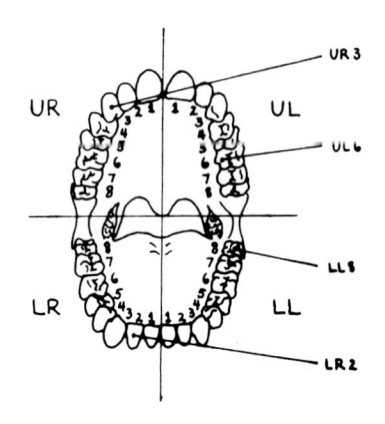

記録をつけるために口腔内を4つに分割する．
上顎右側（UR）
上顎左側（UL）
下顎左側（LL）
下顎右側（LR）

それぞれの部分は8本の歯から成っている（小児ではこれより少ない．45頁参照）．それらの歯は，例えばUR3（上顎右側犬歯）というように略称で呼ぶことができる．

ここでは4本の歯を略称で示した．LL5はどの歯だろうか？

あなたが診察する患者一人ひとりについてその人とその人が抱えている病気に関する簡単な情報を記録する．そうしておくことで，患者が再来したときに以前どのような処置を受けたか調べることができる．

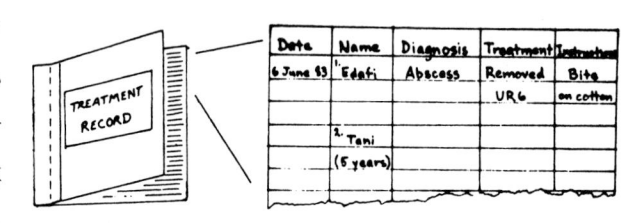

治療のために何回も通院する患者の場合は，その患者専用のカルテを保管した方が良い．同じ頁に全ての処置内容が記録されているならば，あなたはその患者の治療経過を容易に知ることができる．以下はその1例で，ユペレという患者の事例である．ユペレは，進行した歯の病気があって，2カ月にわたってしばしば痛んでいた．ある朝起きると，彼の顔は腫れあがっていた．ユペレは腫れが引くかどうか，もう1日様子を見ることにした．しかし，翌日さらに悪くなっていたので，彼は治療のために診療所に行った．

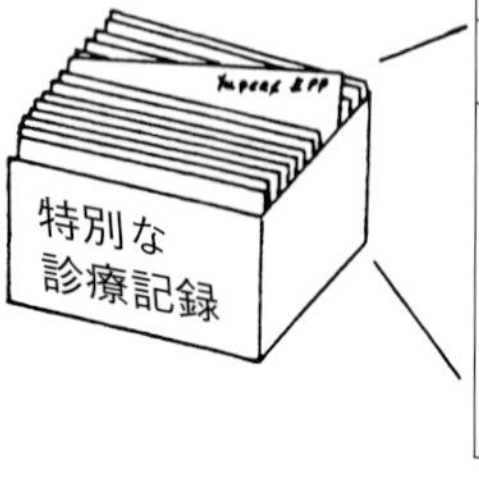

NAME Yupepe Epp				
期日	診断	処置	患者への指示等
6/June/83	UL4の膿瘍と顔面の腫脹	1. 直後にペニシリン4T その後，1T/4回/1日×4日間 2. アスピリン1T/4回/1日×2日間	1. 口腔内と顔面を温める 2. 水分を沢山摂る 3. 3日後に再診する
10/June/83	UL4の腫脹	UL4の抜歯	通常の生活

1. 報告書（紹介状）

患者を他の医療機関に紹介する時は，常に紹介状を添える必要がある．その際に，あなたが行った治療が継続され，さらに新しい治療を早く始められるように，できるだけ多くの情報を提供しよう．もしあなたが患者に付き添って行けない場合には，必ず紹介状を患者に持たせるようにしよう．

ナイメの事例

ナイメの夫が酒を飲んで帰宅し，お金を要求した．彼女はお金がなかったので夫にそう告げた．しかし，夫は彼女を信用せず，彼女を殴りナイフを振り回した．そして，ナイメの友人が，意識を失い出血している彼女を近くの診療所（エイド・ポスト）に運んだ．彼女の下顎の一部は切れて垂れ下がった状態であった．

緊急！　Pato, Naime			
期日	診断	処置	患者への指示等
31/12/81	顔面皮膚切創 顎骨骨折	1. 顔面創傷の縫合 2. 破傷風トキソイド 　0.5 ml 注射 3. プロカイン・ペニシリン 　120 万単位投与 4. アスピリン投与 5. 顔面・頭部の包帯	Immanuel 病院に転院 午後 11 時 30 分

Yalis Aid Post 御中
1981 年 12 月 31 日
時刻：午後 11 時 30 分

患者氏名：Naime Pato，25 歳
診断：　切創および顎骨骨折

患者の女性は，今夜，夫から暴力（殴打）を受けた．私は午後 10 時 30 分に彼女を診察し，以下の治療をしました．
1. 顔面皮膚の切創を縫合．
2. 破傷風トキソイド 0.5 ml を注射．
3. プロカイン・ペニシリン 120 万単位を投与．
4. アスピリン 2 錠を投与．
5. 骨折を起こしている顎を支えるために顔面頭部を包帯にて固定．

この患者さんの骨折した顎骨に対する治療をお願いします．私は，この患者さんの退院後における家庭でのフォローアップを，特別な食事の提供とともに実施可能です．

以上，よろしくお願いします．

Nisa Stephen
デンタル・ワーカー

2. 調　　査

あなたの地域で，どのくらいの人がむし歯や歯肉の病気に罹患しているかを知ることは重要である．子どもや大人の口腔内を診査して，見たままを記録しよう．ここにモザンビークで行われている事例を紹介する．

被験者一人ひとりについて，丸印に斜線を入れていく．

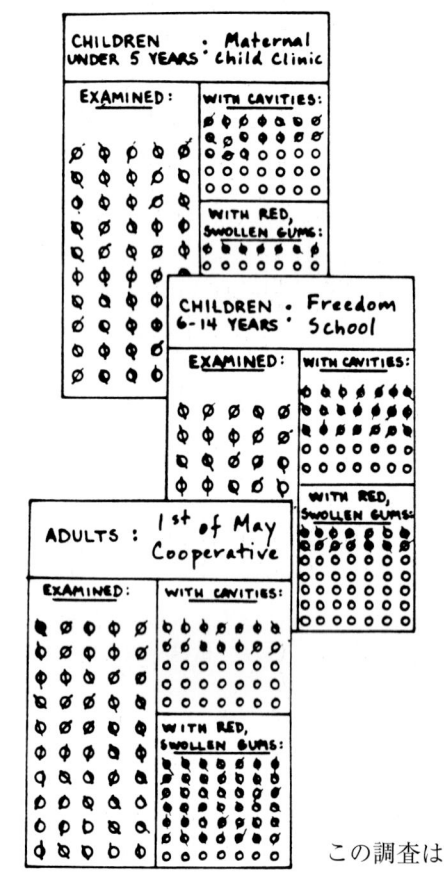

・むし歯 φ　　　　　　　・発赤・腫脹のある歯肉　φ

モザンビークのデンタル・ワーカーが，地域の2つの学校，2カ所の母子保健クリニック，そして2カ所の共同作業所や工場において，短時間調査を実施する．

それぞれの場所で，50人ずつ診査する．この人数は地域全体の歯や歯肉の健康状態を知るのに十分な数である．

まず年齢群ごとに調査用紙を作成する．それぞれの用紙は3つの内容に分かれている．一人診察するごとに印をつけ，50個の円のすべてに斜線を入れる．もし歯や歯肉に問題がある場合には，それぞれの欄にマークをつける．

この事例から，子どもは大人に比べてより多くのむし歯をもっていることがわかる．一方，大人は，歯周病により多く罹患している．この傾向はごく普通に見られる現象である．

この調査は，3つの点でデンタル・ワーカーにとって有益である．

(1) その地域で，むし歯や歯周病がどの程度の罹患状態かを明らかにする．

(2) どの年齢群が最も罹患しているかがわかる．デンタルワーカーは，そういった人々を考慮した歯科保健対策を立案しなければならない．

(3) 調査結果は，人々がなぜ昔からの習慣を変え，新しい考え方を受け入れなければならないかについて話し合う際に，デンタル・ワーカーが提示する説得力のある資料となる．

Ⅳ. 情報源

●教材

『Common Oral Diseases, Slide set』
（一般的な口腔疾患，スライド・セット）

　歯周病やむし歯を含む口腔内に見られる疾患とその予防についての紹介している．同時にヘルス・ワーカーがどのように患者の口腔内を診査したらよいか，そしてデンタル・ワーカーが日常遭遇する問題についても詳しく書かれている．注文は，下記に：

TALC
PO Box 49, St Albans, Herts, AL1 5TX, UK
Tel: 44-1727-853869, Fax: 44-1727-846852
E-mail: info@talcuk.org
Website: www.talcuk.org

『Guide for Safety and Infection Control for Oral Healthcare Missions』
（口腔保健分野の派遣要員のための医療安全と感染対策の手引き）

　本書は，乏しい保健医療資源の地域で安全な口腔ケアを提供するための実践的な手引書である．以下で入手可能である．

OSAP—Organization for Safety & Asepsis Procedures
A Global Dental Safety Organization
P.O. Box 6297, Annapolis, MD 21401, USA
Tel: 1-800-298-6727; 1-410-571-0003,
Fax: 1-410-571-0028,
E-mail: info@osap.org,
Website: www.osap.org

『A Teacher Resource to Support Dental Health Education』
（歯科保健教育に参考となる教師のための情報）

　本書は，幼稚園から小学校5年生までの担任教師のためのイラストつきマニュアルで，指導計画や行動指針にも触れている．

　これらの資料は，以下のwebsiteよりダウンロードが可能である．

www.health.gov.sk.ca/dental-health-teacher-resource

　さらなる情報が欲しい方は，以下に問い合わせるとよい．

T.C. Douglas Building, 3475 Albert Street, Regina, SASK S4S 6X6, CANADA

『Fit for School』（学校を元気に）

　フィリピンの学校とデイケアセンターのためのプログラムで，子どもたちの健康と教育成果の増進のために，毎日の手洗いや歯磨き，年2回の寄生虫駆除を提唱している．彼らのwebsiteはこのような課題に関わる教師たちに有益な資料を提供している．

7th floor, PDCP Bank Centre, Cor. V.A. Rufino / L.P. Leviste Sts. Salcedo Village, Makati City, Metro Manila, PHILIPPINES
Tel: 63-2-840-5035, fax: 63-2-812-1078,
Website: www.fitforschool.ph

●他の口腔保健に関する情報

FDI World Dental Federation
（世界歯科連盟）
Tour de Cointrin, Avenue Louis Casaï, Case Postal 3
1216 Geneve-Cointrin, SWITZERLAND
Tel：41-22-560-81-50
Fax：41-22-560-81-40
E-mail: info@fdiworldental.org
Website: www.fdiworldental.org

World Health Organization (WHO)
（世界保健機構）
Avenue Appia 20, 1211 Geneva 27
SWITZERLAND
Tel：41-22-791-2111
Fax: 41-22-791-3111
Website: www.who.int/oral_health
　WHOは世界中の地域事務所ごとに口腔保健の中心となる拠点を持っている．下記のウェブサイトでは一般的な情報の他に，地域事務所ごとの接続情報も提供している．
http://www.who.int/oral_health/partners/en/

WHO Collaborating Center for Promoting Community-based Oral Health Models, Intercountry Center for Oral Health (ICOH)
Ministry of Public Health
548 Ban Nong Hoi, Chiang-Mai-Lamphun Road,
Muang, Chiang Mai 50000, THAILAND
Tel：66-53-801160, 66-53-277027
Fax: 66-53-281909
E-mail: icoh@icoh.org
Website：www.icoh.org

www.hivdent.org
　このウェブサイトは，HIV患者の口腔衛生改善のための治療に関する情報やトレーニングの方法などを提供している．

Regional Center for Oral Health Research & Training Initiatives
No 3c CBN Road, PMB 2067, Jos
Plateau State, NIGERIA
Tel：234-73-462-901
Fax: 234-73-462-901
E-mail: rcorti@rcortiafro.org

『Basic Package of Oral Care』
（口腔ケアの基本パッケージ）
　WHOが提唱するプログラムで，それはプライマリ・ヘルスケア・システムに口腔疾患の予防と治療を包含するもので，地域の貧しい人々にも適応できることを目指している．その内容は緊急の処置（痛みの緩和や救急治療），廉価のフッ素入り歯磨剤，歯科用ドリルを使わずに手用の器具のみでむし歯の病巣部分を取り除き，セメント充填をするART手法などを含んでいる．さらに詳しい情報は下記から得ることができる．
Department of Global Oral Health, Nijmegen
Radboud University, Nijmegen Medical Center
P.O.Box 9101, 6500, HB Nijmegen
THE NETHERLANDS
Tel：31-24-361-6995
Fax：31-24-354-1971
E-mail：info@globaloralhealth-nijmegen.nl
Website：http://www.globaloralhealth-nijmegen.nl

International No-Noma Federation
（国際水癌撲滅連盟）
c/o Winds of Hope Foundation,
20 avenue de Florimont, CH 1006 Lausanne,
SWITZERLAND

Tel：41-21-320-77-22
Fax：41-21-320-77-00
E-mail：info@nonoma.org
Website：www.nonoma.org

● Where There is No Dentist がいくつかの言語に翻訳されている

アラビア語
Arab Resource Collective（ARC）
P.O. Box 13-5916
591 Emil Eddie（ex Lyon）Street, Dakik Bldg, Beirut, LEBANON
Tel. 961-1742075, Fax. 961-1742077
E-mail: arcleb@mawared.org
Website: www.mawared.org

ビルマ語
Myanmer Christian Health Workers/CDC,
No. 14 Daw Hla Pan Lan Ka We Chan
The Maing Ma yan Gone Myo Gone Myo Ne,
Yangon（City）, BURMA（MYANMAR）
E-mail: marieklaipo@gmail.com
　ビルマ語版は米国内では，下記で頒布されている．
Friends of Burma:
http://friendsofburma.org/fob/2011/06/translation-of-where-there-is-no-dentist.html

韓国語
Basic Health Commission,
Yein Dental Clinic
Kwanak-gu, Shillim 2 dong, 404-1,
Youngchang Plaza 4F,
Seoul, 156-012 KOREA
Tel : 82-2-511-1040, Fax : 82-2-511-1049
E-mail : jsogood@hanmir.com
　韓国語版は下記サイトよりダウンロードが可能である．
Website: www.hesperian.org/books-and-resources/resources-in-korean

スペイン語
Hesperian Health Guides
1919Additon Street #304, Berkeley,
California 94704 USA
Tel：1-510-845-4507,
Fax：1-510-845-9539
E-mail：bookorders@hesperian.org
Website：www.español.hesperian.org
　上記以外の翻訳については Hesperian 社に連絡するか，下記の Website を検索するとよい．
www.hesperian.org/books-and-resources/language-list/
　ペルシャ語／フランス語／イバン語（マレーシア・サラワク州イバン族の言語）／日本語／ネパール語／パシュトーン語（アフガニスタン，パキスタンに居住するパシュトゥーン人の言語）／ポルトガル語／シンディ語（パキスタン・イスラム共和国・シンド州の言語）

V. 用語

この用語集は50音順に並べられている.

疾患名の中にはこの用語集には含まれないものもあるので必要に応じて索引を探し, 本文を参照してほしい.

この用語集には, 本文中では使われていないものもある. 読者はそれらを他の本で見たり, 歯科医師の話の中で使っているのを聞くことがあるかもしれない. その際の参考にしてほしい.

<あ行>

アーカンサス・ストーン　Arkansas stone　手用切削器具を研ぐための砥石.

アドレナリン　Adrenaline (Epinephrine)　別名エピネフリン.

アマルガム　Amalgam　銀・スズなどの金属と水銀の合金で充塡材料.

アレルギー　Allergy　何かを吸い込んだり, 食べたり, 触ったり, 注射された時に起こる異常な反応. 痒みやくしゃみ, 呼吸困難を伴うことがある.

ウイルス　Virus　バクテリアよりも小さな病原体.

う窩　Cavity　むし歯によって生じた穴.

う蝕　Caries (Cavities, Tooth decay)　むし歯.

膿　Pus　感染した場所に溜った黄白色の液体.

永久歯　Permanent teeth (Adult teeth)　乳歯に換わって口腔内に萌出してくる32本の大人の歯.

永久充塡　Permanent filling　長期間の使用に耐えられる金属やセラミック等の材料を用いた充塡.

栄養　Nutrition　成長し, 健康を維持するために, あるいは病気に打ち勝つために必要な食べ物の成分.

栄養失調　Malnutrition　食べ物を十分に摂取できないことにより, 生じた健康問題.

エキスプローラー　Explorer　探針, 消息子, プローブなどの総称. 見えない部位に何か問題がないか探る器具.

エナメル質　Enamel　歯の歯冠部 (上部) を覆って歯を保護する層. エナメル質は身体のなかで一番硬い.

エプーリス　Epulis　歯茎の腫瘤, 通常は歯と歯の間にみられる.

炎症　Inflammation　発赤し, 熱を持ち, 痛みのある部位, しばしば感染によって起こる.

遠心　Distal　歯の遠心側といえば, 歯の面で口の奥側の面を表す. 近心の対義語.

<か行>

潰瘍　Ulcer　皮膚あるいは粘膜の損傷した部位. 皮膚や歯肉や消化管に生ずる慢性的な開いた傷口.

下顎骨　Mandible　下の顎. 上顎の対義語.

架工義歯　Bridge　歯のない部分の両側の歯の歯冠や歯根に接着固定して形態・機能・外観を回復する義歯.

過酸化水素　Hydrogen Peroxide　創傷をきれいにしたり, 殺菌消毒のために用いられる液体. オキシドール.

顎関節　T.M.J.　側頭下顎関節.「関節」参照.

かさぶた　Scab　傷口の上にできる乾いた血液の固まり.

嚙む　Bite　(1) 歯で嚙み切ること. (2) 上の歯と下の歯が接触するまで閉じること.

癌　Cancer　生物を死に至らしめるまで増殖し続け, 体を蝕む腫瘍.

鉗子　Forces　抜歯に用いられる器具.

関節　Joint　2つの骨が接合する部分. この本

で関節の痛みに関して述べる際には頬骨と接合している側頭骨と顎骨が接合する関節を意味する（顎関節と呼ばれる）．

感染　Infection　細菌や他の病原微生物によって引き起こされる病気．感染には身体の一部に影響を及ぼすもの（副鼻腔感染など）と，全身に影響を及ぼすもの（麻疹など）がある．

感染症　Infections Disease　細菌やウイルスにより，人から人へ感染する病気．伝染病．

義歯　Dentures　入れ歯．

臼歯　Molar　口の中でも後方の歯．食べ物を小さくしたり嚙み砕く際に使われる．

急性の　Acute　突然，短時間に発症する．急性の病気の症状は突然始まり短時間で治まる．慢性の対義語．

キュレット　Curette　歯の形態に合わせて先端が屈曲したスケーラー．歯石除去器具．

頬側　Buccal　歯の頬側といえば，歯の面で頬に面した側を表す．舌側の対義語．

禁忌の　Contraindication　特定の薬の服用や特定の治療を禁止されている状況．例えば，妊娠中は多くの薬の使用が禁忌である．

近心　Mesial　歯の近心側といえば，歯の面で口の前側，正中に近い面を表す．遠心の対義語．

菌叢　Colony　病原菌が1カ所に密集している場所．

血圧　Blood Pressure　動脈や静脈等の血管を流れる血液の圧力．

血管　Blood vessels　体内で血液を循環させる管．動脈と静脈がある．

結紮線　Ligature wire　細く，強いワイヤーで曲げやすい．動揺のある歯を健康な歯に固定する際に用いられる．

犬歯　Canine teeth（Cuspids）　糸切り歯．どの歯よりも長い歯根を持つ．

口蓋　Palate　口腔の上壁で鼻腔との境となる部分．

高血圧　Hypertention　血圧が高い状態．

咬合面　Occlusal Surface　食べ物を嚙む歯の部分．上顎，下顎とも嚙む面が上部で根の方が下部である．

抗生物質　Antibiotic　バクテリア感染による炎症を抑制する薬．テトラサイクリンのような広域抗菌スペクトラム抗生物質は多種のバクテリアを死滅させ，ペニシリンのような狭域抗菌スペクトラム抗生物質は特定のバクテリアを死滅させる．

根管　Root Canal　歯根の中空の部分．その中を血管や神経が保護されて存在している．

根管治療　Root Canal Treatment　感染した歯の根管から内容物を取り除き，根管壁を清掃し，根管充填材に置き換える処置のこと．

＜さ行＞

細菌　Bacteria（Germ）　顕微鏡でしか見ることができない，様々な感染症の原因となる小さな微生物．

暫間充填　Temporary Filling　永久充填物を詰めるまでの間使用するとりあえずの充填物．

ジェネリック薬品名　Generic name　薬の科学的な名称．製薬会社がつける商標名とは異なる．

歯科医師　Dentist　歯や歯周組織の治療管理のための専門教育を修了した医師．

歯科医療従事者　Dental worker　歯や歯周組織の健康のために働く医療従事者の総称．

歯冠　Crown　歯肉の上に出ている歯の上部1/3．エナメル質によって守られている．

止血鉗子　Hemostat　止血のために血管等を挟む器具．縫合の際に持針器としても使うことができる．

歯垢　Plaque　歯の表面にできる膜．それは細菌菌体と食渣からなり，その中で酸を産生する．染色することによってこの膜は容易に見えるようになる．

歯根　Root　歯の下の部分．歯肉の下にあり骨と接している．

歯根膜　Root Fibers　歯の根を顎骨に結びつけている微小な繊維の膜．

歯周ポケット　Gum Pocket　歯と歯肉との間にあるスペースのこと．小さいポケットの形をしている．

歯石　Tartar（Calculus, Toothstone）　歯ぐき周囲の歯を被覆する硬い沈着物．歯石は古い

歯垢が唾液中のカルシウムと混ざり合ったときに形成される．

歯痛　Toothache　歯の痛み．

歯肉　Gums　歯のまわりの粘膜．

歯肉炎　Gum Disease　歯に緩みや歯肉の発赤，腫れを生じる疾患で，歯磨きの際に出血する．

歯肉膿瘍　Gum bubble（Gum Boil）　歯肉にできた小さな腫れ物．

歯磨剤　Tooth paste　歯を清掃するためのペースト．

充塡物　Fillings　むし歯の進行を止めるために，むし歯でできた窩洞に詰める材料．

腫脹　Swelling　異常に大きくふくれあがった皮膚の部分を言う．

腫瘍　Tumor　炎症に起因しない，組織の異常な塊り．腫瘍は癌によるものもある．

上顎　Maxilla　上の顎．下顎の対義語．

上顎洞　Sinus　上顎骨体の中にある空洞で，副鼻腔の中で最大．鼻腔と交通している．細菌に感染すると上顎洞炎を発症する，歯根と近接しているので歯痛の症状を示す．

小臼歯　Premolars（Bicuspids）　大臼歯と犬歯の間にある歯．

症状　Signs　診察するときにその人がどんな病気なのかを診断するきっかけとなる状態．

商標名　Brand name　会社が商品に付与した製品名．先発医薬品は特定の商標名で売られており，通常は同じ有効成分の後発医薬品よりも高価．

歯列　Dentition　歯の並び．

神経　Nerves　細い糸状に脳から全身へと走っており，触感，痛みや運動の指示を伝達している．全ての歯，全ての根には血管と並走して神経が存在している．

人工歯　False Tooth　プラスチックや他の材料で作られた人工の歯．抜歯された歯の代わりとして用いられる．

診査　Examination　注意深く観察すること．

診断　Diagnosis　医療従事者によってなされた，その病気を特定する判断．

唇面　Labial　歯の唇側といえば，歯の面で唇に最も近い面を表す．

診療録　Records　病気の人について情報や彼らが受けた治療について書かれたもの．記録はヘルスワーカーの個人的な使用のためのものである．診療録は一人のヘルスワーカーから他のヘルスワーカーに向けて書かれたもので，病気と治療についての経過やさらなる治療の依頼を行う．

スケーラー　Scaler　歯石を削り落とすために用いる器具．キュレット，ファイルなどいろいろな種類がある．

生歯　Eruption　歯肉を破って新しい歯が出てくること．萌出．

舌圧子　Tongue Depressor　舌を押さえる板．歯を診察，治療するときに舌が邪魔にならぬようよけておく木製あるいは金属性のへら．

切削器具　Drill　歯に詰め物をする前にむし歯を削ったり窩洞の形を変えるために用いられる器具のこと．

舌側　Lingual　歯の舌側といえば，歯の面で舌に最も近い面を表す．

セメント質　Cementum　歯根の外側を覆っている層．

セメント充塡　Cement Filling　最長で6カ月間歯を守ることができる暫間的な充塡材料．

繊維性食品　Fibrous Food　ココナッツのような繊維質の食べ物は繊維を多く含んでいて，歯をきれいにしてくれる．

洗口　Rinse　液体を口の中に含み，口の中を洗浄する．

<た行>

耐性　Resistance　菌を殺したり弱らせる薬剤に対して，菌が抵抗する能力のこと．多くのバクテリアは，ある種の抗生物質の影響に対して抵抗するようになる．

唾液　Saliva　唾液は食べ物を消化し，飲み込みやすくしている．

脱臼　Dislocation　骨が関節のあるべき場所からずれること．

炭水化物　Carbohydrates　砂糖，デンプン類などのエネルギーを与える食物．本書中ではこれら食物を GO FOODS と呼ぶ．

タンパク質　Proteins　身体の成長発育に必須の栄養素，食品．本書では GROW FOODS と

表現されている.

智歯　Wisdom Teeth　第三大臼歯のことで,16～22歳頃に第二大臼歯の後方に萌出する.

注射器　Syringe　体内に薬液を注入するための器具.

注射する　Inject　予防接種や麻酔などのために,薬液を注射器を用いて投与すること.

調査　Survey　地域の人や物の小集団について事実の収集.

治療　Treatment　ヘルスワーカーによって提供される処置. 病気と闘うための処置, 創傷の処置, あるいは新たな問題を防ぐための処置など.

鎮痛剤　Analgesic　痛みを緩和する薬. アスピリン, アセトアミノフェン（パラセタモル）, コデインなどは全て鎮痛剤.

挺子　Elevator　歯を抜く前に歯を脱臼させるために用いられる器具のこと.

伝統　Traditions　習慣, 信仰, 風習を一つの世代から次の世代へと模範を示すあるいは口伝えで受け継がれるもの.

澱粉　Starches　トウモロコシや米, 小麦, タピオカ, イモ, バナナなどの食物から抽出される炭水化物. ヒトにとってエネルギー源となる食べ物.

導管　Duct　液体を運ぶチューブのこと. たとえば, 唾液腺から口腔内に唾液を運ぶ導管など.

糖分　Sugars　蜂蜜や砂糖, フルーツのような甘い食べ物はエネルギーを与えるが, しばしば歯や歯肉に問題を生じる. 特に砂糖は, 細菌によって容易に分解されて酸を産生する.

<な行>

乳歯　Baby teeth（Milk teeth, Primary teeth）　乳歯は20本あり, 生後6カ月頃から生え始め, 2歳半頃に生え揃う.

嚢胞　Cyst　身体にできる異常な袋状の膨らみ. 内容液の増加により増大する. 顎骨内嚢胞, 軟組織内嚢胞などがある.

膿瘍　Abscess　感染によってひき起こされる膿汁の溜まった袋.

<は行>

バクテリア　Bacteria　顕微鏡を用いないと見えないほど小さな生物体で, さまざまな感染性の病気をひき起こす. 細菌.

抜歯　Extraction　歯を抜くこと.

抜歯窩　Socket　歯を抜いた後に残る傷口. 穴.

ビタミン　Vitamins　果物や野菜に含まれる成分で, 私たちの身体が適切に働くために必要な物.

評価　Evaluation　ある行為やものの価値や成果を判断する行為. 評価はしばしば新しい活動を行う際に重要である.

病歴　Medical Hystery　患者に質問することによって得られる病気の経過. どのように始まり, いつ症状が緩解, あるいは悪化したか, など.

貧血　Anemia　血液中の赤血球数や血色素濃度などが減少した状態. 皮膚蒼白, めまい, 倦怠などの症状を呈する.

ピンセット　Tweezer　綿花や小さな物をつまみ上げるための金属製の器具. Forcepsという単語でピンセットを意味する人もいるが, 本書ではforcepsは抜歯の際に用いる鉗子を意味する.

副作用　Side effects　薬を用いることによって起こる問題.

フッ化物　Fluoride　歯を強くする化学物質. 歯磨剤の成分として, あるいは飲料水や口をすすぐ水に添加され, 歯に塗布されることでフッ化物はエナメル質に取り込まれる. フッ化物は特に子供の歯に有効である.

フロス　Floss　歯と歯の間を清掃するための特別な糸のこと.

プローブ　Probe　歯周組織の状態, 特に歯石や他の問題があるかどうかなどを探る器具. エキスプローラー.

へら　Spatula　充填するセメントを混ぜるために使う器具.

縫合　Suture　針と糸によって手術開口部や傷口を縫い合わせること．

萌出　Eruption　新しい歯が歯肉を破って口の中に出てくること．

<ま行>

麻酔薬　Anesthetic　全身的または局部的に痛みや感覚を一時的になくすために投与される薬物．全身麻酔薬と局所麻酔薬がある．

麻痺した状態　Numb　麻酔をかけられた状態．歯や歯の周りの歯ぐきが麻痺している時は，痛みを感じることはない．

慢性の　Chronic　症状が長期にわたる，あるいは頻繁に再発すること．急性の反義語．

蜜蝋　Beeswax　蜜蜂がつくる蝋．

滅菌　Sterilize　完璧に清潔で微生物のない状態にすること．たいていの器具は，30分間煮沸するか蒸気で処理することで滅菌される．

<や行>

予防　Prevention　病気が発生する前に，それが発生しないようにするためにとる行動．

予防接種　Immunizations (Vaccinations)　特定の病気に対する防御能を与える薬．例えば，ジフテリア，破傷風，ポリオ，結核や麻疹などの予防接種．

<ら行>

裂溝　Groove (Fissure)　臼歯の表面にある長く細い溝．裂溝は食べ物や細菌にとって隠れて長くとどまることができる場所となり，むし歯の好発部位となる．

<わ行>

ワセリン　Vaseline (Petroleum jelly, Petrolatum)　白色軟膏状物質．天然産原油に含まれ，重油中から分離する．皮膚に用いる軟膏の基材として，減摩剤，防錆剤，ポマードなどを作るのに用いられる．

Ⅵ. 索　　引

この本に記載されている専門用語などを，あいうえお順に掲載した。
太字の頁から主たる内容を参照することができるので，活用してほしい。

〈あ〉

アーカンサス・ストーン	133
I.R.M.	152
亜鉛	106
アスピリン	97-98, 214, 215
アセトアミノフェン（パラセタモール）	97-98, 214
温熱療法	97
圧力鍋	91
アドレナリン（エピネフリン）	141, 143, 215
甘い食べ物	8-9, 11, 13, 48, 50, 57
Go Foods	69-70
アモキシシリン	97, 188, 196, 199
アルコール消毒	92
安全な性行為	203-204
アンピシリン	97, 108
絵	30, 33, 39-40
永久歯	45, 56, 66, 100-101, 230
エイズ	第12章，180-207
衛生（清潔に保つこと）	89-93, 190-191
栄養失調	64, 105, 230
栄養摂取（歯や身体に良い食べ物，悪い食べ物）	
5, 9, 10, 13, 18, 32-33, 40, 57, 64, 69-70, 114, 201, 230	
X線写真	101
エピネフリン	141, 215
エプーリス	138
エリスロマイシン	97, 194, 196, 197, 199, 214, 216
エレベーター（挺子）	165-166, 219
演劇	28
追い散らしゲーム	52-53

〈か〉

カートリッジ	
麻酔注射	140-141, 217
下顎骨	43, 111-118, 179
顎関節のトラブル	116-118, 179, 230
過酸化水素	10, 191
学校での活動	59, 61-62, 217
カポジ肉腫	200
癌	109, 110, 129, 194, 230
感染	17-18, 49, 54, 81, 88-89, 98, 123, 231
うがい（含嗽）	9, 10, 18, 190-191
器具	79, 90, 132, 145, 165-170, 218-222
器具の清掃，消毒	79, 89-94, 139, 144, 156, 179
義歯	106, 110, 175-176
キャンディ	11
吸引式注射器	141, 219
牛角状鉗子	166, 172
キュレット型スケーラー	132
学校教育，社会人教育	第2章，第3章・第4章，4, 11-62, 180-181, 205-206
医療情報提供	138, 148, 156, 174-179
頬骨	111
教師の役割	37-38
グラスアイオノマー	157
クリンダマイシン	127, 197
クロトリマゾール	193
クロルヘキシジン・グルコネート	191, 193
ゲーム	52-53
劇で伝える	28
血圧	81, 122
血液のついた器具の消毒	90
血管	48
結紮線	113, 231
ケトコナゾール	193
ゲンチアナ紫	108, 191, 193, 214
口腔潰瘍	109
口腔カンジダ症	108-109, 192-193
口腔内のただれ	86

抗生物質	97, 214-216, 231	年齢によって異なる原因	82
抗レトロウイルス薬 (ARVs)	183, 194	抜歯後	120, 178
コーラ飲料	50	歯の萌出	68
骨	44, 111-116, 178	出血	81, 119, 121, 163-164
骨折	111, 113	縫合	173-174
子どもたち	21, 22, 26, 60, 97, 215	腫瘍	129
コトリモキサゾール	190	上顎洞	98, 178
		人工歯	175-176
〈さ〉		診査と診断	第6章, 77-87, 232
		出血	119
細菌	52, 53, 88-90, 231	破傷風	122
魚の骨	138	HIV	186-188
殺菌・消毒剤	92, 218	抜歯に際しての確認事項	163-164
砂糖	11, 57	診療記録	224
酸	9, 52, 57	診療報告	225
酸化亜鉛	151-152, 217	水癌	125-128, 196-197
ジェネリック薬品	214	スケーラー	132
歯科用ドリル	161-162	スパチュラ	151
歯科用ミラー	79, 220	スプーン（鋭匙）	151, 165, 221
歯頸部の溝（くさび状欠損）	95	生歯（歯の萌出）	104
止血	172	舌圧子	79, 220
歯垢（プラーク）	52, 231	切歯	41
歯垢染め出し液（ベリー・ジュース）	55	説話（妊娠と歯の健康）	17-28
歯根	43-44	洗口	106, 189-191, 193
歯根破折	176-178		
歯根膜	43, 231	〈た〉	
歯周ポケット	52, 136, 231		
歯石	10, 54, 83, 133, 231	大臼歯	41, 45, 66, 68, 103, 231
歯石除去	第8章, 131-138	ダイランチン（抗てんかん薬）	119
歯痛	48, 84	唾液腺	123
歯肉	3, 9, 39, 54, 78, 232	ただれ	78, 82, 86-87, 109-110, 124, 194
歯肉炎		単純性疱疹（単純ヘルペス）	107-108, 198-199
9, 10, 18, 32-33, 44, 54-55, 86, 104-106, 125-128		探針	79, 221
歯肉膿瘍	49, 78	注射	第9章, 140-148, 216-217, 232
歯肉のワンサン感染症	105-106, 195-196	注射器	140-141, 219
水癌	125-128	注射針	115, 211-212, 217
歯木（しぼく・手作りの歯ブラシ）	6	調査	26, 46-47, 51, 60, 226, 233
歯磨剤は必要ない	7, 71	丁子油（ユージノール）	151-152
充填	第10章, 95, 149-162	治療	第7章, 89-130
充填器	151	治療イス	79, 167
腫脹	85, 97	手洗い	89
抗てんかん薬	119	テトラサイクリン	65, 77, 214
歯性膿瘍	8, 49	手袋	89, 186, 212
妊娠	105	デモンストレーション	28, 50

デンタル・キット	213-223
デンタル・フロス	73-74, 222
デンタル・ワーカー	37
伝統的な言い伝え	12, 15-17, 233
砥石	133
糖尿病	108, 163-164
頭部の包帯（下顎骨・骨折固定）	113-114
ドキシサイクリン	77, 194, 196, 199
ドライソケット	120

〈な〉

ナイスタチン	108, 110, 193, 214
乳歯	45, 56, 63-67, 100
人形劇	34-36
妊娠と歯科的な問題	17-18, 81, 104-105, 164
膿瘍	8, 49, 78, 96, 233
のみ（鑿，ハチェット，チゼル）	153

〈は〉

廃棄物	211-212
はしか（麻疹）	110, 125
破傷風	122
パズル	29
発音	39
抜歯	第11章, 163-179, 188
抜歯窩	120-121, 176-179, 233
抜歯鉗子	166, 219
発熱を伴わない痛み（口唇ヘルペス）	
診断と治療	104, 198-199
歯の外傷	99-101
歯の神経	48, 142, 232
歯の動揺	56, 85, 102
歯の破折	99
歯の溝	95, 234
歯ブラシ	6-7, 25, 65
歯磨き	6, 13-20, 58, 61, 65, 71-74
歯を削る	99
非侵襲的修復治療（ART）	95, 150, 157-160
ビタミンC	18, 106, 128
漂白剤	92
貧血	20, 108, 126, 225
ピンセット	221

フッ化物（フッ素）	26, 72, 95, 217, 233
フランネル板	30
フリップ・チャート	31-33
フルコナゾール	193
ペニシリン	96-97, 214-216
ヘルペス・ウイルス	107, 198-199
縫合	173-174
包帯（顎骨骨折の固定）	113
哺乳瓶	5, 65
母乳保育	5
ポビドンヨード	191, 194

〈ま〉

麻酔	140-148
マラリア：水癌の引き金	125
マンゴーの繊維	138
ミルクオイル・ドリンク	114
むし歯（う蝕）	
	5, 8, 32-33, 35-36, 48-49, 51, 64, 95, 217, 230
メスアンフェタミン（メス・マウス）	130
滅菌消毒	90-92
メトロニタソール	127, 196, 197
メピバカイン	143

〈や〉

薬剤	214-216
薬物アレルギー	163-164, 215
野菜スープ	114
ユージノール（丁子油）	151-152, 217
ヨード液	106, 127, 191, 194
予防	37, 57, 63, 203-207, 234

〈り〉

リドカイン	141, 217
ロール綿	152, 217

〈わ〉

ワックス	101
ワンサン感染症（トレンチマウス）	105-106, 195

Other Books from Hesperian

Where Women Have No Doctor, by A. August Burns, Ronnie Lovich, Jane Maxwell, and Katharine Shapiro, combines self-help medical information with an understanding of how poverty, discrimination and culture can limit women's health and access to care. This book is essential for any woman who wants to improve her health, and for health workers who want more information about the problems that affect only women or that affect women differently from men. 588 pages.

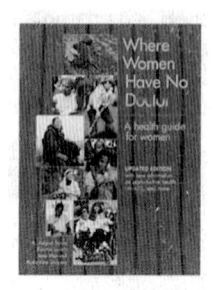

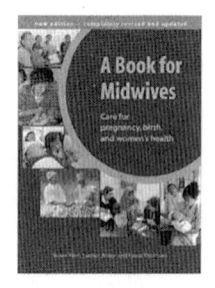

A Book for Midwives, by Susan Klein, Suellen Miller, and Fiona Thomson, is for midwives, community health workers and anyone concerned about the health of women and babies in pregnancy, birth and beyond. It includes: helping pregnant women stay healthy, care during and after birth, handling obstetric complications, breastfeeding, and expanded information for women's reproductive health care. 544 pages.

Where There Is No Doctor, by David Werner with Carol Thuman and Jane Maxwell. Perhaps the most widely used health care manual in the world, this book provides vital, easily understood information on how to diagnose, treat, and prevent common diseases. Emphasis is placed on prevention, including cleanliness, diet, and vaccinations, as well as the active role people must take in their own health care. 512 pages.

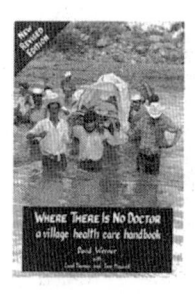

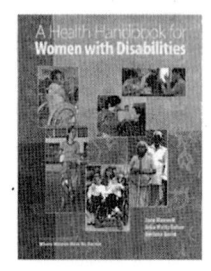

A Health Handbook for Women with Disabilities, by Jane Maxwell, Julia Watts Belser, and Darlena David. Women with disabilities often discover that the social stigma of disability and inadequate care are greater barriers to health than the disabilities themselves. This groundbreaking handbook provides suggestions on daily care, family planning, violence and abuse, pregnancy and childbirth, drug interactions, and more. 384 pages.

Helping Health Workers Learn, by David Werner and Bill Bower. An indispensable resource for teaching about health, this heavily illustrated book presents strategies for effective community involvement through participatory education. Includes activities for mothers and children; pointers for using theater, flannel-boards, and other techniques; and ideas for producing low-cost teaching aids. 640 pages.

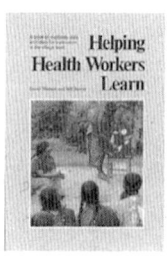

Helping Children Who Are Blind, by Sandy Niemann and Namita Jacob, aids parents and other caregivers in helping blind children develop all their capabilities. Topics include: assessing what a child can see, preventing blindness, moving around safely, teaching common activities, and more. 192 pages.

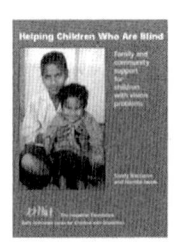

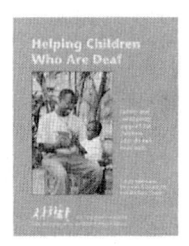

Helping Children Who Are Deaf, by Sandy Neimann, Devorah Greenstein and Darlena David, helps parents and other caregivers build the communication skills of young children who do not hear well. Covers language development through both signed and spoken methods, assessing hearing loss, exploring causes of deafness, and more. 250 pages.

Disabled Village Children, by David Werner, covers most common disabilities of children. It gives suggestions for rehabilitation and explains how to make a variety of low-cost aids. Emphasis is placed on how to help disabled children find a role and be accepted in the community. 672 pages.

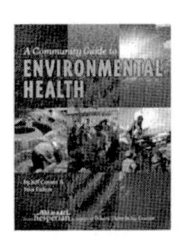

A Community Guide to Environmental Health, by Jeff Conant and Pam Fadem, helps urban and rural health promoters, activists, and others solve environmental problems to improve health. 23 chapters with dozens of activities and instructions provide information about reducing harm from pollution, protecting water and watersheds, farming sustainably, solid and health care waste, and more. 600 pages.

To order books in English or Spanish, or to learn more about Hesperian Health Guides, contact:

Hesperian Health Guides
1919 Addison St. #304 • Berkeley, California, 94704 • USA
tel: (1-510) 845-4507 • fax: (1-510) 845-0539
email: bookorders@hesperian.org • www.hesperian.org

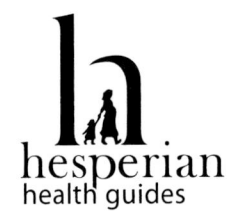

Visit the new "Hesperian Digital Commons" to download copies of *Where There Is No Dentist* and other books in many languages, use an online library of Hesperian illustrations, get mobile phone applications, and more:
www.hesperian.org/digital-commons

訳者あとがき

　歯や口の健康は，命に直結した健康概念の周辺に，疾患量は多いが致死率は低い分野のひとつとして存在していた．近年，しかしながら，その位置付けが変わりつつある．歯や口の健康はいま，命に直結した健康問題解決の糸口のひとつとして，人々により強く認識されるようになったのである．この変化は，先進国のみならず，開発途上国，特にLDCs（Least Developed Countires）と言われる社会基盤整備が極めて不十分な国々においても，ゆっくりとではあるが起こりつつある．

　歯科・口腔保健は歯牙疾患，歯周病のみならず，口腔粘膜疾患や癌，奇形，外傷などを含む顎顔面口腔全ての健康問題に関わる分野である．この分野の「保健医療」全体における役割は，疾患予防のみならず「口腔の健康」を増進することをもって，人々の健康行動全体の向上に役立つことにある．まさに歯科・口腔医療に関わる者はその役割や立場を超えて，「健康増進」に貢献することを求められているのである．このことを認識したうえで，改めて開発途上国の健康問題全体を，本書を介して鳥瞰してみることにしよう．

　保健医療資源の慢性的不足は開発途上国の置かれた社会経済的状況の象徴である．ときに貧困に喘ぐ人々は健康を自分達の「資産」として捉えることができない．人が健康を損なうことは，種々の社会経済的問題のもたらすひとつの結果である．したがって，世の中にある健康被害について保健医療・社会福祉のサービス供給側の責任のみを問うのは正しいとは言えまい．いかに社会が資源不足に喘ごうとも，公共サービスとしての保健医療を停止することはできない．そうすることは，国の形そのものを損なう致命的な間違いとなりうるからである．公共財としての保健医療サービスは，質・効率・生産性・コスト管理・安全性・要員の志気・モラルなどに問題を抱えながらも，国民に提供され続けることになる．

　歯科・口腔医療の有り様はどうか．公共サービスとしての歯科・口腔医療については，開発途上国，特にLDCsでは，人々は最小限の治療サービスしか利用できないという場合が多い．また歯科・口腔保健に関わる健康増進，疾患予防に必要な資源が十分に分配されないことも大きな問題である．一方，現場のスタッフは，そのようなマクロの問題にさらされてはいるものの，日々の活動を止めてしまうことはできない．入手可能な医療資源を有効活用して，できるだけ有効なサービスを地域住民に提供し続けることが彼らに求められている．

　そのためには，実践的なマニュアルでもありテキストでもある本書のような本が必要とされている．本書の原本は，地域住民の健康問題に関わるあらゆる要員のために書か

れたものである．特に歯科・口腔保健の正式な教育訓練を受けていない人々が，実践的な知識を短時間で得ることができるようにデザインされた優れたテキストである．

　日本語にこれを翻訳するということは，この分野の知識や経験を日本語で多くの人々と共有することに他ならない．開発途上国にこれから出かけて地域保健に関わろうとする人々，あるいは，日本において，歯科医療資源の乏しい地域で在宅医療や高齢者の健康管理などに従事する人々にとっても大変有用な書物であることを，翻訳に携わったものとして，ここに確信をもってお伝えしたいと思う．

　台北にて

半 田 祐 二 朗

監訳者略歴

村居　正雄（むらい　まさお）　1967年東京歯科大学卒業．東京医科歯科大学医学部人類遺伝学研究室助手，都立荏原病院勤務を経て1973年長野県上田市にて開業．開業医の傍ら地域保健・国際保健活動に従事．1990年厚生省開発途上国派遣専門家研修修了．同年，歯科保健医療国際協力協議会（JAICOH）設立．同会長（～2000年）ソロモン諸島，カンボジア，ミャンマー，マレーシア，東ティモール等で活動．1986～2008年東京歯科大学非常勤講師（社会歯科学）．現在，NGOアジア歯科保健推進基金（AOHPF）代表．

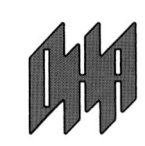

訳者略歴

半田祐二朗（はんだ　ゆうじろう）　1982年岐阜大学大学院博士課程修了．1985～86年ドイツ・ザールラント大学医学部顎顔面外科客員研究員．1991～96年岐阜大学医学部付属病院講師（歯科口腔外科）．1996～2008年国際協力機構・国際協力専門員として，スリランカ保健省，JICA東南部アフリカ地域支援事務所勤務．2008～15年北海道医療大学教授（国際保健学）．台北医科大学公衆衛生学部客員教授．現在，一般財団法人・脳神経疾患研究所・南東北総合病院グループ・国際医療推進部．

後藤　祐香（ごとう　ゆか）　2009年北海道医療大学入学．2009～14年同大学国際保健医療研究会代表．2015年3月同大学卒業．現在，北海道大学病院歯科麻酔科臨床研修歯科医．

医療に恵まれないところでの歯科保健の手引き　改訂版

平成 4 年 6 月 10 日　第 1 版・第 1 刷発行
平成 27 年 6 月 30 日　改訂版・第 1 刷発行

監訳　村　居　正　雄

発行　一般財団法人 口腔保健協会

〒170-0003　東京都豊島区駒込1-43-9
振替 00130-6-9297　電話(03)3947-8301
FAX(03)3947-8073

乱丁・落丁の際はお取り替えいたします．　　印刷／あづま堂印刷・製本／愛千製本
©Murai Masao 1992, 2015. Printed in Japan〔検印廃止〕
ISBN978-4-89605-312-8　C3047

本書の内容を無断で複写・複製すると，著作権・出版権の侵害となることがありますので御注意下さい．

JCOPY ＜(社)出版者著作権管理機構 委託出版物＞
本書の無断複写は著作権法上での例外を除き禁じられています．複写される場合は，そのつど事前に，(社)出版者著作権管理機構(電話 03-3513-6969，FAX 03-3513-6979，e-mail: info@jcopy.or.jp)の許諾を得て下さい．